出品人 / **吴少祯**

策划人 / **赵燕宜**

编 辑 / **马 进**

投稿热线 / **010-83023737**

投稿邮箱 / **yykj601@163.com**

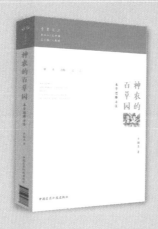

分享中医故事　　感受中国文化

本研究为山东省中医药科技发展计划项目成果（项目编号：2015-027）

我从山中来——代序

我从山中来，带着兰花草，种在校园里，盼得花开早。借用名人的意境，喻说这几年的光阴流转，很是恰当。确实曾经多次把山中的兰花种子种到校园里，齐鲁之地的兰科植物曾在某个季节驻足山东中医药大学百草园。三年时间，园内植物已达六百余种，且大部分是山东的野生植物，包括山东特有植物如烟台翠雀、山东银莲花、崂山百合、山东茜草、多花景天。极危植物矮鸢尾也在百草园扎根。园中也不乏省外来的野生植物，如黔江的通脱木、金荞麦，阿蓬江的宜昌百合、马鞭草，娄底的苎麻、七叶一枝花，承德的木香薷、麻叶荨麻，金山岭长城的黄海棠、北京石韦，乌兰布统草原的狼毒、秦艽，云台山的淫羊藿，伏牛山的款冬花，九华山的刺果毛茛、覆盆子等等。

我到山中去，采集植物标本，采集野生植物的种子，繁育而成百草园中的众多植物。为何入深山做神农？入深山，可见瑶草琪花，珍禽异兽，昆虫介属。徐大椿云："凡药之用，或取其气，或取其味，或取其色，或取其形，或取其质，或取其性情，

我从山中来，
带着兰花草，
种在校园里，
盼得花开早。
借用名人的意境，
喻说这几年的光阴流转，
很是恰当。

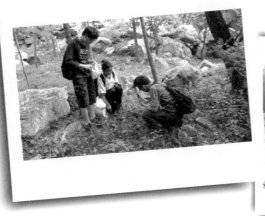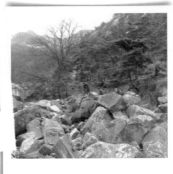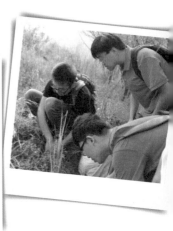

实地采集辨识药物是历代医者、本草工作者的基本功，药物的生长环境决定了药物的功用，药物的形貌是取象比类的依据，观其形色，尝其气味，是认识药物的基础。

或取其所生之时，或取其所成之地，各以其所偏胜而即资之疗疾，故能补偏救弊，调和脏腑。深求其理，自可得之。"实地采集辨识药物是历代医者、本草工作者的基本功，药物的生长环境决定了药物的功用，药物的形貌是取象比类的依据，观其形色，尝其气味，是认识药物的基础。如生长于水中、湿地的药物泽泻、浮萍、芦苇、蛇床等，多能却水行水利湿；耐寒植物多性热，如乌头、荆芥、款冬花等多能温阳散寒。亲临其境，才能使回顾性想象力添翼，读懂本草文献。

本草学是博物学，传统药物理论背后有丰富的隐性知识。其原因在于，中医学植根于传统文化与农耕生活，文化与生活方式影响了人们的思维方式。历代本草著作均包含了农耕生活经验、种植加工、酿造印染、农耕文化、文献学知识等等相关内容。时过境迁，许多古人不言自喻的东西，成为今人不熟悉的隐性知识，成为学习研究中药理论的无形屏障。多年来从事中医中药教学、中医文献研究、中医药理论研究、中药识别与采集工作，深

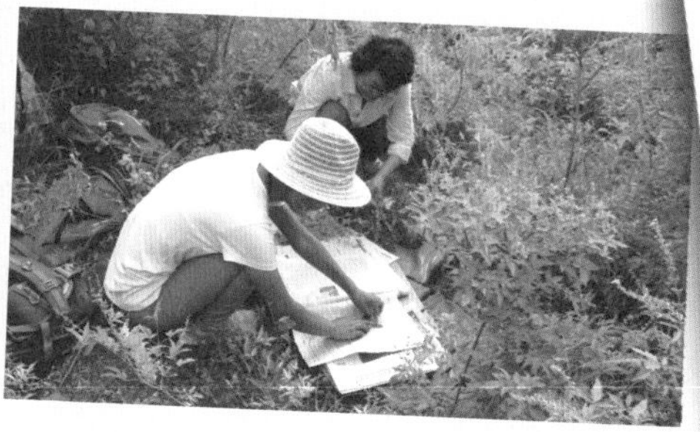

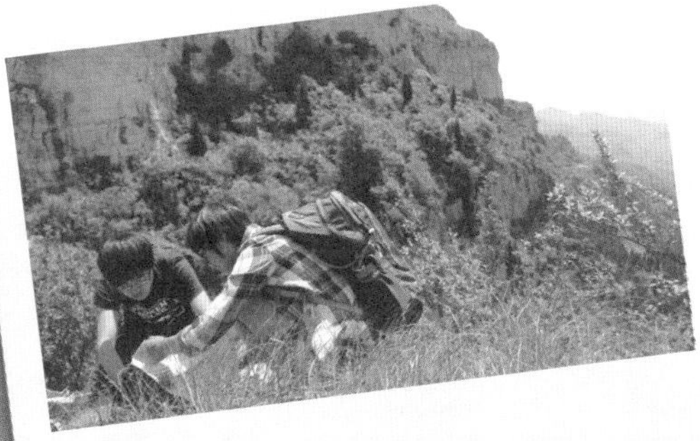

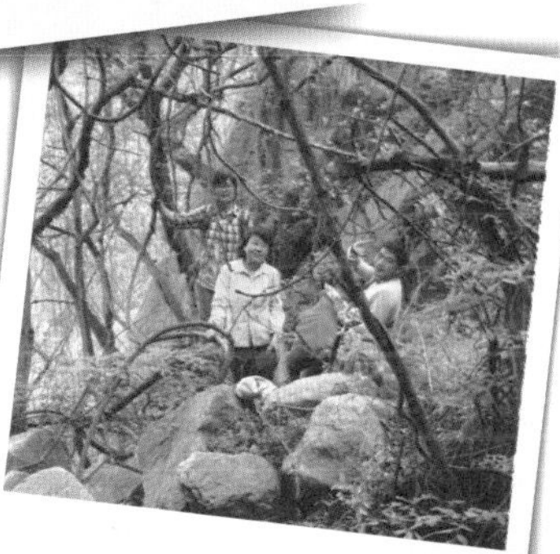

感中药理论的博大精深。打开中医药理论宝库的真正所指，即是掌握这些隐性知识，进入识药品尝百草，探究本草理论形成过程，以达知其然、所以然和理所当然的境界。

本草理论中的农耕生活经验。如“雄兔脚扑朔，雌兔眼迷离，双兔傍地走，安能辨我是雄雌”。从兔子的平时表现，无法判断其雌雄，但养过兔子就知道，发情期的兔子雌雄有不同表现。雌兔在发情期眼睛迷离，雄兔则后腿常常向前扑打抓地。没有养兔经验，断然不会知道文字背后意蕴。再如，古人认为鸡无外肾而亏小肠。杀过鸡就知道，鸡的肠子在鸡胗下部有二寸增粗，肛门上部之直肠有寸许增粗，其余部分粗细均匀，不像兽类有大小肠之分。中医认为大肠生屎，小肠产尿，人见鸡有屎无尿，故言其无外肾而亏小肠，而用鸡肠治遗尿小便数不禁、遗精白浊消渴。鸡内金作为肠胃的一部分，也用于止遗缩小便。由此也自然明白鸡屎白的作用。农耕生活自给自足，丰富的生活经验为理解古人留下的中

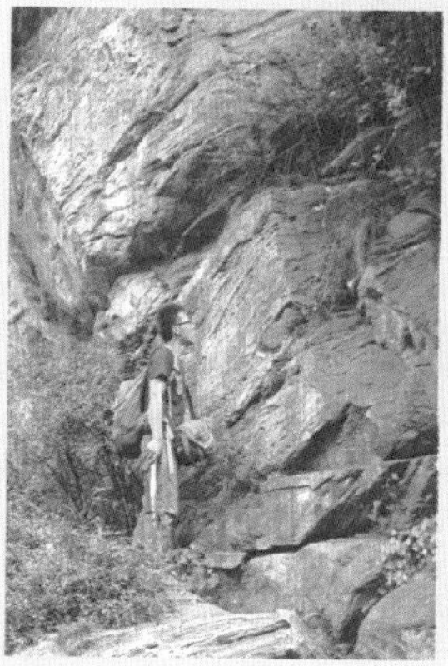

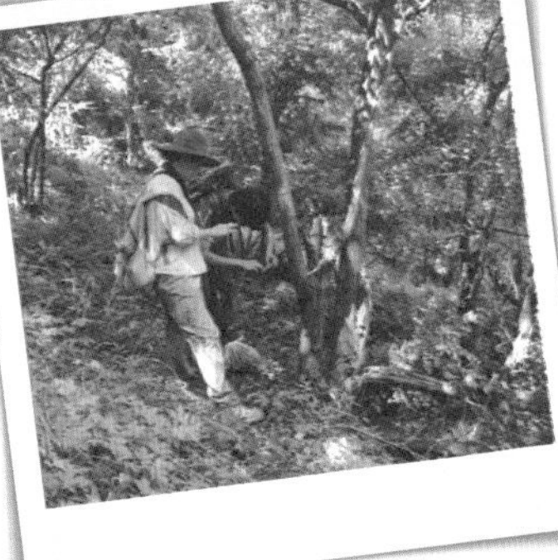

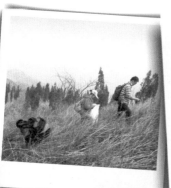
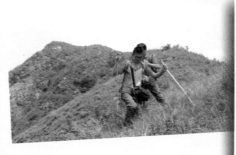
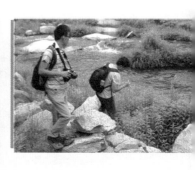
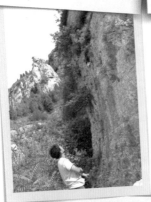
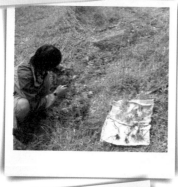
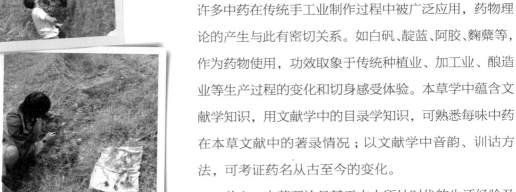
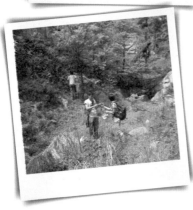

药理论带来诸多便利。

本草学蕴含传统种植、手工业知识和文献学知识。许多中药在传统手工业制作过程中被广泛应用，药物理论的产生与此有密切关系。如白矾、靛蓝、阿胶、麴蘖等，作为药物使用，功效取象于传统种植业、加工业、酿造业等生产过程的变化和切身感受体验。本草学中蕴含文献学知识，用文献学中的目录学知识，可熟悉每味中药在本草文献中的著录情况；以文献学中音韵、训诂方法，可考证药名从古至今的变化。

总之，本草理论是基于古人所处时代的生活经验及其相应的文化而产生的，其中蕴含着传统文化知识、文献学知识、传统手工业知识等。在农耕生活逐渐消失的今天，掌握中药理论背后的隐性知识，运用本草学的思维方式，实地采集辨识药物，对学习研究本草理论尤为重要。

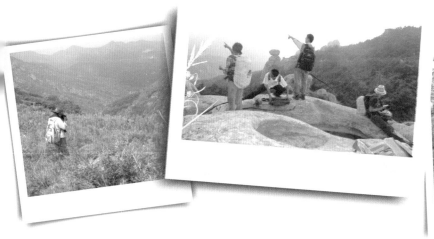

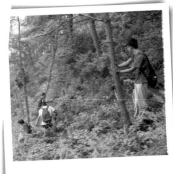

今将本草分为草、木、造酿、虫、石五类。图以载其形色，以领略荄梗之细大，华实之荣落；文以释其异同，记录植物的繁华凋零，动物的少壮大老。以传统思维方式，为其所主所治，探本溯源，发其所以然之义。拙著《快乐学中医》中已有七十多种药物，认识不深刻者本次再作探究；本书未能深入研究者，俟高明正之。耳目所及有限，期待来者增我之不逮。

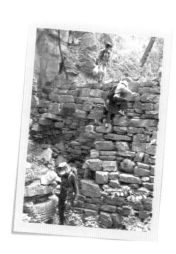

步瑞兰

2018 年 2 月于泉城

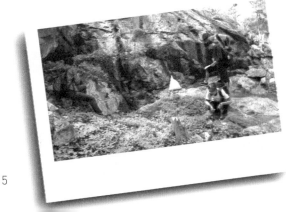

目录 Contents

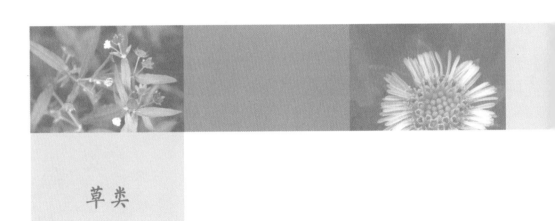

草类

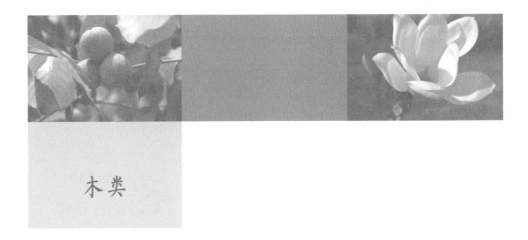

木类

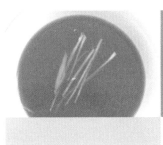

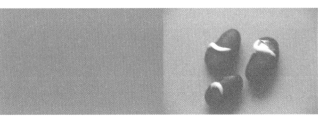

造酿类

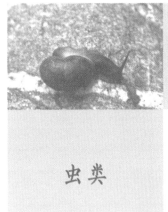

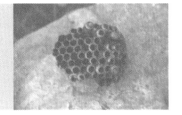

虫类

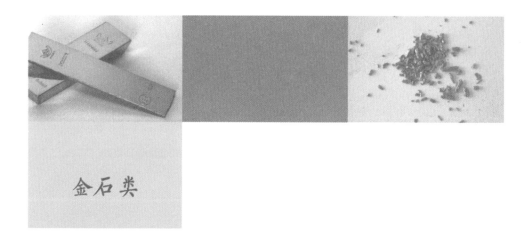

金石类

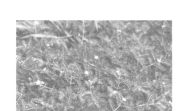

草类

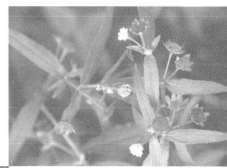

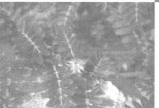

木贼

木贼：为木贼科植物木贼的全草。苗长尺许，丛生直上，一根只一干，无花无叶，似麻黄茎而稍粗，一寸一节，中空质轻似灯草。茎秆糙涩如锉，做木器骨器，用其打磨则光净而滑，故名锉草、木贼。木贼黑黑的根，铁丝

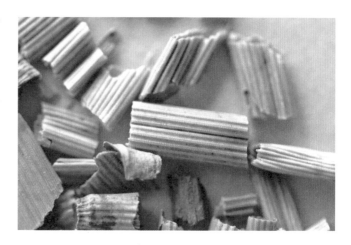

一样。其根色黑，其茎绿而糙涩，最像问荆，但问荆株小而节间分叉，柔软。木贼无花无叶，又像草麻黄，草麻黄虽矮，却有木质矮茎，一茎分数枝。取象比类是中国传统的思维方式，也是中医的基本思维方式。取其形象得其功用，是本草思维方法之一。其皮涩其茎空，为取象着意之处。同象多有同效，木贼与麻黄亦有相同功用。

《嘉祐本草》言："木贼，味甘，微苦，无毒。主目疾，退翳膜，又消积块，益肝胆，明目，疗肠风，止利，及妇人月水不断。"[1]

木贼有贼退之性，故用其退翳明目。木贼中空直干，性体轻飏，似风而与肝同属，故上达肝窍而去目之风疾。空能去实，轻能去重，木贼中空质轻，故能治腹疾，消

苗长尺许，
丛生直上，
一根只一干，
无花无叶，
似麻黄茎而稍粗，
一寸一节，
中空质轻似灯草。

《嘉祐本草》言："木贼，味甘，微苦，无毒。
主目疾，退翳膜，又消积块，益肝胆，明目，疗肠风，止利，及妇人月水不断。"

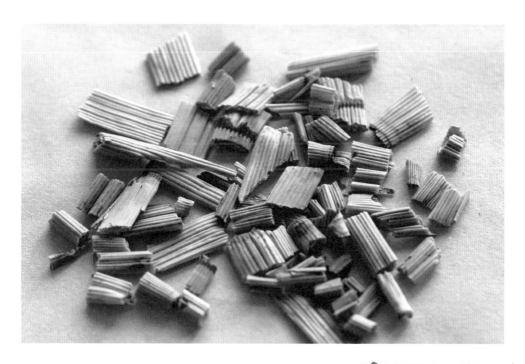

积块。《本草纲目》："木贼气温，味微甘苦，中空而轻，阳中之阴，升也浮也。与麻黄同形同性，故亦能发汗解肌，升散火郁风湿，治眼目诸血疾也。""解肌，止泪止血，去风湿、疝痛，大肠脱肛。"[2] 木贼表面粗糙性涩，可止血止泪，收涩大肠治脱肛；又疗肠风止痢，及妇人月水不断，崩中赤白，痔疾出血。其轻空阳象，而有升散之力，木贼性象与麻黄相同，去节后能解肌发汗，功过麻黄，治风寒湿邪，欲发汗者。

茎杆糙涩如锉，做木器骨器，用其打磨则光净而滑，故名锉草、木贼。

[1] 唐慎微.证类本草 [M].北京：华夏出版社，1993:330.
[2] 李时珍.本草纲目 [M].北京：人民卫生出版社，2002:1012.

葎草

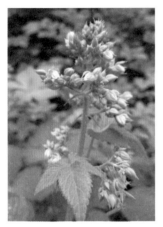
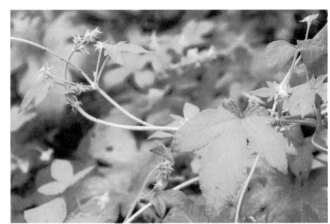

葎草：为桑科一年蔓生草本植物葎草的茎叶。二月生苗，茎有细刺，叶对节生，一叶五尖，似蓖麻而小薄有细齿，八九月开细黄白花成簇，结子如大麻子。此草茎有细刺，善勒人皮肤，导致红肿渗血刺痛瘙痒，得名勒草、葛勒蔓、割人藤。此草古人水煮以染褐，其易生速衍，是易得的廉价染料，即使鲜汁沾到浅色衣服上，其褐色日晒难褪，久洗不掉。此草多水液，堪称水藤，剪断茎则有水淋沥，根部有大量清水溢出，断藤亦出水量多，夏天的一株葎草可获数百毫升清水，正可涂抹蚊虫叮咬红肿之处。

《新修本草》言："味甘、苦，寒，无毒。主五淋，利小便，止水利。除疟，虚热渴。煮汁及生汁服之。生故墟道旁。"[1]又治五淋，利小便，润三焦。又治风癞疮，敷蛇蝎伤。

二月生苗，
茎有细刺，
叶对节生，
一叶五尖，
似蓖麻而小薄有细齿，
八九月开细黄白花成簇，
结子如大麻子。

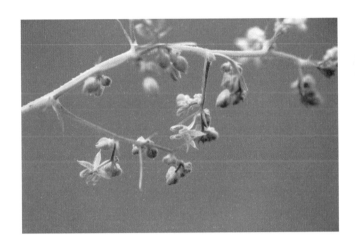

锋草开花，清新淡雅，因了那割人的藤，无人驻足观赏它。

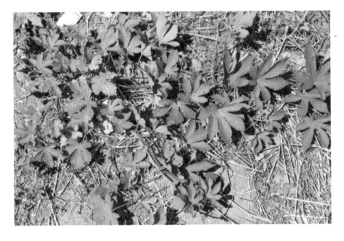

锋草藤叶初长，细细弱弱，浑身生棘，不让招惹。

其功效取象于刺，刺能通利，故治尿血淋漓，小便膏淋；刺为风芒之象，故治皮肤风疾；蛇蝎伤则红肿疼痛，为热象，本品多水，清热而解毒止痛；能润三焦，清热，治疟疾寒热，虚热渴。所谓利小便而实大便，故止水利。

[1] 唐慎微.证类本草[M].北京：华夏出版社，1993:325.

藿香

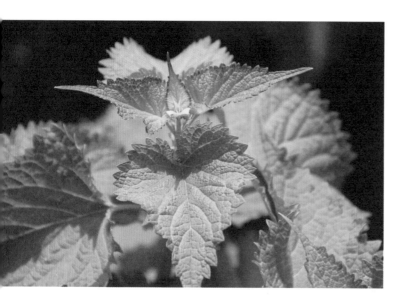

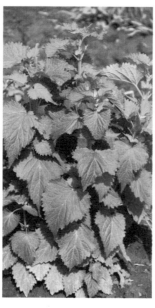

二月生苗，
茎梗甚密，作丛，
叶似桑而小薄，
六月七月采之，
曝干，
乃芬香。

藿香：为唇形科多年生草本植物藿香的茎叶。豆叶曰藿，其叶似之，故名。《楞严经》称作"兜娄婆香"，《法华经》谓之"多摩罗跋香"，《金光明经》谓之"钵怛罗香"，后者皆"兜娄"二字之梵音。佛经记载，坛前以兜娄婆香煎水洗浴。除洗浴，古人用藿香作为香料合香，《范晔和香方》云："零藿虚燥，古人乃以合熏香。"[1]藿香原出交趾（今越南）、九真诸国，《本草图经》："今岭南郡多有之，人家亦多种植。二月生苗，茎梗甚密，作丛，叶似桑而小薄，六月七月采之，曝干，乃芬香。"[2]今藿香广泛分布，但枝疏叶散，搓破其叶则清芬之

《名医别录》："藿香，微温。疗风水毒肿，去恶气，止霍乱心腹痛。"

气流溢，沁人心脾，煎炸凉拌均成美食。广藿香茎梗稠密，搓破其叶辛香气浊厚，馥郁难散，故佛经所谓合香洗浴者当为广藿香，入药广藿香更佳。

《名医别录》："藿香，微温。疗风水毒肿，去恶气，止霍乱心腹痛。"[3]

熏香的目的之一，是除秽气辟不祥，即去恶气，如猝发之霍乱心腹疼痛，古人认为由此引起，故用藿香辟邪除恶。气香而散，可去风散水肿，散毒消肿。藿香气味辛香，芳香之气开胃醒脾，能助胃气，开胃口，进饮食，脾胃吐逆为要药。又可煎汤漱口，香口去臭。

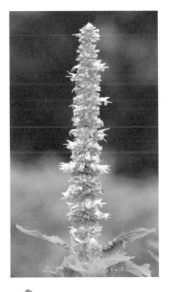

广藿者，挺拔而茎叶调窘，花穗亦端直而长。

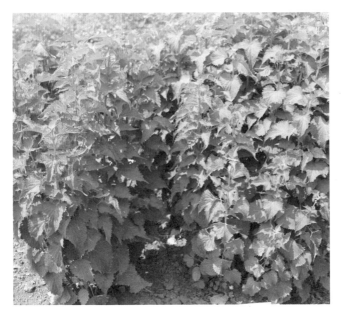

[1] 唐慎微.证类本草[M].北京：华夏出版社，1993:366.

[2] 唐慎微.证类本草[M].北京：华夏出版社，1993:366.

[3] 唐慎微.证类本草[M].北京：华夏出版社，1993:365.

香薷

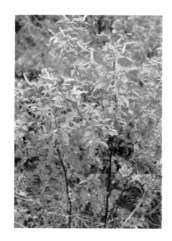

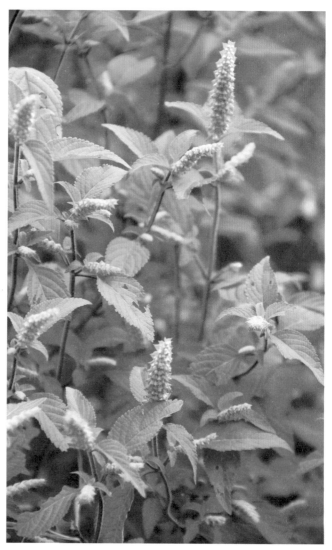

香薷：为唇形科多年生草本植物香薷（róu）的茎叶。薷，音柔。其气香，其叶柔而得名。又作香菜。一名香茸、香菜、蜜蜂草（花房之状）。晋唐时期，家家种之，作菜生食。香薷生于下湿之地，方茎，尖叶有刻缺，颇似黄荆叶而小，九月开花，花茸紫，在一边成穗，凡四五十房为一穗，如荆芥穗，别是一种香气。今大

香薷秋季开花，花穗若蜂房。

叶者为香薷，细叶者为海州香薷，香气尤烈。莒人称为狓狐子臊，气味香烈，又可置于鸡窝驱虫杀虫。名香薷者，尚有一种树。与它相遇在承德近河的山包上，远看像荆条，近看花叶均似香薷，芳香之气与香薷别无二致。此灌木名木香薷。

《名医别录》："味辛，微温。霍乱腹痛吐下，散水肿。"

九月开花，
花茸紫，
在一边成穗，
凡四五十房为一穗，
如荆芥穗，
别是一种香气。

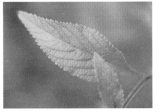

《日华子》："无毒。下气，除烦热，疗呕逆冷气。"[1]

其功用同藿香，辟秽气除邪恶，霍乱腹痛吐下，香气四散，散水气聚集之水肿。亦可芳香醒脾，调中温胃，下气，疗呕逆冷气。含汁漱口，去臭气。今人多食藿香而少食香菜。生于下湿之地，气香，故却湿，散水肿。

百草园里有香薷，海州香薷，还有木香薷，均香气四溢而叶柔软。

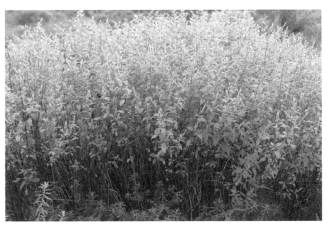

[1] 唐慎微.证类本草[M].北京：华夏出版社，1993:623.

落葵

落葵：为落葵科一年蔓生植物落葵的全草。又名：蔣葵、藤葵、葵菜、天葵、御菜、胭脂菜、繁露、露葵。《名医别录》名其曰冬葵，李时珍将落葵列入菜部柔滑类。其苗、叶、根、子功用相同。古人饮食尚甘滑，因葵菜涎滑爽口，从《名医别录》至元代王祯《农书》被奉为"百菜之主"，北魏贾思勰《齐民要术》把种葵放在种菜

葵菜四时均可以子种，宿根亦再发。深秋种子，覆养经冬者名冬葵，入药最好。一般三月种落葵，其嫩苗可食。

的首位。葵菜四时均可以子种，宿根亦再发。深秋种子，覆养经冬者名冬葵，入药最好。一般三月种落葵，其嫩苗可食。五月蔓延，其叶似杏叶而肥厚软滑，作菜蔬。八九月开细紫花，累累结实，大如五味子，熟则紫黑色。苗叶作菜蔬，味甚甘美。其叶最能承露，而其子垂垂，亦如缀露。谚曰："触露不掐葵。"《齐民要术》说

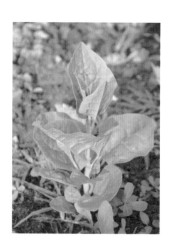

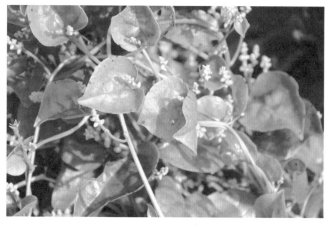

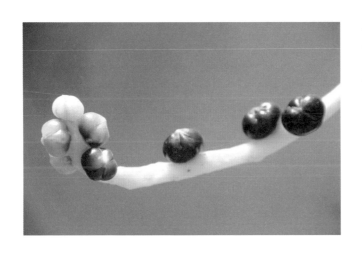

"凡掐，必待露解"[1]，故而有"青青园中葵，朝露待日晞"。古代广泛应用，其子可做胭脂口红，得名胭脂菜。《周礼》："凡药，以酸养骨，以辛养筋，以咸养脉，以苦养气，以甘养肉，以滑养窍。"[2]落葵涩滑，滑为六味之一。人体官窍多分泌涩滑液体，同气相求，故最早的药用理论认为滑可养窍。

《神农本草经》："冬葵子：味甘，寒。主五脏六腑寒热，羸瘦，五癃，利小便。久服，坚骨长肌肉，轻身延年。"《名医别录》："冬葵子：主妇人乳（产子）难内闭。葵根，主恶疮，疗淋，利小便。"[3]

马王堆医书反映了西汉以前的医学成就，其中葵菜已被广泛应用。《五十二病方》治疗疣病"以朔日，葵茎磨疣二七，言曰：今日朔，磨疣以葵秆"[4]，则直接

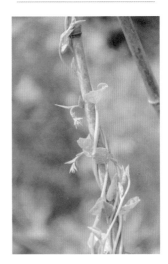

《神农本草经》：＂冬葵子：味甘，寒。

主五脏六腑寒热，羸瘦，五癃，利小便。久服，坚骨长肌肉，轻身延年。＂

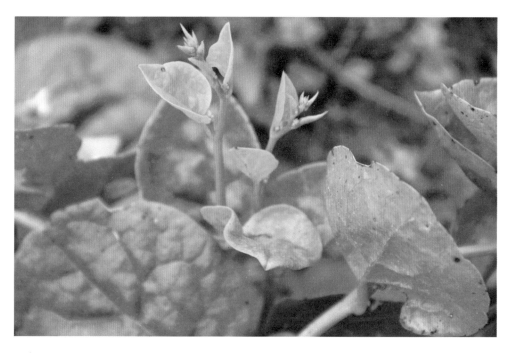

落葵涩滑，炒菜做汤肉可，
其味不甘，今天已非百菜
之主。

用涩滑的葵菜磨疣，希冀滑能去着。治癃病，＂以荚蒿少半升、陈葵种一□。＂[5]＂以水一斗，煮葵种一斗，浚取其汁。＂[6]＂烹葵而饮其汁＂[7]＂烹葵，热啜其汁。＂[8]＂癃，溺不利，脬盈者方：以枣种粗屑二升，葵种一升，合挠，三分之，以水一斗半煮。＂[9]治膏溺：＂膏溺：是谓内复。以水与溺煮陈葵种而饮之。＂[10]《养生方》除中益气（补中益气）：＂春秋时取菀，阴干，冶之；取冬葵种，冶，……益中。＂[11]以滑养窍，以滑通利，故主五癃，利小便，催生下胞。其性寒，主五脏六腑寒热，羸瘦；性寒能解毒，解蜀椒之类热毒。丹石生热，故服丹石人相宜。甘滑养窍爽口宜人之品，补中益气，使人经脉流畅气血滑利，久服，坚骨长肌肉，轻身延年。总之，滑类药物功用大体三个方面，以滑养窍，以滑去着，以滑通利。

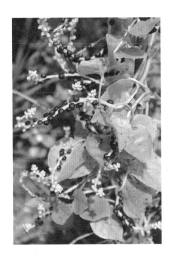

[1] 贾思勰.齐民要术[M].北京：中国农业出版社，2009:177.

[2] 周礼[M].长沙：岳麓书社，2001：43.

[3] 唐慎微.证类本草[M].北京：华夏出版社，1993:602.

[4] 周一谋，萧佐桃.马王堆医书考注[M].天津：天津科学技术出版社，1988:103.

[5] 周一谋，萧佐桃.马王堆医书考注[M].天津：天津科学技术出版社，1988:117.

[6] 周一谋，萧佐桃.马王堆医书考注[M].天津：天津科学技术出版社，1988:122.

[7] 周一谋，萧佐桃.马王堆医书考注[M].天津：天津科学技术出版社，1988:123.

[8] 周一谋，萧佐桃.马王堆医书考注[M].天津：天津科学技术出版社，1988:124.

[9] 周一谋，萧佐桃.马王堆医书考注[M].天津：天津科学技术出版社，1988:125.

[10]周一谋，萧佐桃.马王堆医书考注[M].天津：天津科学技术出版社，1988:286.

[11]周一谋，萧佐桃.马王堆医书考注[M].天津：天津科学技术出版社，1988:103.

蜀葵

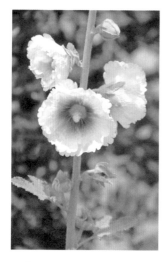

蜀葵花美艳，甘滑爽口，可观可食。

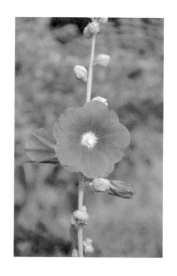

蜀葵：为锦葵科多年生草本植物蜀葵的全草。又名吴葵、戎葵。李时珍言："花似木槿而大，有深红浅红紫黑白色、单叶千叶之异。……惟红白二色入药。其实大如指头，皮薄而扁，内仁如马兜铃仁及芜荑仁，轻虚易种。其秸剥皮，可缉（同"绩"）布作绳。"[1] 蜀葵花大紧贴茎秆，姹紫嫣红若笑脸。摘朵蜀葵欲上鬓，无

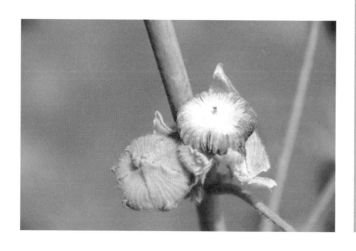

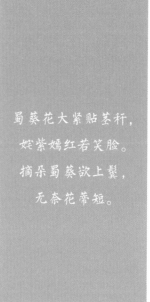

蜀葵花大紧贴茎秆，姹紫嫣红若笑脸。摘朵蜀葵欲上鬓，无奈花蒂短。

《证类本草》："根及茎并主客热，利小便，散脓血恶汁。
叶烧为末，敷金疮。煮食，主丹石发，热结。捣碎，敷火疮。"

奈花蒂短。苏轼已言："葵
花虽粲粲，蒂浅不胜簪。"
蜀葵花捻之涎滑，嚼之味
甘，叶亦甘滑。花落结实，
蜀葵果仁似榆钱，密密的
围着柱子，先白后黑。

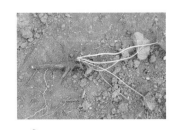

蜀葵根也是又甜又滑。

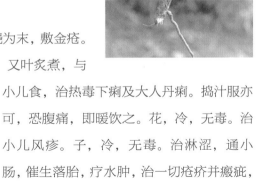

　　《证类本草》："根及
茎并主客热，利小便，散脓血恶汁。叶烧为末，敷金疮。
煮食，主丹石发，热结。捣碎，敷火疮。又叶炙煮，与

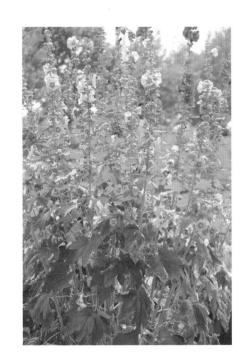

小儿食，治热毒下痢及大人丹痢。捣汁服亦
可，恐腹痛，即暖饮之。花，冷，无毒。治
小儿风疹。子，冷，无毒。治淋涩，通小
肠，催生落胎，疗水肿，治一切疮疥并瘢疵，
土蘠。"[2]

　　蜀葵质滑性冷。滑药能利窍，故通小肠，
疗水肿，治淋涩，催生落胞。其性冷，除热
解结，主丹石发，热结，敷火疮，并除客热，
利肠胃。滑可养窍，滑可去着，治热毒下
痢及大人丹痢（滞下）。利窍并取其色为用，
白花治白带，赤花治赤带。

[1] 李时珍.本草纲目[M].北京：人民卫生出版社，2002:1042.
[2] 唐慎微.证类本草[M].北京：华夏出版社，1993:613.

马齿苋

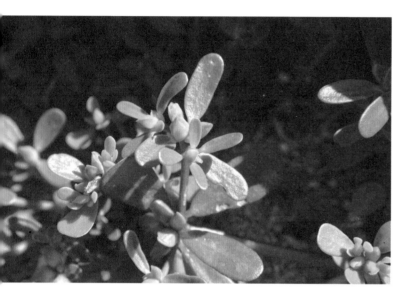

马齿苋赤梗绿叶，黄花欲绽。其子黑，其根白，五色俱全，名五行草。

其叶如马齿，
而性滑利如苋菜，
故名马齿苋。

马齿苋：为马齿苋科一年生草本植物马齿苋的全草。又名马齿、五行草、五方草、长命菜、九头狮子草。李时珍列在菜部柔滑类。其叶如马齿，而性滑利如苋菜，故名马齿苋。其叶青、梗赤、花黄、根白、子黑，五色俱全，又名五行草。五色与五方相应，又名五方草。其性耐久难干，见水即生，又名长命菜。味酸，寒，无毒。

《开宝本草》："主目盲，白翳，利大小便，去寒热，杀诸虫，止渴，破癥结，痈疮。服之长年不白。和梳垢封疔肿。又烧为灰，和多年醋滓，先灸疔肿以封之，即根出。生捣绞汁服，当利下恶物，去白虫。煎为膏，涂白秃。又主三十六种风结疮，以一釜煮，澄清，纳蜡三两，重煎成膏，涂疮上，亦服之。子：明目，《仙经》用之。"[1]

此草叶似苜蓿，而肥厚异常，其茎亦最肥硕，曝于烈日之中，不易干燥，可见其禀性阴寒，故善解痈肿热毒，亦可作敷药，和醋敷疔肿。治三十六种风结疮，煮汁服，或煮汁纳蜡涂疮。皮肤疮癣之疾，为毛窍不利，滑以养窍，故治疮癣。马齿苋含有涎滑液体，其性寒滑，多食腹泻，能利下恶物，去白虫。滑能去着，可去白翳明目，而皮肤诸肿瘘疣目，可捣擦。滑能通利，故能破血癖癥瘕，散血消肿，滑胎。以滑养窍，又可利肠通淋，利大小便，治赤白下痢。治毛窍开合不利而恶寒发热、产后虚汗。《本草汇言》："味本甘酸而性颇滑利，故孟氏方去风凉血，解毒，利窍通淋，盖本于气寒而性利也。"[2] 因其长命，服食家用之，服之长年增寿，毛发不白。其子黑亮，故可明目，《仙经》中用之。

马齿苋炼膏之事最早应是服食家所为，炼丹砂

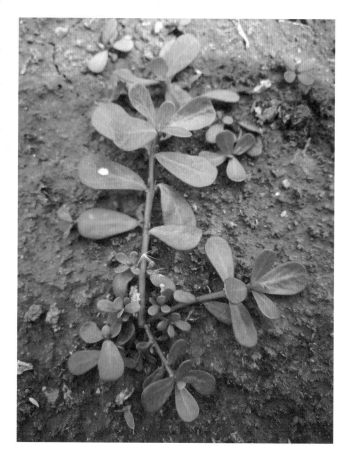

《开宝本草》："主目盲，白翳，利大小便，去寒热，杀诸虫，止渴，破癥结，痈疮。"

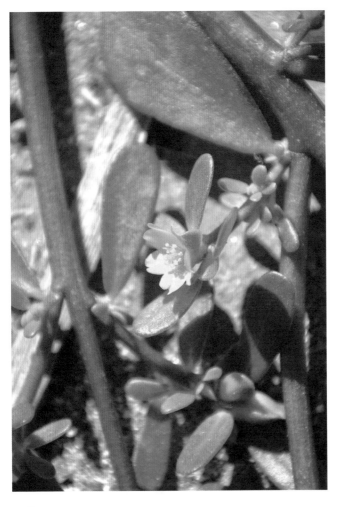

马齿苋耐旱难干，久晒不死，见水即生，得名长命菜。

出水银，马齿苋长生不死，炼亦出水银。"雷公云：凡使，勿用叶大者，不是马齿草，其内亦无水银。"《蜀本草》："此有二种，叶大者不堪用，叶小者，节叶间有水银，每十斤有八两至十两已来。"[3]对比《神农本草经》："水银：味辛寒。主疥瘘痂疡白秃，杀皮肤中虱，堕胎，除热，杀金银铜锡毒。熔化还复为丹，久服神仙不死。"故马齿苋也有类似水银的功用。乡村中现仍有以马齿苋熬膏药治风癣之类皮肤病者，称为秘方。将马齿苋洗净剁碎，加水煎煮两三小时，待马齿苋稀烂收汁，以含汁马齿苋之滓做膏药，敷贴于癣上，两三天。去净膏药见鳞屑尽而皮肤红嫩，几日变为正常肤色，贴敷时日长则局部皮肤蚀烂。此方法与文献记载的熬之纳蜡成膏不同。用马齿苋封疔肿则能消能溃，捣擦治皮肤诸肿瘘疣目，除以滑去着外，亦从此着意。为何说马齿苋含水银？炼后有何变

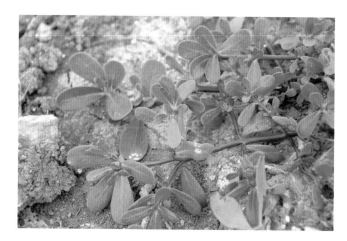

化？古人认为马齿苋含有水银，一是马齿苋长命，应像丹砂一样内含水银，二是从"每十斤有八两至十两水银"这样具体的数字看，古人从熬炼马齿苋过程中有所发现。

试着炼制长命菜：洗净剁碎马齿苋，涎滑液体随着刀上上下下，加水放入锅中，如粥样黏糊，大火烧开，酸酸的气味弥漫开来，清脆的马齿苋叶子失去光泽，变成黄褐色。小火炖两个半小时，酸味散尽，水去露出药滓即停火。之前不用担心糊锅，此时易出现。捞出渣滓，并攥干其中的汁液。将得到的黑绿色涎滑药汁在小锅里小火慢慢熬，浮起的泡沫结成一层涎滑膜，慢慢粘在锅边，汁并不是想象的那样黏稠，翻滚着气泡，黑绿又亮，的确有水银的质感，最后药汁滑溜而微苦。

[1] 卢多逊，李昉等.开宝本草[M].
合肥：安徽科学技术出版社，
1998:399.

[2] 倪朱谟.本草汇言[M].北京：中
医古籍出版社，2005:611.

[3] 唐慎微.证类本草[M].北京：华
夏出版社，1993:629.

青葙子

青葙子：为苋科一年生草本植物青葙的成熟果实。又名野鸡冠、鸡冠苋。其花叶似鸡冠，嫩苗似苋，故名。苏敬："此草苗高尺许，叶细软，花紫白色，实作角，子黑而扁光，似苋实而大，生下湿地，四月五月采。"[1] 青葙苗叶

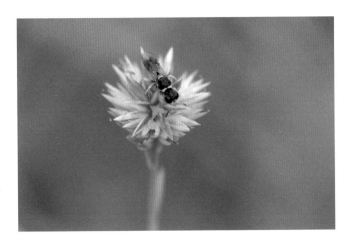

花穗挺立，其尖色粉，宛若燃烧。

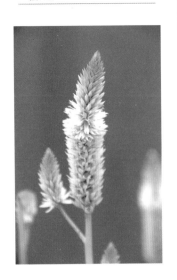

此草苗高尺许，
叶细软，
花紫白色，
实作角，
子黑而扁光，
似苋实而大，
生下湿地，
四月五月采。

花实与鸡冠花无别，鸡冠花大，或扁或团，粉色而尖长别致的小鸡冠花，则稍间出花穗，尖长四五寸，子在穗中，如鸡冠花。

《神农本草经》："味苦，微寒。主邪气，皮肤中热，风瘙身痒，杀三虫。子名草决明，疗唇口青。一名草蒿，一名萋蒿。五六月采子。"《名医别录》："无毒。恶疮疥虱，痔蚀，下部䘌疮。生平谷

《神农本草经》："味苦，微寒。主邪气，皮肤中热，风瘙身痒，杀三虫。
子名草决明，疗唇口青。一名草蒿，一名姜蒿。五六月采子。"

道旁，三月采茎叶，阴干。"

　　青葙生于下湿之地，故能去湿，物湿则生虫，故古
人认为，人身有湿亦生虫，而去湿即能杀虫。而恶疮疥
虱，痔蚀，下部䘌疮，均与风湿有关。《本草便读》："青
碧入肝疗目疾，苦寒退热治风淫。青葙子，一名草决明，
即野鸡冠子。《本经》列之下品，但其主治仅有'口唇青'
三字。然唇口属脾，青色属肝，显系肝邪侮土之象。况
此物性寒，其子青碧色而成于秋，宜其能清肝火治目疾
也。"[2] 唇口青为足厥阴之证，目者肝之窍，《本经》名
草决明，其明目之功可知。

[1] 唐慎微．证类本草 [M]．北京：华夏出版社，1993:295.
[2] 张秉成．本草便读 [M]．北京：学苑出版社，2011:68.

又黑又明亮的种子，宛若秋水，可以明目。

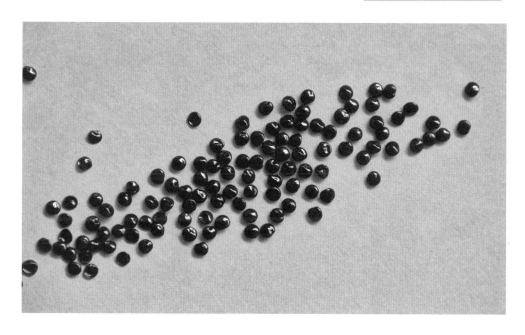

天名精

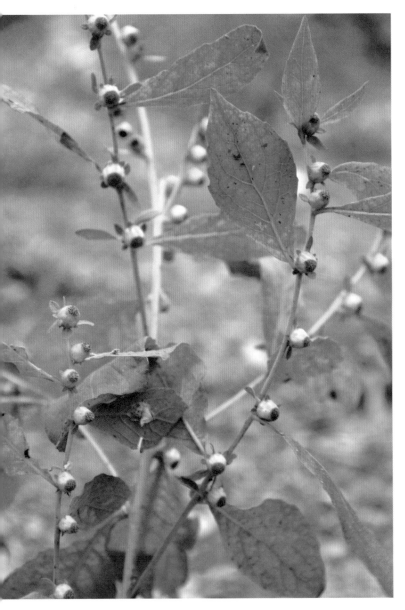

天名精：为菊科多年
生草本植物天名精的成熟
果实。实名鹤虱，根名杜
牛膝。莒地的地堑中，湿
湿的树林下，成群的羊儿
在吃草，唯独不吃那茂盛
的天名精。天名精生于林
下阴湿之处，春生嫩苗绿

茎高二尺许，
七月生黄白花，
似小野菊。
八月结实如茼蒿，
子极尖细，
干即黄黑色，
性黏最粘人衣，
因名鹤虱，
俗名鬼虱。

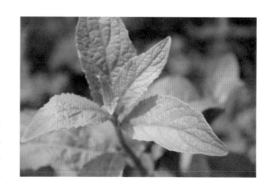

天名精生于下湿之地，气辛而臭，羊辛不食，可唤作牛不食草、羊不食草。

色，似皱叶菘芥，尖长而不光滑，一名皱面草，叶似蓝而皱，因名蛤蟆蓝。茎高二尺许，七月生黄白花，似小野菊。八月结实如茼蒿，子极尖细，干即黄黑色，性黏最粘人衣，因名鹤虱，俗名鬼虱。其根白色，如牛膝而短，故名杜牛膝。为何羊不食？原来天名精整株有辛臭气，如猪臭，如狐狸臊，花朵果实尤甚（种子炒熟则香）。

《神农本草经》："味甘寒。主瘀血，血瘕欲死，下血，止血，利小便，除小虫，去痹，除胸中结热，止烦渴。久服轻身耐老。一名麦句姜，一名蛤蟆蓝，一名豕首。"

天名精气辛而臭，羊亦不食，《本经》云：甘寒，恐非。以其气辛而散，故能主瘀血，血瘕欲死，去痹，除胸中结热。以其生于下湿之地，故能却湿除痹，通利小便。虫由湿生，又其味辛臭刺激，故能除虫。湿性重浊，祛湿通痹即轻身。

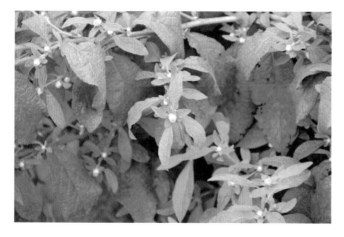

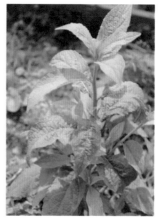

苍耳

苍耳：为菊科一年生草本植物苍耳的种子。初秋时节，四角城（章丘齐长城）周边的山峦上，一块块谷地、黍地开始收获。地头的野草尚未感应萧瑟之气，葱茏依旧。苍耳尤其引人注目，日照下的植株高大，果实饱满，庄稼浓阴里的瘦苗孱弱，正吐细华。那花朵就像米粒攒集，青中泛黄。青青的果实，像小枣核生满针刺，想摘一个不容易。其子如耳珰，得"耳"之名，熟后色青黑，即苍色，故名苍耳。李时珍曰："陆玑疏《诗》云：'可煮为茹，滑而少味。四月中生子，正如妇人耳珰。'"果熟了，成了小刺猬，若你放羊路过，它会紧紧地粘在羊身上、你的裤腿上，就要跟你走，不愿下来。

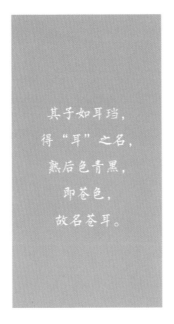

其子如耳珰，得"耳"之名，熟后色青黑，即苍色，故名苍耳。

《神农本草经》："枲耳实：味甘温。主风头寒痛，风湿周痹，四肢拘挛痛，恶肉死肌。久服益气，耳目聪明，强志轻身。一名胡枲，一名地葵。"

苍耳果实表面生刺，是风神句芒的化身，为风之象，故所治之症病机多

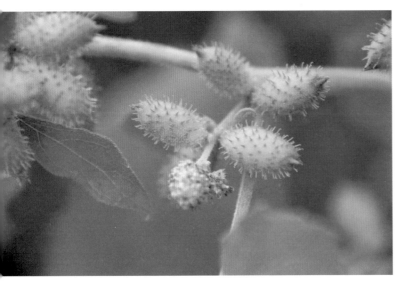

《神农本草经》："枲耳实：味甘温。主风头寒痛，风湿周痹，四肢拘挛痛，恶肉死肌。久服益气，耳目聪明，强志轻身。一名胡枲，一名地葵。"

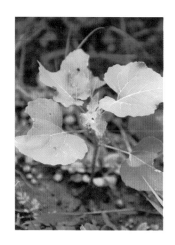

为风邪所致者。《日华子》："治一切风气，填髓，暖腰脚，治瘰疬疥癣及瘙痒。"[1] 其茎叶亦治大风，癫痫，头风寒痛，风毒在腰膝骨髓，妇人血风攻头，头眩倒地之类风疾。唐容川："苍耳质轻有芒，则能散风。凡有芒角与毛，皆感风气，故主散风。"[2] 苍耳感风之气，故久服气增身轻，如乘风御风。风湿周痹日久，四肢拘挛痛，而肌肉萎缩，称恶肉死肌。刺也能通利，故治周痹，四肢拘挛痛，恶肉死肌。通利开窍，耳目心窍均在其列，故久服强志，耳目聪明。

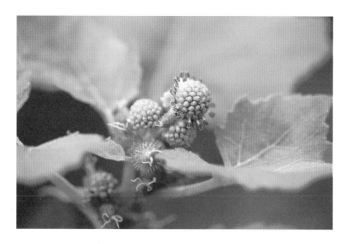

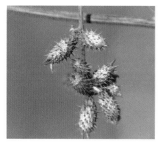

成熟的果实，略有苍色。

[1] 唐慎微.证类本草[M].北京：华夏出版社，1993:215.

[2] 唐容川.本草问答[M].北京：学苑出版社，2012:33.

败酱草

败酱草：为败酱科多年生草本植物黄花败酱、白花败酱的带根全草。秋季，败酱花开在南山的高岗，石壁上、林荫下，一丛丛的黄色，尚未靠近，臭气直冲而来。苍蝇欢喜地叮咬着细碎的花儿，或绕来绕去嗡嗡作声。林下有败酱的幼苗，长而大的翠叶铺在地上，叶边生有锯齿。李时珍："春初生苗，深冬始凋。初时叶布地生，

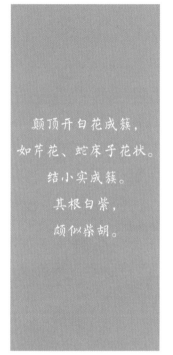

颠顶开白花成簇，
如芹花、蛇床子花状。
结小实成簇。
其根白紫，
颇似柴胡。

似菘菜叶而狭长，有锯齿，绿色，面深背浅。夏秋茎高二三尺而柔弱，数寸一节，节间生叶，四散如伞。颠顶开白花成簇，如芹花、蛇床子花状。结小实成簇。其根白紫，颇似柴胡。"[1]

败酱花黄，另有白花败酱、少蕊败酱、岩败酱等。败酱花与根均有腐败气味，叶子入口涎滑，揉搓后涎滑，可以滑养窍、以滑通利。败酱之名，陶隐居：

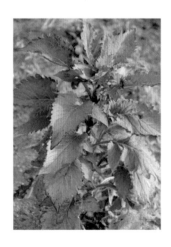

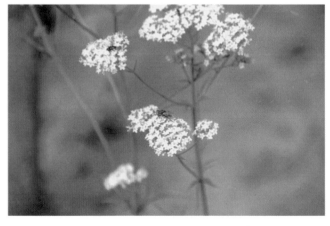

"叶似豨莶，根形似柴胡，气如败豆酱。"[2] 败酱的药用，与其臭气和涩滑有关。乡间人们还常做豆酱，豆酱腐败之气即蛋白质腐败之气味，不熟悉豆酱腐败的可以直接闻闻败酱。

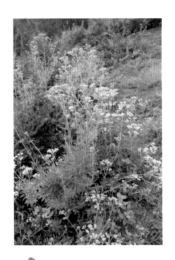

败酱，臭烘烘的草，苍蝇的最爱。

《神农本草经》："主暴热火疮赤气，疥瘙疽痔，马鞍热气。"《名医别录》："除痈肿，浮肿，结热，风痹不足，产后腹痛。"《日华子》："治赤眼障膜，胬肉，聤耳，血气心腹痛，破癥结，治产前后诸疾，催生落胞，血晕，排脓，补瘘，鼻洪，吐血，赤白带下，疮痏疥癣，丹毒。"[2]

败酱花的芳香有点特别，成片的败酱花开时，很远就能闻到臭烘烘的味道，就像晒大粪一样。花气多香，招蜂引蝶，败酱花招来的可是喜欢臭气的苍蝇。气臭如此，人所生之病，哪个有此气味？是疮疡之脓液，尤其肛门周围脓肿。所以治疗疮肿、排脓及湿臭气味大者，如恶血、赤白带下、疮痏。《灵枢·痈疽》："寒邪客于经络之中，则血泣（hù），血泣则不通，不通则卫气归之，不得复返，故痈肿。寒气化为热，热胜则腐肉，肉腐则为脓。"臭脓，因为气滞血瘀，壅塞不通，郁而化热，热盛肉腐而成。很像酱、麯、酒等的酿造过程。不通、瘀热和腐烂是主要特征，败酱所主之疾，多与此象相关。如《神农本草经》所主暴热火疮赤气，疥瘙疽痔，马鞍热气等皮肤疾病。马鞍热气即阴胯间湿热之气蒸腾，致皮肤红肿瘙痒等疾。赤眼障膜，胬肉，聤耳，排脓，补瘘，赤白带下，疮痏疥癣，丹毒，亦属此类，这些疾病多黏糊糊、烂乎乎、臭烘烘，与败酱同象。滑则通利，故治风痹不足，产后腹痛，血气心腹痛，破癥结，治产前后诸疾，催生落胞。

[1] 李时珍.本草纲目[M].北京：人民卫生出版社，2002:1052.

[2] 唐慎微.证类本草[M].北京：华夏出版社，1993:235.

蒌蒿

蒌蒿：为菊科多年生草本植物蒌蒿的苗根。《神农本草经》中为上品，称其为白蒿。白蒿又是茵陈之别名。以其易繁衍，蒌蒿又名蘩。苏敬："《尔雅》：蘩，皤（pó）

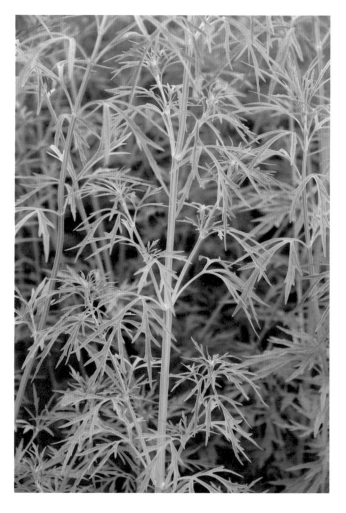

二月发苗，
叶似嫩艾而歧细，
面青背白。
其茎或赤或白，
其根白脆。

蒿。即白蒿也，所在有之。此蒿叶粗于青蒿，从初生至枯，白于众蒿，叶似细艾。"[1] 白蒿先诸草发生，香美可食，生蒸皆宜。《诗经》云于以采蘩，于沼于沚。蘩即水生白蒿。李时珍："蒌蒿生陂（bēi）泽中，

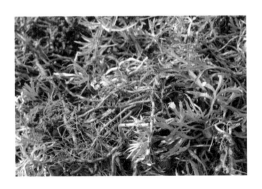
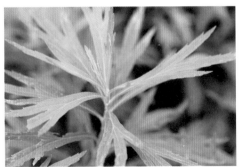

二月发苗，叶似嫩艾而歧细，面青背白。其茎或赤或白，其根白脆。采其根茎，生熟菹曝皆可食，盖嘉蔬也。"[2]

2014 年在胶东的水沟里偶遇蒌蒿，引种在百草园的洼坑里，2015 年 4 月中旬，已有零散小苗冒出，百草园移栽坑里的蒌蒿、青蒿、地笋（泽兰）。不到一年，蒌蒿的根可谓纵横交错、盘根错节，地上就几棵苗，地下根网络一样。此时坑边芦芽初发，无怪"蒌蒿遍地芦芽短"呢。

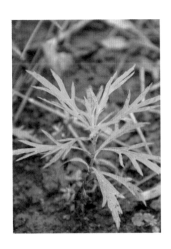

《神农本草经》："白蒿：味甘，平。主五脏邪气，风寒湿痹，补中益气，长毛发令黑，疗心悬少食常饥。久服轻身，耳目聪明，不老。"孟诜："白蒿：寒。春初此蒿前诸草生。捣汁去热黄及心痛。其叶生挪，醋淹为菹，甚益人。又，叶干为末，夏日暴水痢，以米饮和一匙，空腹服之。烧灰淋汁煎，治淋沥疾。"[3]

凡物所生，各有境界。蒌蒿生下湿之地，故能去湿邪治风寒湿痹，利湿退热治热黄，利水治夏月暴水痢，淋沥疾。先诸草发生，根叶繁茂，具生生之气，蒌蒿药食两用，补中益气，久服，轻身，耳目聪明。蒌蒿根苗易生而繁茂，取其象则长毛发令黑。

"蒌"有母义，其根象发达，繁衍迅速，而得蒌蒿之名。

[1] 唐慎微 . 证类本草 [M]. 北京：华夏出版社，1993:176.

[2] 李时珍 . 本草纲目 [M]. 北京：人民卫生出版社，2002:947.

[3] 唐慎微 . 证类本草 [M]. 北京：华夏出版社，1993:176.

旱莲草

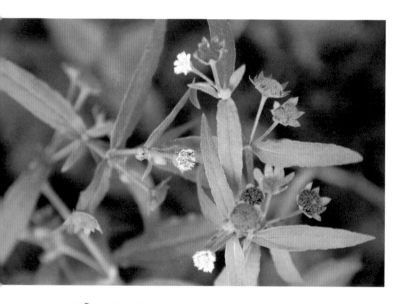

旱莲草花开白色，有房似莲，果实黑黑的，像熟透的莲蓬，因生于陆地，得旱莲之名。

旱莲草花开白色，
有房似莲，
果实黑黑的，
像熟透的莲蓬，
因生于陆地，
得旱莲之名。

旱莲草：为菊科一年生草本植物鳢肠的全草。旱莲草花开白色，有房似莲，果实黑黑的，像熟透的莲蓬，因生于陆地，得旱莲之名。其实旱莲生于下湿之地、水边。李时珍："鳢，乌鱼也，其肠亦乌。此草柔茎，断之有墨汁出，故名。俗呼墨菜是也。"[1] 旱莲茎赤色，上有密密的细刺，脆而富含汁液，轻轻掰断其茎，水莹莹的，不过，几秒钟断面就开始变黑，十几秒钟就墨黑墨黑的了。不仅茎汁须臾变黑，揉搓其叶，须臾亦黑，故李时珍称其为墨菜。

入药首见《新修本草》："味甘、酸，平，无毒。主血痢。针灸疮发，洪血不可止者，敷之立已。汁

《新修本草》："味甘、酸，平，无毒。主血痢。针灸疮发，洪血不可止者，敷之立已。汁涂发眉，生速而繁。生下湿地。"

涂发眉，生速而繁。生下湿地。"[2]

旱莲草多汁，其茎布满小刺，碍手，为涩象，可收敛。其汁色黑为水象，能胜红色之火象，即水胜火，故止血，清热止针灸火热之疮出血。色黑又生

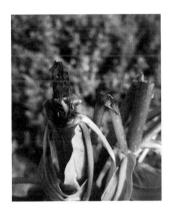

茎中流溢的清汁，很快就变成黑色。

于下湿之地，入下焦，止下部出血，治血痢。生于下湿之地，又可利湿通小肠，故《日华子》："排脓止血，通小肠，长须发，敷一切疮。"[3] 所谓排脓，是指使脓液由多变少，意为将脓液排除，血液由多变少为止血，故曰敷一切疮。色黑入肾，李时珍："乌髭发，益肾阴。"[4] 汁黑，应北方、下焦、肝肾，黑汁补肝肾之阴，内服治头晕目眩，须发早白。《本草从新》："甘酸而寒。汁黑补肾，黑发乌须，赤痢变粪，止血，固齿，功善益血凉血。纯阴之质，不益脾胃。"[5] 后世应用，多用于止下部出血，如尿血，便血，崩漏。鲜品捣烂或干末外敷，可止外伤出血。

[1] 李时珍.本草纲目[M].北京：人民卫生出版社，2002:1078.

[2] 唐慎微.证类本草[M].北京：华夏出版社，1993:271.

[3] 唐慎微.证类本草[M].北京：华夏出版社，1993:271.

[4] 李时珍.本草纲目[M].北京：人民卫生出版社，2002:1079.

[5] 吴仪洛.本草从新[M].北京：人民卫生出版社，1990:54.

青蒿

青蒿：为菊科一年生草本植物青蒿整株。寻芳南山小河边，细雨霏霏里，别样的蒿草孑然孤立于河中之州，植株有清香气，有短梗，下垂着，花淡黄色，半球形的花序，竟有四毫米多。极目远望，河边有更多的香蒿子，都已开花。移栽到百草园，当年就结子生苗。青翠嫩绿的苗子生于秋季，冬不凋。春阳初生时节，它先百草而发。它零星散生于低海拔湿润的河岸边湿地、山谷、林缘，也见于滨海地区。《诗经·小雅》：呦呦鹿鸣，食野之苹；呦呦鹿鸣，食野之蒿；呦呦鹿鸣，食野之芩。苹，皤蒿，白蒿；蒿，青蒿；芩，蒿类植物。食野之蒿，陆玑云：

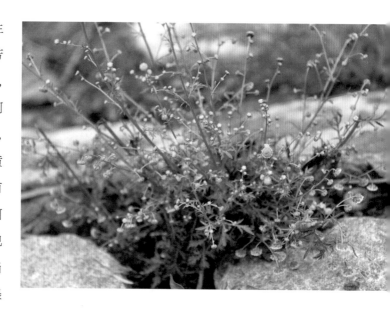

呦呦鹿鸣，食野之苹；
呦呦鹿鸣，食野之蒿；
呦呦鹿鸣，食野之芩。

青蒿也。《本草图经》："草蒿，即青蒿也。春生苗，叶极细嫩，时人亦取杂诸香菜食之。"[1]青蒿气香，又名香蒿。

《神农本草经》称其为草蒿，"草蒿：味苦，寒。主疥瘙痂痒恶疮，杀虱，留热在骨节间，明目。一名青蒿，一名方溃。"陶隐居："即今青蒿，人亦取杂香菜食之。"[2]

　　皮肤病外用，小便浸，治恶疥癣风疹，杀虫煎洗。湿处生虫，青蒿生于水湿之地而气香，故而能除湿杀虫杀虱子，外用治疗疥瘙痂痒恶疮之疾。"清香之气，溢人眉宇，故能明目。"[3]生于水中、湿地，禀水质凉性，故清虚热。气味大者，无论香臭，均可除秽气邪气。李时珍："《月令通纂》言：伏内庚日，采蒿悬门庭内，可辟邪气。阴干为末，冬至元旦，各服二钱亦良。观此，则青蒿之治鬼疰伏尸，盖亦有所伏也。"[4]三尸虫与守庚日，《云笈七笺·庚申部》：道家称在人体内作祟的神有三，名三尸神、三尸，每遇庚申日向天帝呈奏人的过恶，逢庚申日彻底不眠，守之至晓，则三尸不得上奏。《红楼梦》中贾敬守庚申。《诸病源候论》："伏尸者，谓其病隐伏在人五脏内，积年不除，未发之时，身体平调，都如无患，若发动，则心腹刺痛，胀满喘息。"[5]鬼疰："人有先无他病，忽被鬼排击，当时或心腹刺痛，或闷绝倒地，如中恶之类。"[6]古人把这些突然发作，不明原因，无法解释的疾病，归咎于邪气，香臭气味大者可辟之。

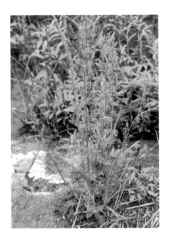

百草园里的青蒿，来自南山的跶坊河边。

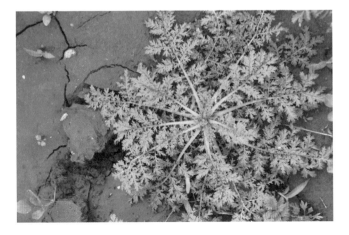

[1]唐慎微.证类本草[M].北京：华夏出版社，1993:288.

[2]唐慎微.证类本草[M].北京：华夏出版社，1993:288.

[3]浙江省中医药管理局编.张山雷医集[M].北京:人民卫生出版社，1995:286.

[4]李时珍.本草纲目[M].北京：人民卫生出版社，2002:944.

[5]巢元方.诸病源候论[M].北京：人民卫生出版社，2000:686.

[6]巢元方.诸病源候论[M].北京：人民卫生出版社，2000:696.

沙苑子

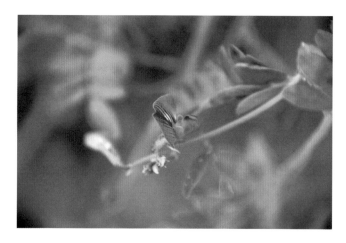

沙苑子：为豆科多年生草本植物扁茎黄芪的成熟种子。以陕西潼关、陕西凤翔县沙苑镇命名而有沙苑子、沙苑蒺藜、潼蒺藜之称。杜甫："沙苑临清渭，泉香草丰洁。"沙苑临渭水，为水草丰美宜牧畜之地，难道美草是蒺藜？将其称为蒺藜，并非因为它结蒺藜样种子，或许因为它像蒺藜一样丛生，茎扁，平卧。尚未开花结果时，沙苑茎叶真像蒺藜。但沙苑为豆科植物，开浅紫色花，其荚果扁纺锤形，由青色变为紫红色，成熟时黑色，一个扁扁的豆角，正面中凹，两边高凸，而背面扁平，故又名背扁黄芪。荚果有种子两排，是其特别之处，黑褐色，

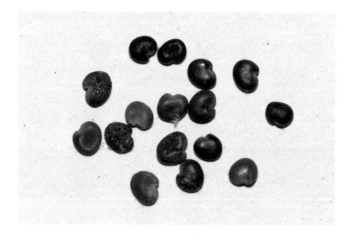

《本草衍义》："又一种白蒺藜，出同州沙苑牧马处。黄紫花，作荚，结子如羊内肾，补肾药。"

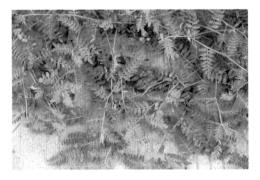
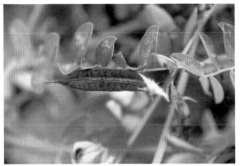

形如豆。又种子浸泡后，黏糊糊的，有胶粘固着之性。其植株干燥后呈黑色。

　　首见入药名白蒺藜，载于《本草衍义》："又一种白蒺藜，出同州沙苑牧马处。黄紫花，作荚，结子如羊内肾，补肾药。"[1] 不知为何，其色不白，古人将它称为白蒺藜。李时珍将它附于蒺藜条目下："白蒺藜：补肾，治腰痛泄精，虚损劳乏。"[2]

　　沙苑色黑，故沙苑子入下焦，其子如豆有肾形，故入肾补肾。其性胶粘固着，故能收敛，入人体下部，而治疗下焦不禁之症，如遗精早泄，白浊带下，尿血、小便余沥等。《本经逢原》："沙苑蒺藜，产于潼关，得漠北之气，性降而补，益肾，治腰痛，为泄精虚劳要药。最能固精，故聚精丸用此，佐鳔胶，大有殊功。以之点汤代茶，亦甚甘美益人。但肾与膀胱偏热者禁用，以其性温助火也。"[3]

沙苑子的果实，由绿变红后或黑色，扁扁的豆荚里，有两排黑豆子。

[1] 寇宗奭.本草衍义[M].北京：中国医药科技出版社，2012:34.

[2] 李时珍.本草纲目[M].北京：人民卫生出版社，2002:1105.

[3] 张璐.本经逢原[M].北京：中国中医药出版社，2007:90.

刺蒺藜

刺蒺藜：为蒺藜科一年生草本植物蒺藜的成熟果实。《诗经·墙有茨》："墙有茨，不可扫也。"[1] 茨即刺，蒺藜之名。蒺藜又名旱草，可生土墙之上。又多生于坚硬的路边，又名路旁，蒺藜果五角十刺，伤人疾且利，因名蒺藜、屈人、止行。一片蒺藜困住人，《周易·困》："困于石，据于蒺藜。""野献蒺藜为旱草"，旱草早生，预示年景干旱，《齐民要术·杂说》："岁欲旱，旱草先生。"[2] 旱草无用，故《韩诗外传》："夫春树桃李，夏得阴其下，秋得食其实；春树蒺藜，夏不可采其叶，秋得其刺焉。"医者爱蒺藜，更爱其刺。李时珍："蒺藜叶如初生皂荚叶，整齐可爱。刺蒺藜状如赤根菜（菠菜）子及细菱，三角四刺。"蒺藜之用，在其刺。

《神农本草经》："蒺藜子：味苦，温。主恶血，破

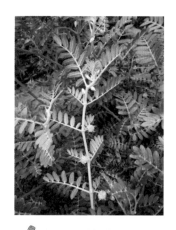

蒺藜叶如初生皂荚叶，整齐可爱。刺蒺藜状如赤根菜（菠菜）子及细菱，三角四刺。

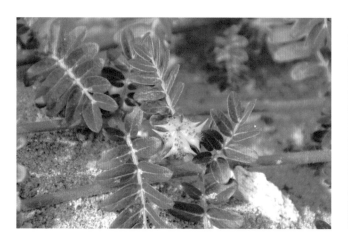

蒺藜果五角十刺，
伤人疾且利，
因名蒺藜、屈人、
止行。

《神农本草经》："蒺藜子：味苦，温。主恶血，破癥结积聚，喉痹，乳难。久服长肌肉，明目，轻身。一名旁通，一名屈人，一名止行，一名豺羽，一名升推。"

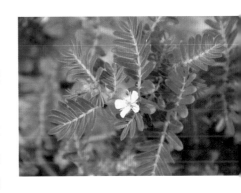

癥结积聚，喉痹，乳难。久服长肌肉，明目，轻身。一名旁通，一名屈人，一名止行，一名豺羽，一名升推。"

刺蒺藜有芒刺，能通能破，故治恶血瘀积，并破癥结积聚，通喉痹，治生产困难，催生堕胎。蒺藜之刺，与风神句芒相关，《本草问答》："用刺者有两义：攻破降利用皂刺、白棘刺是矣。二物锐长，故主攻破。设刺不锐而钩曲，刺不长而细软，则不破利而和散，能息风治筋。如钩藤刺、红毛五加皮、白蒺藜之类是也。盖句芒为风木之神，物禀之而生钩刺芒角，故皆能和肝木，以息风治筋也。"[3] 芒刺为风象，令人轻举善行，故可长肌肉，轻身。蒺藜为风药，故《名医别录》用治身体风痒，风邪头痛、咳逆伤肺。其叶亦可煮汁浴风痒。风为肝属，故入肝经，能明目去翳，祛风止痒，用于风邪引起的翳膜目赤，除喉痹癣疥痔瘰癧风，通身湿烂恶疮。故蒺藜破癥祛风全在芒刺，风家惟用刺蒺藜。寇宗奭："蒺藜有两等：一等杜蒺藜，即今之道旁布地而生，或生墙上，有小黄花，结芒刺，此正是墙有茨者。花收摘，荫干为末，每服二三钱，饭后以温酒调服，治白癜风。又一种白蒺藜，出同州沙苑牧马处。黄紫花，作荚，结子如羊内肾。补肾药，今人多用。风家惟用刺蒺藜。"区分了刺蒺藜和沙苑蒺藜。刺蒺藜成熟后色白，后人如唐容川等又把刺蒺藜称为白蒺藜。

[1] 诗经 [M].北京：长城出版社，1999:73.

[2] 贾思勰.齐民要术 [M].北京：中国农业出版社，2009:245.

[3] 唐容川.本草问答 [M].北京：学苑出版社，2012:45.

豨莶草

豨莶草:为菊科一年生草本植物豨莶、腺梗豨莶或毛梗豨莶的全草。又名火杴草、黏糊菜。猪称豨，辛味为莶，此草辛臭，如猪身上散发的气味，而有此名。豨莶草生平泽下湿之地，高约一米，素茎有直棱，兼有斑点。叶如苍耳而微长，对节而生，茎叶皆有细毛。八九月开深黄色小花，有子细长如蒿子。外萼有细刺，分泌黏液，触之黏手，故名黏糊菜。豨莶草酿酒，治腿脚无力。清孙枝蔚《送吴仁趾之秦邮》："淮海诗名大，豨莶酒中醇。"吴仁趾

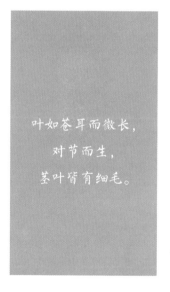

叶如苍耳而微长，
对节而生，
茎叶皆有细毛。

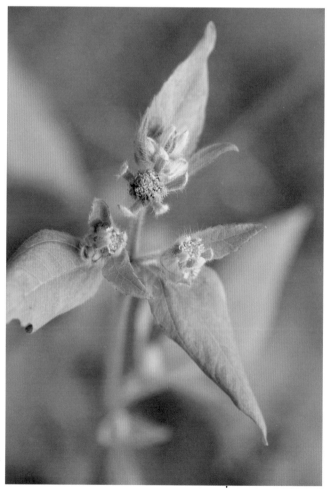

大概是诨名吧。

《本草图经》："春生苗，叶似芥菜而狭长，文粗。茎高二三尺。秋初有花如菊。秋末结实，颇似鹤虱。……治肝肾风气，四肢麻痹，腰膝无力者。亦能行大肠气。"[1]

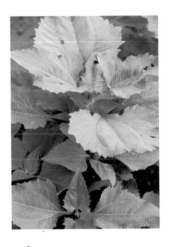

豨莶草的莳子，有点儿像苍耳，但茎上有毛。

豨莶草全身生毛，毛与芒刺相类，故《本草问答》认为凡毛皆得风气。"豨莶叶大有毛，性专重在叶，专得风气，故古有豨莶膏，主去周身之风。"[2] 宋代益州知事张咏豨莶丸治中风㖞僻，语言謇涩，肢缓骨痛，及风痹走痛，或十指麻木，肝肾风气风湿诸疮。其功效取其所生之地，所生之象，生湿地故能去湿，其象如风，治风病，故李时珍："治肝肾风气，四肢麻痹，骨痛膝弱，风湿诸疮。"[3]

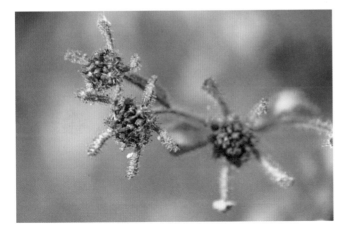

[1] 唐慎微. 证类本草 [M]. 北京：华夏出版社，1993:313.

[2] 唐容川. 本草问答 [M]. 北京：学苑出版社，2012:48.

[3] 李时珍. 本草纲目 [M]. 北京：人民卫生出版社，2002:998.

寻骨风

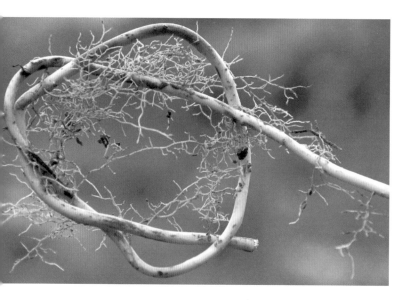

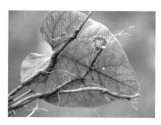

其根有茅根之状，但其味甚苦。

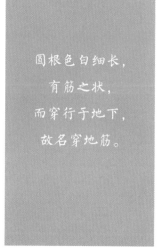

圆根色白细长，
有筋之状，
而穿行于地下，
故名穿地筋。

寻骨风： 为多年生攀缘草本植物绵毛马兜铃的根茎或全草。又名白毛藤、毛风草、穿地筋、烟袋锅。因其嫩枝密被白色长毛，名白毛藤。圆根色白细长，有筋之状，而穿行于地下，故名穿地筋。那浅黄色花朵，扭曲别致，形似烟袋锅，得烟袋锅之名。《植物名实图考》："蔓生，叶如萝藦，柔厚多毛，面绿背白。秋结实六棱似使君子，色青黑，子如豆。"[1] 寻骨风生有白毛，为何又名毛风草，跟风有何关联。

《本草问答》："寻骨风、五加皮皆有毛，性辛温，故能散肝经之风寒，祛周身之痹痛。"[2]

风神有钩有芒，毛为风芒之象。唐容川："叶

《本草问答》："寻骨风、五加皮皆有毛，性辛温，故能散肝经之风寒，祛周身之痹痛。"

大而有芒角，如八角风、苍耳叶、寻骨风之类，皆叶大而有芒角，均主散风。"[3] 其形似筋，其性穿地至深而能寻骨。毛芒之象与风气感应，以搜风祛风，故治经脉之风、筋骨之风，祛周身之痹痛。风肝筋为同气，故入肝经，散肝经之风。

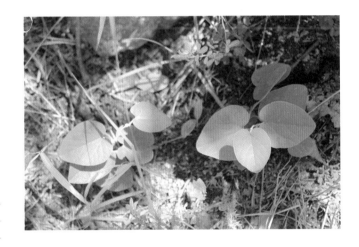

寻骨风浑身是毛，毛叶毛蔓，黄黄的花朵外也是一屑白毛。

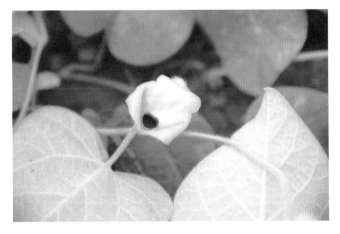

[1] 吴其濬.植物名实图考[M].北京：中医古籍出版社，2008:372.

[2] 唐容川.本草问答[M].北京：学苑出版社，2012:56.

[3] 唐容川.本草问答[M].北京：学苑出版社，2012:43.

竹沥

竹沥：竹为禾本科常绿多年生植物。竹根如鞭，地下穿行，其笋穿地而出，拔节有声，又茎中空，故有通利之性。药用其叶、里黄皮（竹茹）、竹沥。其叶禀通利寒凉之性，导心火下行，治口舌生疮，小便淋痛。竹茹做法：取大竹削去面上青色皮，向里取黄色皮即是。竹茹亦甘寒而通降，竹管如肺管、胃管，降肺胃之热、肺胃之痰，下气止呃、止咳。竹沥做法：取大竹，对劈开，留竹节居中。于无节处横截成段，将竹片仰放，两头用砖石架起，于中间竹节处猛火烘烤，竹沥即从两头流出。竹沥味甘，气寒，无毒。通手足阴阳十二经，并奇经别络。

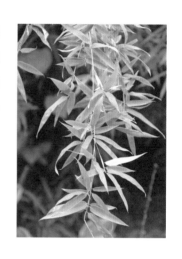

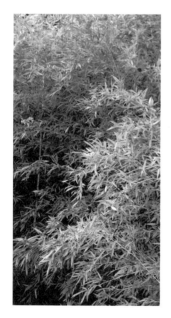

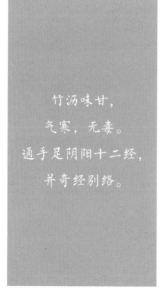

竹沥味甘，气寒，无妻。通手足阴阳十二经，并奇经别络。

倪朱谟："竹沥：利窍滑痰，通经走络之药也。故古方主暴中风疾，猝然僵仆，人事昏塞，偏痹不仁，及伤寒大热，津液干枯，烦渴昏闷，或产后阴虚发热，口噤失音，并小儿惊风天吊，四肢搐搦，并皆治之。此药甘寒而润，性滑而利，开关窍，走经络，搜剔一切痰结、火结、气结为病，下咽即苏。"[1]

竹沥为竹之津液，去热生津止烦渴。空则去实，走肺管、胃管、脉管、心窍、毛窍、尿窍，去其壅塞。竹沥除禀竹寒凉空利之性外，本身具有涎滑类汤液的形状，具有滑类药物去着、养窍、通利的功能。滑能开心窍，故治心窍闭塞之昏仆不省人事、伤寒大热之昏闷、小儿惊风天吊、伤寒热病发狂谵语。滑能通脉，故治麻痹不仁、四肢搐搦。滑可去着，包括痰浊之物，治肺痿咳嗽，胸中吸吸，咳出涕唾痰涎，秽臭如脓。滑可养窍通利，故治口噤失音；治膀胱火郁，小便不通，及淋闭便浊。总之，竹沥气寒性滑利，能通达上下百骸毛窍诸处，用时可灵活变通。

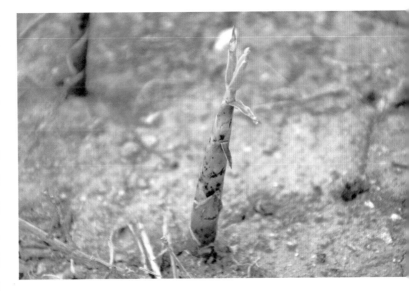

笋，竹萌也。春日鼬鼬地气暖，竹牙出土兰心短。

---

[1] 倪朱谟.本草汇言[M].北京：中医古籍出版社，2005:432.

薏苡

薏苡：为禾本科植物薏苡的干燥成熟种仁。薏苡高三四尺，叶如黍稷，开红白花，作穗，五六月结实，青白色，形如珠子。薏苡似珍珠，南产者大而味美。《后汉书·马援传》："初，援在交趾，常饵薏苡实，用能轻身省欲，以胜瘴气。南方薏苡实大，援欲以为种，军还，载之一车。"马援逝世后，有上书谤之者，以为车载皆明珠文犀。薏苡有两种，"一种黏牙者，尖而壳薄，即

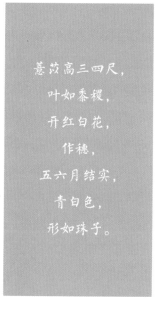

薏苡高三四尺，
叶如黍稷，
开红白花，
作穗，
五六月结实，
青白色，
形如珠子。

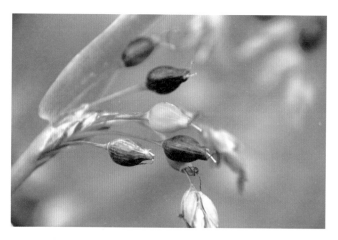

薏苡也。其米白色如糯米，可作粥饭及磨面食，亦可同米酿酒。一种圆而壳厚坚硬者，即菩提子也。"[1] 后者米少，串珠念经或串帘用，又名念珠、草珠儿。两者根均白色，大如匕匙，虬结而味甘。今将前者称薏米，入药；后者称薏苡。

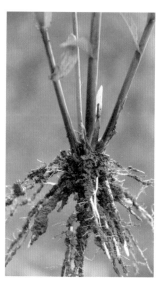

《神农本草经》："薏苡仁：味甘，微寒。主筋急拘挛，不可屈伸，风湿痹，下气。久服轻身，益气。其根下三虫。"

薏苡生于屋旁、荒野、河边或阴湿山谷中，喜温暖湿润气候，怕干旱。生于湿处之植物，多能行水却湿。又薏苡有竹子之象，叶、秆均像竹子、象箬，秆若中空之竹，故又有通利之性，能去湿利小便，利关节。湿去则身轻，轻劲多气力。湿生虫，根性下趋，故其根去湿下三虫。《景岳全书》："味甘淡，气微凉。性微降而渗，故能去湿利水。以其去湿，故能利关节，除脚气，治痿弱拘挛湿痹，消水肿疼痛，利小便热淋，亦杀蛔虫。以其微降，故亦治咳嗽唾脓，利膈丌胃。以其性凉，故

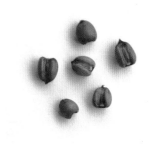

薏米种仁外边，有一层薄薄的褐皮。

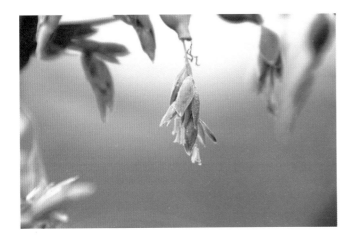

薏米花开，金色的长铃坠于穗端，风吹来，有窸窣之声。

能清热，止烦渴上气。"[2] 薏苡秆若中空之竹，故入肺，亦可通利肺管，治咳嗽唾脓。其形象竹，其效若竹，能清热通淋止烦渴。

[1] 李时珍.本草纲目[M].北京：人民卫生出版社，2002:1489.

[2] 张景岳.景岳全书[M].上海：上海科学技术出版社，1996:951.

玄参

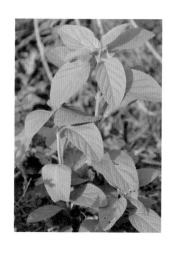

玄参：为玄参科多年生草本植物玄参的根。又名黑参、逐马、馥草。玄，黑色，因其根微似人参而得参名。玄参嫩叶气香，如炒面气味，老叶则甚香如脂麻。其叶似人参而长大，根甚黑，道家时用，又以合香，故名馥草。因避讳称元参，多认为避康熙讳，实则避宋太祖父亲玄朗之讳。《本草图经》："二月生苗，叶似脂麻，又如槐柳。细茎青紫色。七月开花青碧色，八月结子黑色。亦有白花，茎方大，紫赤色而有细毛，有节若竹者。高五六尺。叶如掌大而尖长如锯齿。其根尖长，生青白，干即紫黑，新者润腻。"[1] "其根一株五七枚，生时青白有腥气，曝干铺地下，久则黑也。"[2]

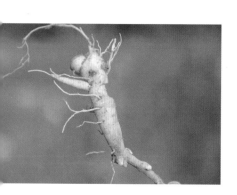

北玄参的根，有点儿瘦小。

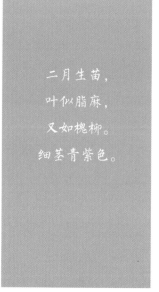

二月生苗，叶似脂麻，又如槐柳。细茎青紫色。

玄参块根鲜品白色，断面雪白色，白得发亮发青，故以青修饰白的程度。切断后头部作种根，其余作药材。多津液，嚼之味苦。根干燥后中部肥满，两头略细，表面棕褐色，断面乌黑色而光泽，具焦糖气。故玄参又味甘而补益。"亦有白花，茎方大，紫赤色而有细毛，有节若竹者"，

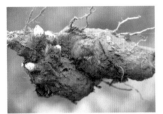

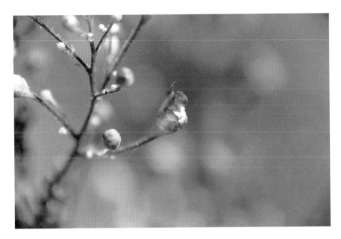

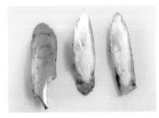

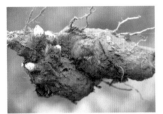

《神农本草经》："味苦，微寒。主腹中寒热积聚，女子产乳余疾，补肾气，令人目明。"

胖大的玄参根，充满水液，切开后慢慢变黑。玄，黑色也。

为同种植物北玄参，也做本品使用，山东山野偶见，植株高大如玄参，高过一米半，根青白而多液汁，入口先小甘，后大苦，甚过玄参（花色，北玄参白绿色，玄参黑紫色；叶子区别，玄参大而有皱，北玄参，叶小平整，幼叶紫色。两者茎叶干后色黑）。

《神农本草经》："味苦，微寒。主腹中寒热积聚，女子产乳余疾，补肾气，令人目明。"

乳，产子也。妇人产后瘀血留聚，多有寒热，多汁则补水泻火，玄参花紫茎紫，入血，味香而散，故治腹中寒热积聚，女子产乳余疾。多津液其性寒，故治温疟，痈肿，消肿毒。滋阴降火凉血而解斑毒，利咽喉。黑色入下焦，故补肾气，久服补虚，明目，强阴益精。补益之功大，故名逐马。

[1] 唐慎微.证类本草[M].北京：华夏出版社，1993:226.

[2] 张志聪.本草崇原[M].北京：中国中医药出版社，2008:70.

细辛

细辛：为马兜铃科植物北细辛、汉城细辛或华细辛的根和根茎。又名小辛、细草。细指形言，辛指味言。初见细辛，在海上仙山，林荫下的草丛中，它团团的叶子，又厚又翠，尝一下是辛味，但胖大的叶子，哪里是细草？将它整株挖出时，那又白又细的根，数也数不清。其形修长，其质柔劲，断之，其气辛熏，如葱如蒜，嚼之辛辣麻舌，芥末般上额入脑。正如《梦溪笔谈·药议》："味极辛，嚼之习习如椒，其辛更甚于椒。"[1]细辛叶大花大，厚厚嫩嫩的紫色花钟，沉重地垂着，无意间敲响它时，定会散发出浓浓的辛臭之气。

《神农本草经》："味

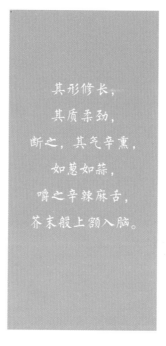

其形修长，
其质柔劲，
断之，其气辛熏，
如葱如蒜，
嚼之辛辣麻舌，
芥末般上额入脑。

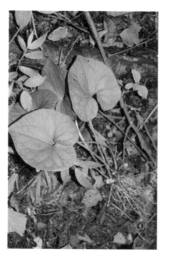

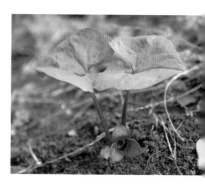

辛，主咳逆，头痛脑动，百节拘挛，风湿痹痛，死肌。久服明目，利九窍，轻身长年。一名小辛。"《名医别录》："温中，下气，破痰，利水道，开胸中，除喉痹、齆鼻、风痫癫疾。下乳结，汗不出，血不行。安五脏，益肝胆，通精气。"[2]

辣为大辛大热，能散内外之寒。寒风外袭，则咳逆，头痛脑动，百节拘挛，风湿痹痛，死肌（肌肉萎缩，僵硬），细辛能温散之。寒邪内中，伤阳气，生寒痰，细辛又能温中助阳，散寒邪，化寒痰。细辛上额入脑，有通窍之功，故通九窍利经脉治闭塞之症，如喉痹，齆鼻，乳结，汗不出，血不行。《本草衍义》谓治头面风痛不可缺，《药性论》谓治咳逆上气，恶风风头，手足拘急。此风皆指不周之寒风言，即驱寒邪之义。故《武威汉简》用其治伤寒逐风。细辛之麻又可止痛，如《武威汉简》治溃疡，《圣惠方》细辛煮浓汁，热含冷吐，治龋齿肿痛。对寒风所致头疼身痛亦有功。《本草蒙筌》："味大辛，气温。气厚于味，升也，阳也。无毒。叶类马蹄，茎如麦蒿，其根甚细，其味甚辛。药中惟采根煎，故因名曰细辛也。……止本经头痛如神，治诸风湿痹立效。安五脏尤益肝胆，温阴经旋去内寒。利窍通精，清痰下气。"[3] 寒邪收引，沉重疼痛，痞塞凝滞，外散寒邪可轻身，内通痞塞使脏腑安宁，肝胆气舒，精气流通。细辛用量有不过钱之说，最早出自陈承。在唐慎微编著《证类本草》同时，四川医生陈承也将《嘉祐本草》和《本草图经》合编，名之曰《重广补注神农本草并图经》，增加个人见解为"别说"，"别说"四十四味药被艾晟录入唐慎微书中，细辛："细辛若单用末，不可过半钱匕，多即气闷塞不通者死。虽死无伤，近年关中或用此毒人者，闻平凉狱中尝治此。"[4] 对此，明张志聪："凡药所以治病者也，有是病，服是药，岂辛香之药而反闭气乎，岂上品无毒而不可服乎。"[5] 清张山雷质疑："细辛芳烈之品，本以气胜，自无重用之理。然开泄之性，走窜有余，若谓耗散正气，谁曰不然，而反谓气闷不通，岂不令人捧腹。"[6] 汉代细辛用量，《伤寒杂病论》黄芪桂枝茯苓细辛汤方、桂枝加附子当归细辛人参干姜汤方，用细辛一两；附子细辛黄连黄芩汤方、桂枝茯苓白术细辛汤方、大黄附子细辛汤方、麻黄附子细辛汤方，用细辛二两；而小青龙汤方、射干麻黄汤方、桂枝甘草麻黄生姜大枣细辛附子汤方，用细辛三两。陈承"细辛若单用末，不可过半钱匕"，今日则汤剂细辛不过钱。

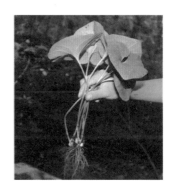

海上仙山，初见细辛。

[1] 沈括 . 梦溪笔谈 [M]. 贵阳 : 贵州人民出版社，1998:856.
[2] 唐慎微 . 证类本草 [M]. 北京 : 华夏出版社，1993:173.
[3] 陈嘉谟 . 本草蒙筌 [M]. 北京 : 中医古籍出版社，2008:100.
[4] 唐慎微 . 证类本草 [M]. 北京 : 华夏出版社，1993:174.
[5] 张志聪 . 本草崇原 [M]. 北京 : 中国中医药出版社，2008:28.
[6] 浙江省中医药管理局编 . 张山雷医集 [M]. 北京 : 人民卫生出版社，1995:269.

徐长卿

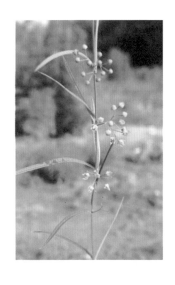

徐长卿：为萝摩科多年生草本植物徐长卿的根及根茎。又名石下长卿、鬼督邮、别仙踪等。为何药以人名，李时珍："徐长卿，人名也，常以此药治邪病，人遂以名之。"[1] 督邮为汉代官名，为郡之佐吏，徐长卿善治鬼病，得鬼督邮之名。徐长卿生石间者良，故名石下长卿。其根茎短，须状根几十条，茎细，刚直，不分枝，高达一米。叶对生，纸质，披针形或线形，两端尖锐，圆锥花序顶生于叶腋，有黄绿色花十余朵。其根如细辛，而有臊气，苏敬："叶似柳，两叶相当，有光泽，根如细辛，微粗长，而有臊气。"[2] 其根正如细辛，小扁尔，气亦相似。

《神农本草经》："味辛，温。主鬼物百精蛊毒，疫疾邪恶气，温疟。久服强悍轻身。一名鬼督邮。"

叶对生，纸质，披针形或线形，两端尖锐，圆锥花序顶生于叶腋，有黄绿色花十余朵。

草长之处，可见徐长卿，为何钟情石间，取名石下长卿，或得石头的重镇之气，故主鬼疰精物邪恶气，杀百精蛊毒，老魅注易，妄走啼哭，悲伤恍惚。辛臊雄烈之气，驱邪治鬼病，捉鬼拿邪用此。辛温散寒，强腰脚，治腰

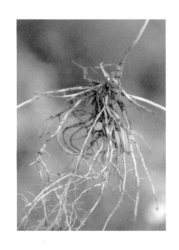

脚痛之良药，即久服强悍轻身，益气延年之义。古人所谓邪恶气即邪气，民间仍用此称，此处非今日所谓外感之邪，而指前述鬼物百精蛊毒，鬼疰精物，老魅注易之类，此类疾病，原因不明，发作如有鬼神，治疗也多采用气味芳香辛烈或臭臊难闻之物，以驱除之。疫疾温疟，来势迅猛，人们多束手无策，与中邪气相差无几，故治疗亦同。直至清代，仍认为疟疾病因为鬼，《集古良方》治小儿疟疾不须服药咒方："我从南方来，路逢一池水。水里一条龙，九头十八尾。问伊吃甚的，专吃疟疾鬼。太上老君急急如律令。念七遍，吹在果子上，五更向东方温水食下，即愈。果子、枣、栗俱可用。"[3] 注车注船，凡人登车船猝然烦闷，头痛欲吐，发病与中邪恶气相似，《肘后方》用徐长卿、石长生、车前子、车下李（郁李）根皮等分捣碎，以方囊系半合于衣袋及头上，则免此患。

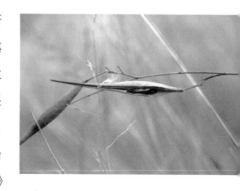

徐长卿果实成熟后裂开，飘出带有白毛的种子。

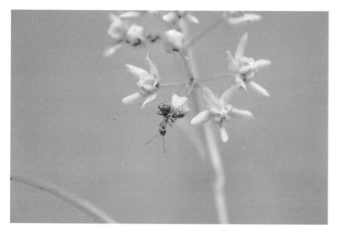

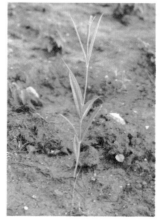

[1] 李时珍.本草纲目[M].北京：人民卫生出版社，2002:822.

[2] 唐慎微.证类本草[M].北京：华夏出版社，1993:208.

[3] 江进.集古良方[M].北京：中国中医药出版社，2015:154.

白薇

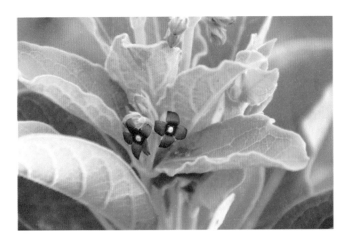

白薇：为萝藦科多年生草本植物白薇和蔓生白薇的根和根茎。《本草图经》："茎叶俱青，颇类柳叶，六七月开红花，八月结实。根黄白色，类牛膝而短小。"[1] 描述有不符之处：两者叶子均为卵圆形。蔓生白薇又名变色白前，为半灌木，上部缠绕，下部直立，开浅黄色花，渐变为黑紫色，干枯时呈暗褐色，根白色须状，有臊气，又名白龙须、白马尾；白薇直立，开紫红色花，根亦须状，有臊气，又名老君须。两者根都像徐长卿，只是又粗又壮，但其气均臊。

茎叶俱青，
颇类柳叶，
六七月开红花，
八月结实。
根黄白色，
类牛膝而短小。

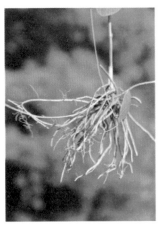

蔓生白薇的根。

《神农本草经》："味苦。主暴中风，身热肢满，忽忽不知人，狂惑邪气，

《神农本草经》："味苦。主暴中风，身热肢满，忽忽不知人，狂惑邪气，
寒热酸疼，温疟洗洗，发作有时。"

寒热酸疼，温疟洗洗，发作有时。"

　　白薇性寒，治邪热为病。徐长卿治蛊毒，此则杀虫。
"此佐使要药，非君臣主药也。用之必须用参苓柴术，
始可奏功。然又不出二钱之外，以其大寒损胃也。或问
白薇却邪定神，是有益于正气之药，多用何伤？夫邪病
多热，白薇寒以解热而却邪，非补正消邪也。夫大寒之物，
多乃损胃，所以戒之也。或问白薇功用止此乎？夫白薇
功用不止此，而其尤效者，善能杀虫。用之于补阴之中，
乃能杀劳瘵之虫；用之健脾开胃之中，乃能杀寸白蛔虫
也。以火焚之，可以辟蝇断虱；以酒敷之，可以愈疥
而敛疮也。"[2] 两者根的
形状和气味都与徐长卿相
似，治疗亦相类同。治暴
中风，忽忽不知人，狂惑
邪气，温疟洗洗之类犹如
邪恶气者。其性寒，用于
身热肢满，寒热酸疼，温
疟之类属热者。

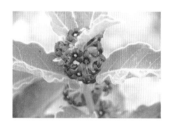

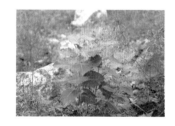

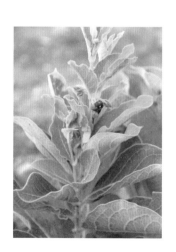

就是这株山中的白薇，在百
草园开出了紫色的花朵，几
年了还没结果。

[1] 唐慎微.证类本草[M].北京：华
　　夏出版社，1993:239.

[2] 陈世铎.本草新编[M].中国中医
　　药出版社，2004:145.

茜草

茜草：为茜草科多年生蔓生植物茜草的根。又名地血、茹藘、茜、染绯草。茜，绛色，其根表面红棕色，断面紫红色，可以染绯，因名染绯草。茜根是中国古代的红色染料，古人种植茜草，为染色之用。《史记·货殖列传》："若千亩卮茜，千畦姜韭，此其人皆与千户侯等。"[1]汉代还种植茜草，其价值不菲。《本草图经》："染绯草，叶似枣叶，头尖下阔，茎叶俱涩，四五叶对生节间，蔓延草木上，根紫赤色。"[2]青翠生刺的茜草长在坡地里，那绯红的茜根如充满气血的经脉，《诗经·东门之墠》："东门之墠，茹藘在阪。"

《神农本草经》："茜

染绯草，
叶似枣叶，
头尖下阔，
茎叶俱涩，
四五叶对生节间，
蔓延草木上，
根紫赤色。

根：味苦，寒。主寒湿风痹，黄疸，补中。"《名医别录》："止血，内崩下血，膀胱不足，踒跌，蛊毒。久服，益精气，轻身。可以染绛。一名地血，一名茹藘，一名茅搜，一名茜。"[3]

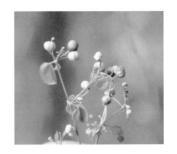

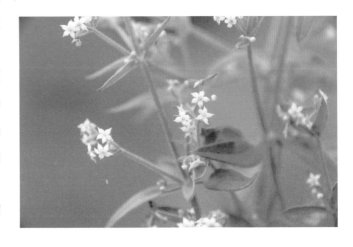

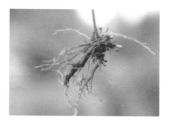
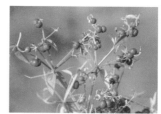

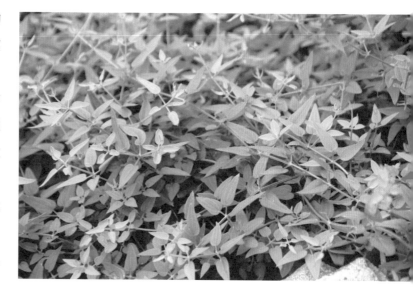

茜根紫赤，其茎缘物中空，似血之行于脉，茎上有刺，叶糙涩而不光，似血之结涩。茜草既有中空之通象，又有碍手之涩象，根赤入血，故能收敛诸脱，如止血，内崩下血；又能活血，治血脉不通之寒湿风痹，蹉跌之瘀血。《本草便读》："长于破血行血。《本经》称其治黄疸，《别录》言其治蛊毒，无不皆因瘀血而成，故又一名血见愁，即此意也。"[4] 补中即益气收敛，血止、血脉通畅则身轻。《诸病源候论》："五谷五味之津液悉归于膀胱，气化分入血脉，以成骨髓也，而津液之余者，入胞则为小便。其气盛为有余，则病热，胞涩，小便不通，小腹偏肿痛，是为膀胱气之实也，则宜泻之；膀胱不足，则寒气客之，胞滑，小便数而多也，则宜补之。"[5] 可知补膀胱不足，有两方面意义，一为补血脉、骨髓，二为止胞滑，收敛小便。而补血脉骨髓，又可补中，益精气，轻身。膀胱与尿胞实为二物。

> 茜草叶如车轮，硬叶宽涩，果子有红黑两色。

[1] 司马迁.史记[M].兰州：甘肃民族出版社，1997:960.

[2] 唐慎微.证类本草[M].北京：华夏出版社，1993:200.

[3] 唐慎微.证类本草[M].北京：华夏出版社，1993:200.

[4] 张秉成.本草便读[M].北京：学苑出版社，2011:88.

[5] 巢元方.诸病源候论[M].北京：人民卫生出版社，2000:492.

红花

红花：为菊科一年生草本植物红花的筒状花冠。又名刺红花。其花色黄、红，叶片像菘蓝，故又有黄蓝花、红蓝花之名。红花原产于西域，名阏氏（燕支），东汉末年，红花进入汉地，取代了传统染料茜草。红花除用作颜料，还可做化妆品，又名胭脂花。《本草图经》："冬而布子于熟地，至春生苗，夏乃有花。下作梂猬，多刺，花蕊出梂上，圃人承露采之，采已复出，至尽而罢。梂中结实，白颗如小豆大。其花曝干，以染真红及作燕脂，主产后血病为胜，其实亦同，叶颇似蓝，故有蓝名，又名黄蓝。"[1] 红花开花时间约48小时,花瓣由黄变红时,

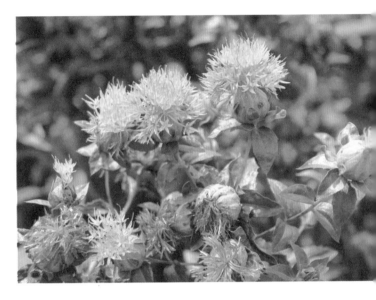

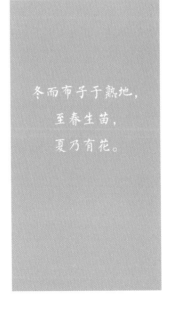

冬而布子于熟地，
至春生苗，
夏乃有花。

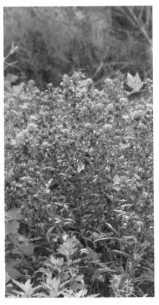

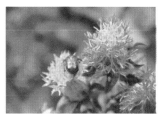

花色最鲜美，24 ～ 36 小时最佳，之后变暗红色而凋萎。花色由黄转为鲜红时，摘取阴干。咀嚼鲜红花后，整个舌头火辣辣的，如嚼过生姜，故红花性温热。红花花下作梂猬，多刺，花蕊出刺梂上，其刺硬而刺手，摘取红花时，用三个指头抽出其花丝。红花刺日晒变硬，而繁露滋润，其刺变软，清晨露华未尽时，刺最软，故抢摘红花，在清晨露水未干时。

北宋《开宝本草》："主产后血晕口噤，腹内恶血不尽、绞痛，胎死腹中。"[2]

今称其活血通经，止痛散肿。红花之用，在其色，红花色红如血，而入血，味辛辣如姜，可散血瘀。红花之用，在其形，浑身生刺，故通利，用治产后血晕口噤，腹内恶血不尽绞痛，胎死腹中。后世治疗瘀血肿胀疼痛诸多病症。

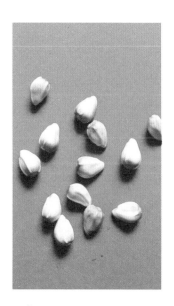

花下那个刺梂里，长着白胖的种子，有点儿像葵花子。

---

[1] 唐慎微 . 证类本草 [M]. 北京 : 华夏出版社，1993:257.

[2] 卢多逊，李昉等 . 开宝本草 [M]. 合肥 : 安徽科学技术出版社，1998:218.

桔梗

桔梗：为桔梗科多年生草本植物桔梗的根。桔即桔槔，是一种原始的井上提水机械。它在一根竖立的架子上加上一根细长的杠杆，当中是一支点，后端悬一重物，前端悬挂水桶。一起一落，汲水可以省力。梗，指植物的枝、根或茎。《战国策·齐策三》："有土偶人与桃梗相与语。"吴师道补注："梗，枝梗也。《赵策·苏秦说李兑》作'土梗''木梗'。谓木梗曰'汝非木之根则木之枝。'是枝、根皆可言梗。"[1]李时珍认为此草之根结实而梗直，故名。桔梗根形如胡萝卜，上粗下细，上大下小，一头轻一头重，给人的感觉很像桔，故名。桔梗通株具白色乳汁，其根色白，味苦，又名白药、苦桔梗、梗草。

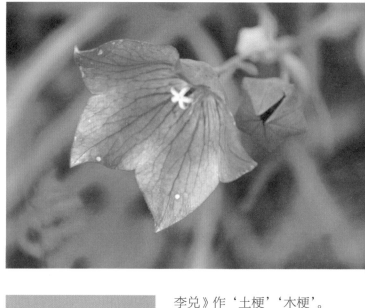

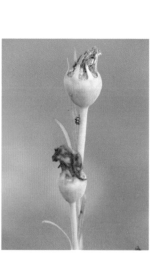

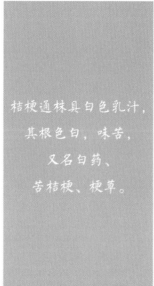

桔梗通株具白色乳汁，其根色白，味苦，又名白药、苦桔梗、梗草。

桔梗药用历史悠久，《庄子·徐无鬼》："得之也生，失之也死；得之也死，失之也生；药也。其实，堇也，桔梗也，鸡瘫也，豕零也，是时为帝者也。"[2] 乌头、桔梗、鸡头、猪苓在配伍中迭相为用。《战国策·齐策三》："夫鸟同翼者而聚居，兽同足者而俱行。今求柴胡桔梗于沮泽，则累世不得一焉。及至睾黍、梁父之阴，则郄车而后载耳。"[3] 桔梗柴胡均为山草。《武威汉简》用桔梗驱寒治久咳上气，喉中如水鸡声卅岁以上，并治声音嘶哑。且用于补虚，治男子七疾七伤。马王堆《养生方》用于补益，加强行走足力。汉代有七家本草记述桔梗，如神农、医和、扁鹊、黄帝、岐伯、雷公、李氏等，汉代桔梗药用广泛。

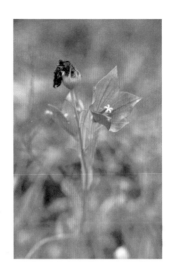

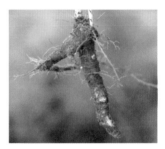

剥去根上黄褐色的外皮，露出雪白的根，桔梗又名白药。

《神农本草经》："味辛，微温。主胸胁痛如刀刺，腹满肠鸣幽幽，惊恐悸气。"《名医别录》"利五脏肠胃，补血气，除寒热风痹，温中消谷，疗喉咽痛，下蛊毒。一名利如，一名房图，一名白药，一名梗草。"[4]

中医理论五行化后，因其通株具白色乳汁，其根色白而归肺经，多用其宣肺、利咽、祛痰、排脓。且取桔槔之象，从下向上，不断将井水提出，认为其性向上向外，后世本草著作将其作舟楫之药。《本草衍义补遗》："能开提气血，气药中宜用之。桔梗能载诸药不能下沉，为舟楫之剂耳。"[5] 桔梗之性属阳而升，凡病气逆上升，不得下降，及邪在下焦者勿用。古人有十二精之称，桔梗为山精。天精巴戟，地精芍药，人精人参，日精乌头，月精官桂，鬼精鬼箭，山精桔梗，兽精狼毒，水精泽泻，松精茯苓，木精杜仲，石精远志。

[1] 战国策 [M]. 贵阳：贵州人民出版社，1996:278.

[2] 庄子 [M]. 上海：上海古籍出版社，2007:300.

[3] 战国策 [M]. 贵阳：贵州人民出版社，1996:290.

[4] 唐慎微. 证类本草 [M]. 北京：华夏出版社，1993:286.

[5] 浙江中医研究院编校. 丹溪医集 [M]. 北京：人民卫生出版社，2001:67.

大黄

大黄：为蓼科多年生草本植物掌叶大黄、唐古特大黄或药用大黄的根和根茎。其形大，其色黄，得名。《本草图经》："正月内生青叶，似蓖麻，大者如扇。根如芋，大者如碗，长一二尺。旁生细根如牛蒡，小者亦如芋。四月开黄花，亦有青红似荞麦花者。茎青紫色，形如竹。二月八月采根，去黑

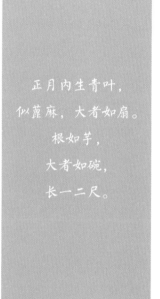

正月内生青叶，
似蓖麻，大者如扇。
根如芋，
大者如碗，
长一二尺。

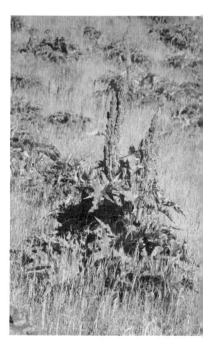

皮，火干。"[1]为何火干，苏敬曰："大黄性湿润而易坏蛀，火干乃佳。"具体制作："作时烧石使热，横寸截，著石上爆之，一日微燥，乃绳穿眼之，至干为佳。"[2]大黄质地滑润，其气雄烈，其味苦滑。

《神农本草经》："味

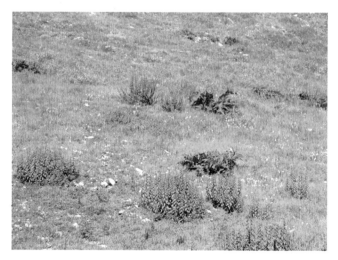

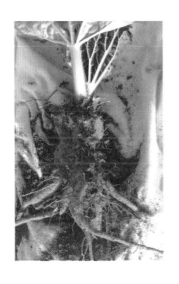

苦，寒。主下瘀血，血闭寒热，破癥瘕积聚，留饮宿食，荡涤肠胃，推陈致新，通利水谷，调中化食，安和五脏。"

　　大黄之用，在其花色青红，茎色紫红，红可入血；大黄之用，又在其涩滑之质，雄烈之气，滑则通利，气雄则走而不守。故大黄能下瘀血，通血闭，破癥瘕积聚，留饮宿食，荡涤肠胃，推陈致新。通利水谷，则调中化食，而使五脏安和。《日华子》认为大黄能宣通一切气，调血脉，利关节，泄壅滞水气，利大小便。并敷一切疮疖痈肿。滑可养窍，故治阴窍与毛窍不利之疾。《本草问答》："大黄之质滑润有汁，故主滑利，……纯于苦味，而又有雄烈之气，以气行其苦味，则走而不守。"[3] 其性猛烈，故大黄有将军之名。

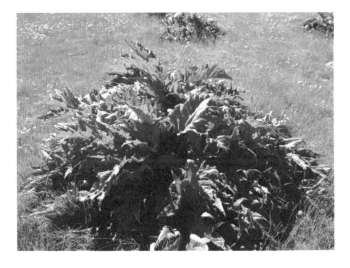

川西北的高原上，长着各种大黄，掌叶大黄只是其中之一。

[1] 唐慎微.证类本草[M].北京：华夏出版社，1993:283.

[2] 唐慎微.证类本草[M].北京：华夏出版社，1993:283.

[3] 唐容川.本草问答[M].北京：学苑出版社，2012:34.

百合

百合：为百合科多年生草本植物百合、卷丹或细叶百合的干燥肉质鳞茎。百合种类多，百草园的野生百合有山丹、渥丹、卷丹、有斑百合、青岛百合、兰州百合、宜昌百合。园中盛开的百合花，都有一段野外传奇。红的像

红的像火，
白的似雪，
虽花色不同，
地下的鳞茎都是玉片般，
层层覆瓦，
若白莲含苞或微绽。

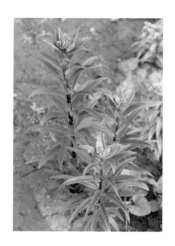

火，白的似雪，虽花色不同，地下的鳞茎都是玉片般，层层覆瓦，若白莲含苞或微绽。嚼一片，又甜又黏，涩滑爽口。其缠结之形，涩滑之性，好似蚯蚓，古人认为百合是蚯蚓相缠结变作之。

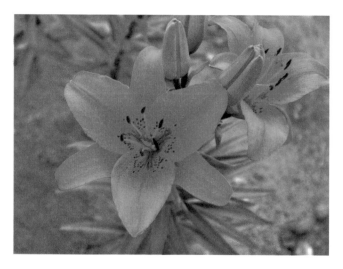

《神农本草经》："味甘，平。主邪气腹胀心痛，利大小便，补中益气。"《名医别录》："除浮肿胪胀，痞满，寒热，通身疼痛，及乳难，喉痹，止涕泪。一名重箱，一名摩罗，一名中逢花，一名强瞿。"[1]

生捣百合呈泥状，加盐捣更涩滑，故李时珍治

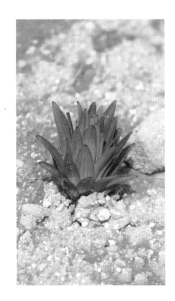

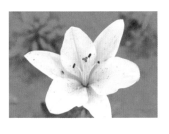

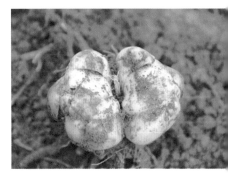

疮肿不穿，野百合同盐捣成泥，敷之。滑则能通，故治邪气通否塞，而疗腹胀心痛，胪胀痞满，通身疼痛，及乳难（难产）；滑可养窍，故能除喉痹，止涕泪。"主腹胀心痛，利大小便，除浮肿胪胀，痞满疼痛，乳难，喉痹，皆滑润开结，通利泄导之功用。"[2]百合主邪气，此邪气非六淫之邪，而是邪恶气附体，如张仲景所说的百合病。百合病表现为：意欲食复不能食，常默默，欲卧不能卧，欲行不能行，饮食或有美时，或有不用闻食臭时，如寒无寒，如热无热，口苦，小便赤，诸药不能治，得药则剧吐利，而身形如和，仲景称之为"如有神灵者"。后世用药理论的变化，认为百合润肺宁心，止嗽益气。治疗因肺气不舒所致的腹胀心痛，肺为水之源，宣肺气以利大小便。肺主气，补肺则益气。"此以形为治也，百合色白而多瓣，其形似肺，始秋而花，又得金气之全者，故为清补肺金之药。"[3]百合色白入肺，百合瓣层层相裹（重箱），如肺叶相合，且有收敛之象，敛肺止咳，并敛心神，张仲景用治百合病，行住坐卧不安，如有鬼神状者，或作如是解。

白片层层相合，得名百合。每一片埋到土里，都会从瓣底生一芽，长出一颗小百合。

[1] 唐慎微.证类本草[M].北京：华夏出版社，1993:227.

[2] 浙江省中医药管理局编.张山雷医集[M].北京:人民卫生出版社，1995:239.

[3] 徐大椿.神农本草经百种录[M].北京：学苑出版社，2011:53.

远志

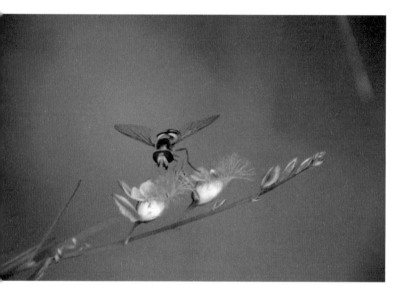

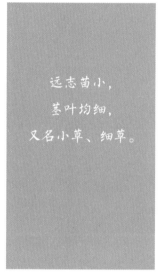

远志苗小，
茎叶均细，
又名小草、细草。

远志：为远志科多年生草本植物远志或卵叶远志的根。远志苗小，茎叶均细，又名小草、细草。春天它先草而发，紫褐色初生的芽子，如发丝般细韧，继细茎着小叶，绿意盎然。只因为其细小的植株，即使在枯草衬托下，也不醒目。《诗经·七月》"四月秀葽（yāo）"[1]，四月远志开花，定睛细看，紫色的花儿，像小眼睛长了长长的睫毛。远志多生于石上，钻石而长，古人将其称为"石精"。细小柔弱的苗子，却有粗壮的根，其根或圆或扁，形状随石隙而变。挖来挖去，好不容易得到一段根。在石上砸开，原来，它中有坚硬的木质样心。用时去心留皮，厚厚的根皮，人称远志肉。

《神农本草经》："味苦，温。主咳逆伤中，补不足，除邪气，利九窍，益智慧，耳目聪明，不忘，强志，倍力。久服，轻身不老。叶名小草。一名棘菀，一名葽绕，一名细草。"《名医别录》："利丈夫，定心气，止惊悸，益精，去心下膈气，皮肤中热，面目黄。好颜色，延年。叶主益精，补阴气，止虚损，梦泄。"[2]

石为不朽之物，远志为石精，入仙方，能益智慧，强志，久服，轻身不老，好颜色，延年。《抱朴子·内篇》说陵阳仲子服远志二十年，有子三十七人，开书所视，便记而不忘。远志为石精，得石坚硬之气，故能益精，补中，补不足，增气力。其性坚，治虚损，补阴气，利丈夫，止虚损，梦泄。精能驱邪祟，故能除邪气，定心气，止惊悸。远志性能钻石，故能通诸窍，通利耳目窍则聪明，开心窍则不忘，故谓之"醒心杖"。外用亦可开窍，如喉痹作痛，远志肉为末，吹之，涎出为度；脑风头痛不可忍，以远志末嗅鼻。远志能刺激咽喉，使人呕吐痰涎，故用其祛痰，治痰迷心窍。用时石上砸根，使木质芯与根皮分离，即所谓远志去心，去掉堵在中间的坚硬的梗子，所留根皮即远志肉。比干有七窍玲珑心，心窍玲珑剔透，空则灵，人就聪明。心眼儿多的人聪明，王熙凤有一万个心眼子。《红楼梦》中说人糊涂时，认为是糊涂油蒙了心、香油蒙了心、猪油蒙了心，这些黏糊糊的东西把心窍蒙住了，人就糊涂。小孩儿心窍未开，需要启蒙把心窍打开。人体内的浊污是痰，像油一样黏糊糊的，容易痰迷心窍，把心窍蒙住。远志外可漉涎利窍，口服后自可去除蒙在心窍上的痰浊。如《肘后方》用其治人心孔憋塞，多忘喜误。体内还有其他东西可以把心窍迷住，邪祟亦能迷心窍，财色亦能迷心窍。志，记也。远志开心窍，使人记忆久远。

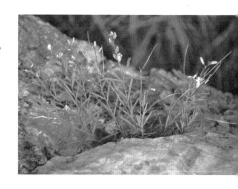

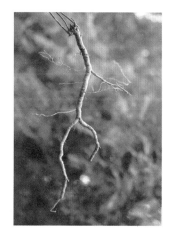

小草大根，中有硬心。厚厚的根皮叫远志肉。

[1] 诗经 [M]. 北京：长城出版社，1999:241.

[2] 唐慎微. 证类本草 [M]. 北京：华夏出版社，1993:172.

龙胆草

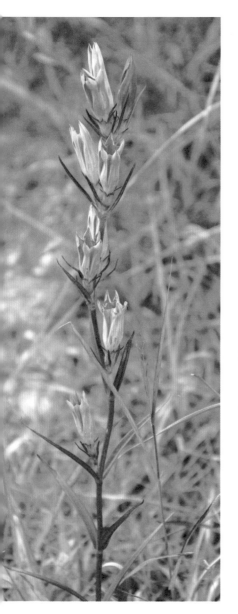

四月生叶，
似柳叶而细，
茎如小竹枝，
七月开花如牵牛花，
作铃铎形，
青碧色。

龙胆草：为龙胆科多年生草本植物条叶龙胆、龙胆和三花龙胆或坚龙胆的根和根茎。《本草图经》："宿根黄白色，下抽十余本，类牛膝。直上生苗，高尺余。四月生叶，似柳叶而细，茎如小竹枝，七月开花如牵牛花，作铃铎形，青碧色。冬后结子，苗便枯。"[1]中秋时节，秋风瑟瑟，树叶始择，百草微黄。而此时龙胆刚振铃铎，始吐蓝华。它就藏在深深的草丛中，未开之花，似铃铎，状如悬胆，其花青碧色，色亦如胆，故以胆名。胆样的花，胆汁样的味道，细叶亦苦苦的。挖出黄白色根，尝一口，更苦，不负胆名。

五脏皆有神，诸神皆有名，胆神名龙曜，故此草名龙胆，俗呼草龙胆。

《神农本草经》："味苦，大寒。无毒。主骨间寒热，惊痫，邪气，续绝伤，定五脏，杀蛊毒。久服，益智不忘，轻身耐老。一名陵游。"《名医别录》："除胃中伏热，时气温热，热泄下痢，去肠中小虫，益肝胆气，止惊悸。"[2]

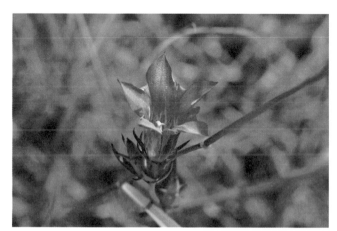

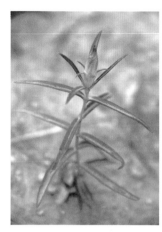

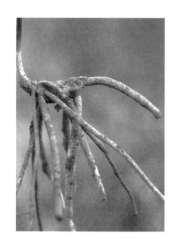

龙胆有胆象胆色胆气，入肝胆助肝胆之气，胆壮胆气充盈则邪气退让，故止惊悸，惊痫，邪气，杀蛊毒。胆气旺则定五脏，续绝伤，久服，益智不忘，轻身耐老。龙胆中秋花开，禀萧瑟清凉之气，"其味苦如胆汁，其性大寒，专清肝胆一切有余之邪火。"[3] 并除胃中伏热，时气温热，热泄下痢，去肠中小虫。

却道龙胆好个苦，花苦叶苦根更苦。

[1] 唐慎微.证类本草[M].北京：华夏出版社，1993:173.

[2] 唐慎微.证类本草[M].北京：华夏出版社，1993:173.

[3] 张秉成.本草便读[M].北京：学苑出版社，2011:37.

香蒲、蒲黄

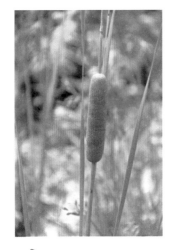

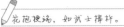
花抱梗端，如武士捧杵。

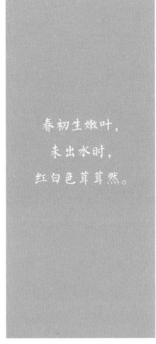
春初生嫩叶，
未出水时，
红白色茸茸然。

香蒲、蒲黄：香蒲为香蒲科水生草本植物东方香蒲、狭叶香蒲，或香蒲属其他植物的嫩芽，又名蒲蒻、蒲笋、蒲儿根。蒲黄为香蒲的花粉。《本草图经》："春初生嫩叶，未出水时，红白色茸茸然。《周礼》以为菹，谓其始生，取其中心入地大如匕柄白色（蒻），生啖之，甘脆。……至夏抽梗于丛叶中，花抱梗端，如武士捧杵，故俚俗谓蒲槌，亦谓蒲厘。花黄，即花中蕊屑也。细若金粉，当其欲开时，有便取之。"[1]香蒲丛生水际，常与芦苇相伴。春天蒲芽初发，挖蒲蒻，剥出其心，白白脆脆，甘甘美美，名曰蒲菜，可生啖，可成美羹。其叶柔，

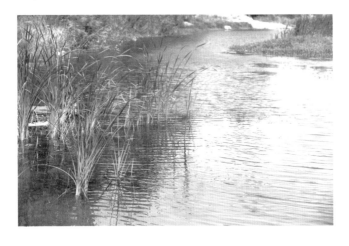

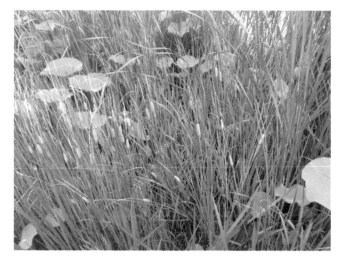

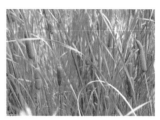

小河水浅，香蒲抱杵，莲生清香。

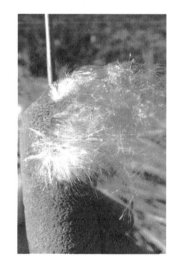

其气芬芳，其状如剑。长剑指碧空，挺挺丈余。蒲丛中，虾儿飞蹦，鱼儿浅翔，是水乡清凌凌的梦。蒲棒如武士抱杵，坚实沉重，但深秋后，就变得轻盈，杵头变成白色绒毛，大风吹也吹不尽，如漫天飞雪，又洒落水面。

《神农本草经》："香蒲：味甘，平。主五脏心下邪气，口中烂臭，坚齿，明目，聪耳。久服轻身耐老。""蒲黄：味甘，平。主心腹膀胱寒热，利小便，止血，消瘀血。久服，轻身益气力，延年神仙。"

香蒲叶形如剑，其气芬芳，故可辟邪恶秽气，而主五脏心下邪气，猝然心腹疼痛之类。辟邪气即益正气，生于水中而利湿去沉重，故轻身益气力耐老。气香辟秽，香口齿，治口中臭烂，坚齿。其气清芬，醒神利窍，则明目聪耳。清芬之气，长剑之形，可决壅结，通心腹膀胱结滞。"入膀胱利小便者，生长水中故能利水。止血消瘀者，即后人生用破血，炒黑止血之义。"[2] 香蒲之用，取其形、其气、其所生之地。

[1] 唐慎微.证类本草[M].北京：华夏出版社，1993:194.

[2] 浙江省中医药管理局编.张山雷医集[M].北京：人民卫生出版社，1995:266.

藕

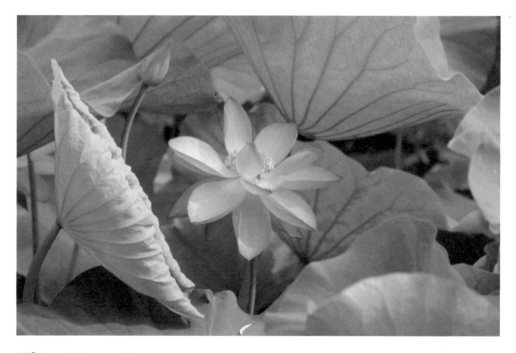

出淤泥而不染，濯清涟而不妖。香远益清，亭亭净植。

五月莲舟苎浦头，
长花大叶插中流。

藕：为睡莲科多年生水生草本植物莲的根状茎。莲生水中，花苞似炬，大叶似伞。徐渭言："五月莲舟苎浦头，长花大叶插中流。"莲根曰藕，古人认为藕之节生二茎，一为叶，一为花，花叶常偶生，不偶不生，故根曰藕。

《名医别录》:"热渴,散血,生肌。久服令人心欢。"

《日华子》:"开胃消食,除烦止闷,口干渴疾。止怒,令人喜。破产后血闷,生研服亦不妨。捣罯金疮并伤折,止暴痛。"

或曰藕善耕泥,如竹之行鞭,故从"耦",耦者耕也。元袁桷:"莲根涨新圩,蒲芽护荒坻(chí)。"莲根蒲芽都善于泥里穿行。南浦升绿伞,莲腮濯清漪。《爱莲说》的禅意,道不尽莲之可爱。

《名医别录》:"热渴,散血,生肌。久服令人心欢。"[1]《日华子》:"开胃消食,除烦止闷,口干渴疾。止怒,令人喜。破产后血闷,生研服亦不妨。捣罯金疮并伤折,止暴痛。"[2]又解射罔毒、蟹毒。

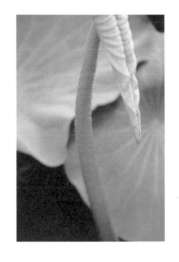

藕甘而多汁,性寒凉,故治热渴口干,解射罔毒、

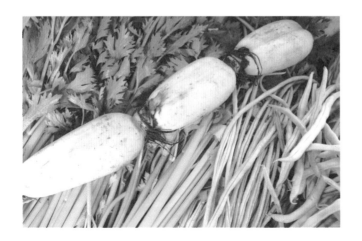

莲根善于泥里穿行,耕泥行鞭。

71

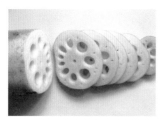

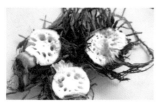

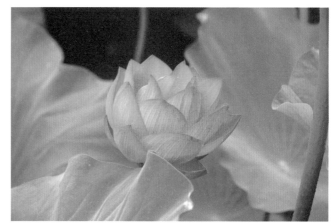

蟹毒。藕善耕泥，如竹鞭在地下穿行，故其性穿凿，且藕多孔通透，通心窍令人心欢，止怒，除闷止烦。藕切片久置或烫过，颜色暗红，所谓藕荷色，接近紫色。红得发紫，红紫同类，故入血分而活血，破产后血闷。外用亦可活血止痛，捣罨金疮并伤折，止暴痛。

藕节：嚼之味涩。涩，平，无毒。甄权："节捣汁，主吐血不止，口鼻并皆治之。"[2]《大明本草》："消瘀血，解热毒。产后血闷。"[3]李时珍："能止咳血唾血，血淋溺血，下血血痢血崩。"[3]藕节亦多汁，清热解毒活血之功，与藕同，消瘀血，解热毒，产后血闷。节者束也，其味涩，又入血分收敛止血，能止咳血唾血，血淋溺血，下血血痢血崩。

荷叶（梗）：止渴，落胞破血，治产后口干，心肺

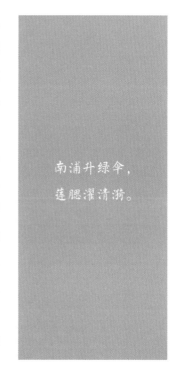

南浦升绿伞，
莲腮濯清漪。

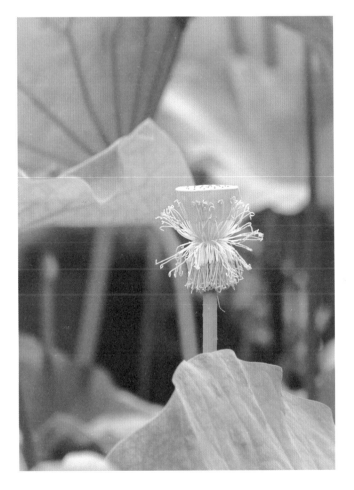

燥烦。治血胀腹痛，产后胎衣不下，酒煮服之。荷叶与藕同性，清热生津止渴，活血散瘀，因叶敷如伞，形如胎盘，又治胞衣不下，能落胞破血。

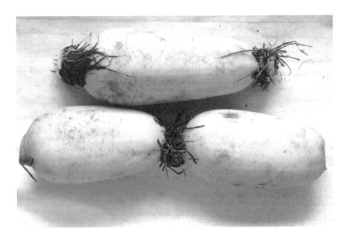

[1] 唐慎微.证类本草 [M].北京：华夏出版社，1993:551.

[2] 唐慎微.证类本草 [M].北京：华夏出版社，1993:552.

[3] 李时珍.本草纲目 [M].北京：人民卫生出版社，2002:1897.

芡实

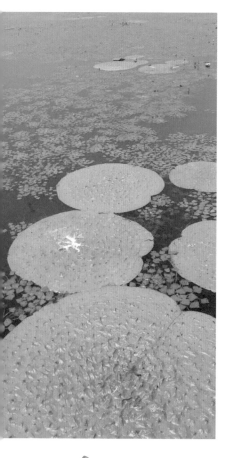

五六月生紫花，
花开向日结苞，
外有青刺，
如猬刺及栗梂之形。
花在苞顶，
亦如鸡喙及猬喙。

硕大的芡叶浮于水面，如同一领领生刺的大席。

芡实：为睡莲科一年生水生草本植物芡的成熟种仁。又名芡米、鸡头、鸡雍、雁喙、雁头、鸿头、水硫黄。李时珍言："芡茎三月生叶贴水，大于荷叶，皱纹如縠（hú），蹙（cù）衄如沸，面青背紫，茎叶皆有刺，其茎长至丈余，中亦有孔有丝，嫩者剥皮可食。五六月生紫花，花开向日结苞，外有青刺，如猬刺及栗梂之形。花在苞顶，亦如鸡喙及猬喙。"[1]

芡叶先生，贴于水面，形如荷叶，上有皱纹如同绉纱一般，看它收缩而生刺的形状，就像沸水上窜，叶子背面色紫，网格均匀别致。茎如莲茎亦生刺，嫩茎可成佳肴，清香嫩脆。五六月，花亭如箭穿破其叶，生出花苞如栗梂，花在苞顶如喙，宛若鸟头，故得鸡头、雁头、鸿头之名。芡浑身生刺，大有风芒之象。

《神农本草经》:"味甘,平。主湿痹,腰脊膝痛,补中除暴疾,益精气,强志,令耳目聪明。久服,轻身不饥,耐老神仙。一名雁啄实。"陶弘景言:"仙方取此并莲实合饵,能令小儿不长,正尔,食之亦当益人。"[2]

此是长生药,与小儿食不能长大,故驻颜。令小儿不长,即含不老之义。《本草图经》:"服饵家取其实并中子,捣烂曝干,再捣下筛,熬金樱子煎和丸服之,云补下益人,谓之水陆丹。"[3] 全株生刺有风象,用包括种子在内的果实,与全株有刺的金樱子为伍,共成轻举腾飞之义。金樱子又名山鸡头子,茎有刺,夏秋结实,亦有刺,黄赤色,形似小石榴。服食家用和鸡头实作水陆丹,益气补真甚佳。金樱子满布芒刺,形如芡实,故又名山鸡头。方术、服食家从两者浑身生刺之象,类比于风之芒刺,如飞廉般可轻举飞升,故芡实补中除暴疾,益精气,强志,令耳目聪明。久服,轻身不饥,耐老神仙。主湿痹,腰脊膝痛之类重着行动不便之疾,亦与生于水中而却湿有关。剥开如莲子般的芡子,就是芡实、鸡头米,芡仁味甘。其子皮入口极涩,咀嚼后嘴里也发涩。芒刺又为涩象,神仙色彩退却后,又援其涩味论药。芡实米虽味甘,但其功用取象于浑身生刺的风芒之象和涩味,及其水生环境。李时珍言:"气味甘平,涩,无毒。止渴益肾,治小便不禁,遗精白浊带下。"[4] 此处之"涩",指象之涩、果皮味涩。入下焦,收敛下焦,又有以子补肾之说。

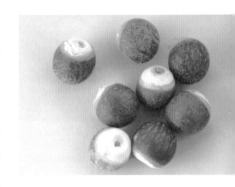

芡米色赤顶白,如小小小红鼓,味甘美。

---

[1] 李时珍. 本草纲目 [M]. 北京:人民卫生出版社,2002:1903.

[2] 唐慎微. 证类本草 [M]. 北京:华夏出版社,1993:559.

[3] 唐慎微. 证类本草 [M]. 北京:华夏出版社,1993:559.

[4] 李时珍. 本草纲目 [M]. 北京:人民卫生出版社,2002:1904.

水萍

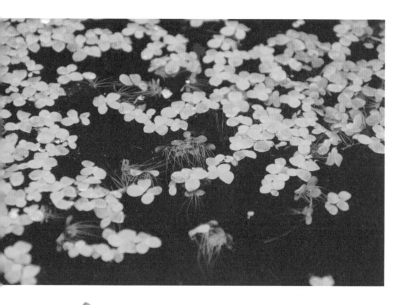

紫萍面青色，背紫赤如血，根短如白须，入药良。

萍藻泛滥浮，
澹澹随风倾。

水萍：为浮萍科多年生漂浮草本植物紫萍的全株。李时珍言："浮萍处处池泽止水中甚多，季春始生，或云杨花所化。一叶经宿即生数叶，叶下有微须，即其根也。一种背面紫绿者；一种面青背紫赤如血者，谓之紫萍，入药为良。"[1]杨花逐东风，漫天飞舞，如白雪般散落水面后，浮萍始生，故古人认为浮萍为杨花所生。浮萍叶下有根，如同白须，虽生根无处着落，树根于水，随风逐浪，行止无定。曹丕："萍藻泛滥浮，澹澹随风倾。"浮于水上，体轻气浮，生长迅速。

《神农本草经》："味辛，寒。主暴热，身痒，下水气，胜酒，长须发，止消渴。久服轻身。一名水花。"

萍生水中得水之气，故能除暴热；酒为热毒，水萍能除热，故能胜酒解酒毒；消渴引饮，得水气之助以解；

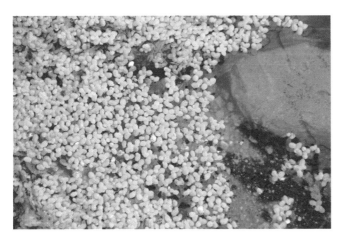

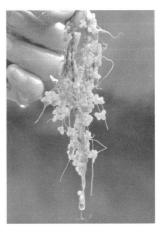

水萍浮于水上，体轻气浮，故主体表皮肤之痒；水萍入水不濡，故能却水；水萍叶浮于水面，而须根成缕如毛发，故能长须发；久服得水萍轻浮之气，故轻身。《神农本草经百种录》："水萍生于水中而能出水上，且其叶入水不濡，是其性能敌水者也，故凡水湿之病皆能治之。其根不著土而上浮水面，故又能益皮毛之疾。"[2] 浮萍之用，取其象、其性、其气、其生境，"总皆因其体浮，故能散风；因其气寒，故能胜热，因其产于水上，故能以水利水耳。"[3]

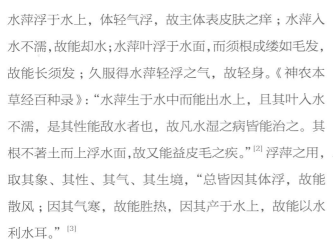

绿萍翠叶长根，随风飘荡于小河里。

[1] 李时珍.本草纲目[M].北京：人民卫生出版社，2002:1367.

[2] 徐大椿.神农本草经百种录[M].北京：学苑出版社，2011:56.

[3] 黄宫绣.本草求真[M].北京：中国中医药出版社，1999:171.

莕菜

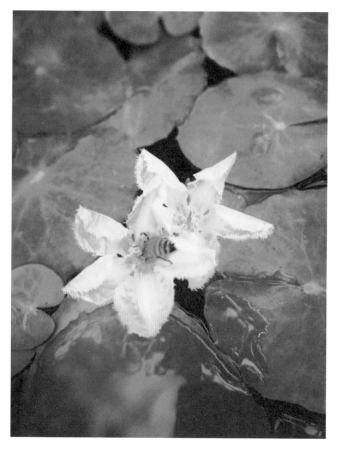

莕菜丛生水中，
叶圆色紫赤，
径寸余，
浮水面。

百草园里的莕菜，花开金黄色，像南瓜花。

莕菜：为龙胆科多年生水生草本植物莕菜的全草。又名水葵、水镜草、金莲子、靥子菜、接余。李时珍："其性滑似葵，其叶颇似杏，故曰葵曰莕。《诗经》曰荇。"[1] 参差荇菜，左右流之；参差荇菜，左右采之；参差荇菜，左右芼之。莕菜丛生水中，叶圆色紫赤，径寸余，浮水

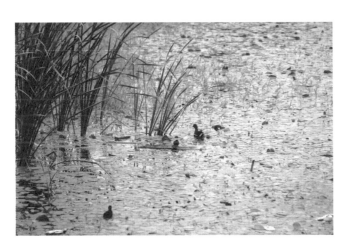

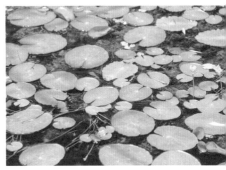

长清头河里，香蒲成荫，荇菜做床，水鸟在此安家。

面。茎白，根在水底，甚长，花黄色。

《唐本草》："凫葵：味甘，冷，无毒。主消渴，去热淋，利小便。生水中，即荇菜也。一名接余。"[2]

因其甘冷，可清热解消渴。因其冷滑，生水中，可通利养窍，利小便，去热淋。除内服外，捣敷，亦可清热解毒，用于诸肿毒痈疽，火丹游肿，毒蛇螫伤。

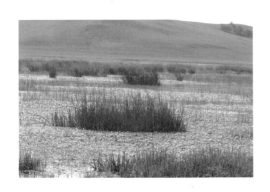

[1] 李时珍.本草纲目[M].北京：人民卫生出版社，2002:1371.

[2] 唐慎微.证类本草[M].北京：华夏出版社，1993:270.

泽泻

泽泻：为泽泻科多年生沼泽植物泽泻的块茎。泽泻在浅水中，春生苗，叶似牛舌，独茎而长，秋时开白花，作丛似谷精草。根圆如芋，多硬毛。又名藚（xù）。《诗经·汾沮洳》："彼汾一曲，言采其藚。彼其之子，美如玉。"[1]

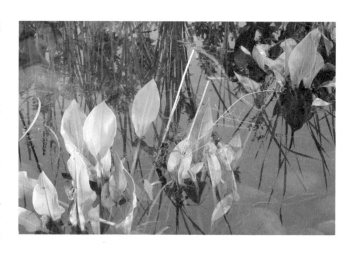

泽泻可食可药，水中采泽泻的少年美如玉。泽泻花葶，一茎直上，花开色白，美若繁星。泽泻根生有长毛，如人披发，如鸟展翼，飘飘然。切开块茎，其中色白，并有乳汁渗出，前味稍甘，回味满口辛味，棘唇棘舌，蒸熟食之，仍味甘而辛。

《神农本草经》："味甘，寒。主风寒湿痹，乳难，消水，养五脏，益气力，肥健。久服，耳目聪明，不饥，延年，轻身，面生光，能行水上。一名水泻，一名芒芋，一名鹄泻。"《名医别录》："咸，无毒。补虚损五劳，除五脏痞满，起阴气，止泄精、消渴、淋沥，逐膀胱三焦停水。叶，主大风，乳汁不出，产难，强阴气，久服轻身。"[2]

古人将泽泻称为水精，水为万物之原，人身之本，故水精补虚损五劳，养五脏，益气力，肥健，久服，耳目聪明，不饥，延年。泽泻补肾强阴气，能止肾虚泄精、

彼汾一曲，
言采其藚。
彼其之子，
美如玉。

《神农本草经》："味甘，寒。主风寒湿痹，乳难，消水，养五脏，益气力，肥健。久服，耳目聪明，不饥，延年，轻身，面生光，能行水上。一名水泻，一名芒芋，一名鹄泻。"

消渴、淋沥。泽泻生于水中而能行水，故消水，逐膀胱三焦停水。味辛其性通利，故主生产困难，乳汁不出（取象有乳汁流出），因其行水利湿，又性通利，故治风寒湿痹。块茎生长根如毛发，若鹄垂翼，故名鹄泻；其长毛又如芒刺，故名芒芋。垂翼如飞，芒刺若风，有轻飞之象。《本草问答》曰："凡有芒角与毛，皆感风气。"[3]因而为风药，故主大风。风性轻举，故轻身，面生光，能行水上。正如《抱朴子·杂应》："若初入山林，体未全实者，宜以云珠粉、百华醴、玄子汤洗脚，及虎胆丸、朱明酒、天雄鹤脂丸、飞廉煎、秋芒、车前、泽泻散，用之旬日，不但涉远不极，乃更令人行疾，可三倍于常也。"[4]《素问》泽泻与风药术同用治酒风，症见身热解堕，汗出如浴，恶风少气。其功效以行水气而使之升腾。《本草求原》："泽泻：胃得水精以化气，则消水，不饥，肥健。心肺得水精化气，而气力两益。肝得水精化气，而目明。肾得水精化气，则湿不扰精，而淋止、耳聪、精固。脾湿去则肿胀泄痢除。且形得水精之气而体轻，色得水精之气而面光泽，一生得水精之气而延年。"[5]因其长于行水，服泽泻未有不小便多者，后世认为利水则伤阴，故补养之功被搁置。

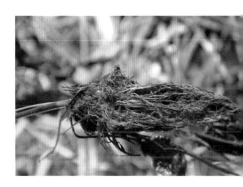

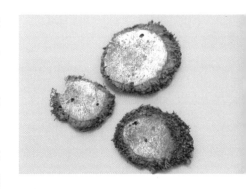

新鲜的泽泻片，有乳汁溢出。

[1] 诗经 [M].北京：长城出版社，1999:169.

[2] 唐慎微.证类本草 [M].北京：华夏出版社，1993:171.

[3] 唐容川.本草问答 [M].北京：学苑出版社，2012:33.

[4] 葛洪.抱朴子 [M].北京：中华书局，1996:274.

[5] 朱晓光.岭南本草古籍三种 [M].北京：中国医药科技出版社，1999:190.

狗脊

狗脊：为蚌壳蕨科多年生草本植物金毛狗脊的根状茎。狗脊根黑色，三四寸长，两指许粗，苗尖细碎，青色，高尺许，无花。其茎叶似贯众而细，其根长而多歧，似狗脊骨，

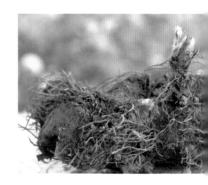

故名。根表面深棕色，质坚硬，不易折断，无臭，味淡，微涩。

《神农本草经》："味苦，平。主腰背强，关机缓急，周痹寒湿膝痛，颇利老人。一名百枝。"

根长而多歧，名百枝。形似狗脊而坚固，故入关节筋骨，使之坚强，凡邪在筋骨关节，皆能治之，故主腰背强，关机缓急，周痹寒湿膝痛。老人精血衰少，筋骨关节多有不利，故此药尤宜。《名医别录》："甘，微温，无毒。疗失溺不节，男子脚弱腰痛，风邪淋露，少气，目暗，坚脊利俯仰，女子伤中，关节重。一名强膂，一名扶筋。"[1] 强膂、

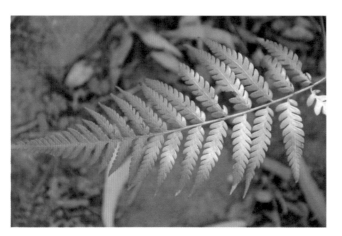

其茎叶似贯众而细，其根长而多歧，似狗脊骨，故名。

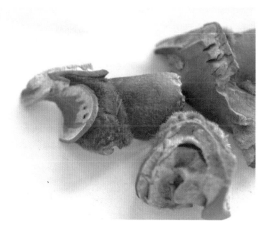

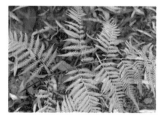

百草园里的狗脊，苗小很大。

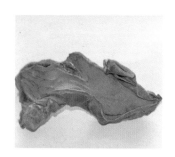

扶筋均以功效名，强膂、扶筋即补益，男子少气、女子伤中在其中，壮筋骨则补肝肾，肝开窍于目，肾主封藏，故疗失溺不节，风邪淋露，目暗。《神农本草经百种录》："此以形为治。狗脊遍体生毛而多节，颇似狗之脊。诸兽之中，惟狗狡捷，而此药似之，故能入筋骨机关之际，去其凝滞寒湿之气，而使之强健利捷也。形同而性亦近，物理盖可推矣。"[2]

[1] 唐慎微 . 证类本草 [M]. 北京：华夏出版社，1993:231.

[2] 徐大椿 . 神农本草经百种录 [M]. 北京：学苑出版社，2011:55.

骨碎补

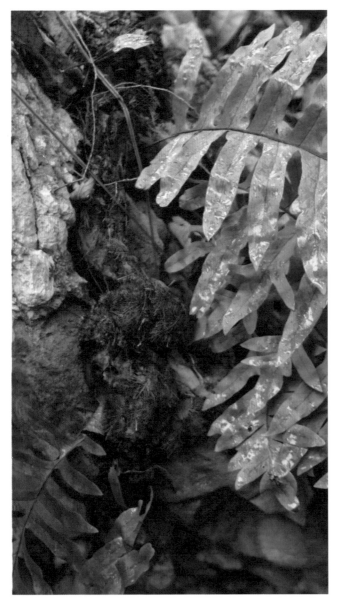

骨碎补：为水龙骨科多年生附生蕨类植物槲蕨的根茎。又名猴姜、猢狲姜、石毛姜。南国阴雨里，常见它毛茸茸扁扁的附于岩石上，匍匐生长，好像把石头包裹起来；农家屋前屋后的树上，它就像绿

根著树石上，
有毛，叶如菴闾。

色的龙攀附树干。毛茸茸
的块茎，实为蓬松的棕色
鳞片及短毛，去掉鳞片和
毛，根状茎白色，有姜之
状，故有诸姜之名。带回
百草园，绑种在木板上，
每日洒水作雨，在湿湿的
棚里，竟然活了。

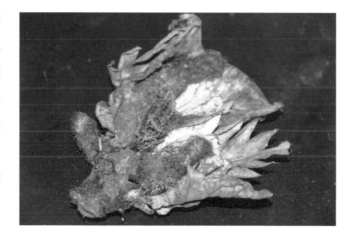

　　《开宝本草》："味苦，
温，无毒。主破血，止血，补伤折。生江南。根著树石
上，有毛，叶如菴𦳝，江西人呼为猢狲姜。一名石菴𦳝，
一名骨碎布。"[1]

　　槲蕨匍匐石上或螺旋攀援于树上，宽大如布得"布"
之名（骨碎布），包树裹石，有包裹紧致之性，故补绝伤，
破血止血。浑身生毛，故长毛发。毛为风象，并除风气。《本
草便读》："一名毛姜。入肾补虚，肾主骨，故名。其苦
温之性，又能破瘀血，续绝伤。所以治风气者，亦因肾
虚痹着于骨也。浸水刷头，能长发。"[2]

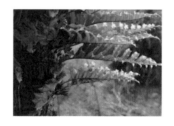

槲蕨根着树石之上，从重庆来。

[1] 卢多逊，李昉等.开宝本草[M].合肥：安徽科学技术出版社，1998:251.

[2] 张秉成.本草便读[M].北京：学苑出版社，2011:112.

续断

续断：为川续断科多年生草本植物川续断的根。其茎中空，茎叶苞片有刺，果实有刺如栗壳。根表面灰褐色或黄褐色，质软，气微香，味苦、微甜而后涩。鲜品用微火烘至半干，堆置发汗，则内部呈黑绿色。

《神农本草经》："味苦，微温。主伤寒，补不足，金疮痈伤，折跌，续筋骨，妇人乳难。久服益气力。一名龙豆，一名属折。"

徐大椿："此以形为治。续断有肉有筋，如人筋在肉中之象，而色带紫黑，为肝肾之色，故能补续筋骨。

其茎中空，
茎叶苞片有刺，
果实有刺如栗壳。

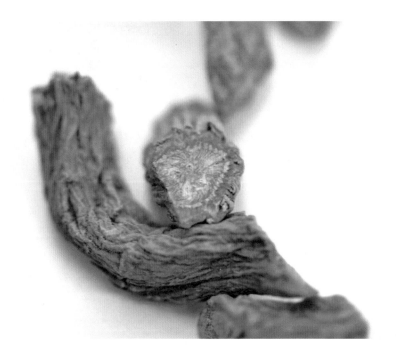

86

《神农本草经》："味苦，微温。主伤寒，补不足，金疮痈伤，折跌，续筋骨，妇人乳难。久服益气力。一名龙豆，一名属折。"

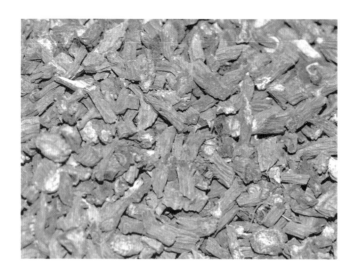

百草园里也有续断，山中采的日本续断，不入药。不若这川续断，有筋有肉，如筋在肉中。

又其性直下，故亦能降气以达下焦也。"[1] 肌肉筋骨有伤，皆能治之，故治金疮痈伤，折跌，续筋骨。因能强筋骨，故久服益气力。以上均为补伤损之不足，即《本经》之补不足。续断苦温能散寒，故主伤寒。其刺能通，其性能降，有通滞之功，故治妇人生产困难。《本草求原》："此以形治。因其枝茎根节有肉有筋，宛如经脉筋骨，色又紫带黑，专入肝肾。"[2] 因其补不足，久服益气力。肝者罢极之本，益肝肾以强筋骨则力健。

[1] 徐大椿. 神农本草经百种录 [M].
北京：学苑出版社，2011:28.
[2] 朱晓光. 岭南本草古籍三种 [M].
北京：中国医药科技出版社，
1999:177.

苎麻根

苎麻根: 为多年生草本或亚灌木苎麻的根。苎麻"本南方之物,近河南亦多艺之。"[1]《本草图经》:"今闽、蜀、江、浙多有之。其皮可以绩布。苗高七八尺,叶如楮叶,面青背白,有短毛。夏秋间着细穗青花。其根黄白而轻虚。"[2] 苎麻根,粗大,嚼之涎滑,北方各种野生苎麻根,细而味涩。本草文献中所说苎麻根为南方种植者。

《日华子》:"味甘,滑冷,无毒。治心膈热,胎漏下血,

苗高七八尺,
叶如楮叶,
面青背白,
有短毛。

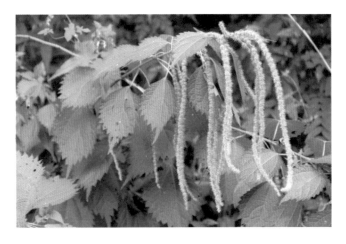

野生的苎麻,叶瘦很瘦。

产前后心烦闷,天行热疾,大渴大狂,服金石药人心热,署毒箭蛇虫咬。"[3]

毒箭即射罔,乌头附子天雄之类大热之品,虫蛇咬伤红肿热痛亦为热象。苎麻根为寒滑之品,治心膈热、胎热、天行热疾、金石生热。《本草求原》:"甘寒而滑,

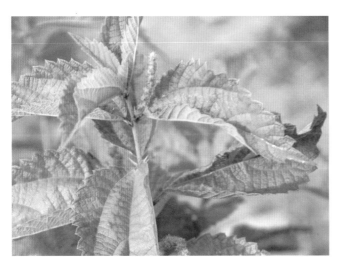
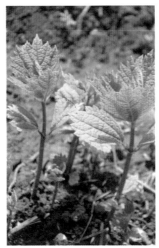

无毒。得水土气味，入心肾脾胃。大补阴，甘故也。而行血滞，泻热润燥，治天行热疾，大渴大狂，诸淋血淋，赤白丹毒，胎动胎漏尤效，痰喘，肛肿脱肛。"[4] 以滑养窍，又治痈疽发背，丹毒，五淋等毛窍尿窍之疾。

[1] 缪启愉，缪桂龙.农书译注 [M].济南：齐鲁书社，2009:355.

[2] 唐慎微.证类本草 [M].北京：华夏出版社，1993:315.

[3] 唐慎微.证类本草 [M].北京：华夏出版社，1993:315.

[4] 朱晓光.岭南本草古籍三种 [M].北京：中国医药科技出版社，1999:179.

木通

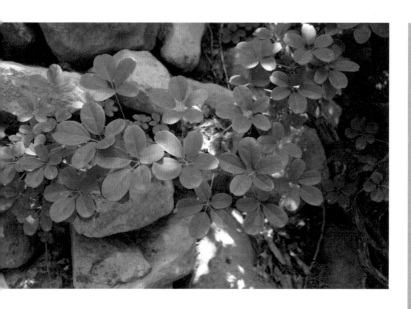

此物大者径三寸，每节有二三枝，枝头有五叶。其子长三四寸，核黑瓤白，食之甘美。

木通：为木通科植物木通的木质藤茎。《神农本草经》名通草，到底是树还是草？在胶东临海的山里，它一片片的，长藤蔓延，绕树而生，有三叶者，有五叶者。春天，叶间绽放三五成簇的紫色花朵，花落后结果如黄瓜，翠皮白瓤，味苦。苏敬："此物大者径三寸，每节有二三枝，枝头有五叶。其子长三四寸，核黑瓤白，食之甘美。"[1]

秋天到来，藤上黄瓜变成褐色，就像熟透的香蕉，自己炸开，其果实有"八月札"之名。萧瑟秋风里，它白瓤黑子，甘美无比。天地造化之功，如此神奇。藤在深山无人知，其茎有三四寸者。陶弘景："绕树藤生，汁白。茎有细孔，两头皆通。含一头吹之，则气出彼头者良。"剪断细藤，见皮下有细细孔，舔之，其味苦不堪言。

《神农本草经》："通草：主去恶虫，除脾胃寒热（脾疸），通利九窍血脉关节，令人不忘。"《名医别录》："疗脾疸，常欲眠，心烦哕，出音声，疗耳聋，散痈肿、诸结不消，及金疮恶疮，鼠瘘，踒折，鼻息肉，堕胎，去三虫。"[2]

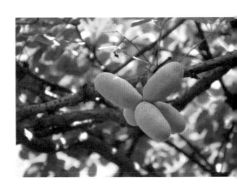

两者主治相似。其中脾疸表现常欲眠，心烦哕，脾胃寒热或许是脾疸的表现。常欲眠，有昏昏欲睡之义，心窍蒙蔽的表现，或曰湿浊上泛，木通开心窍，疗脾疸，令人不忘。木通性通，通利九窍血脉关节，故出音声，疗耳聋。通则散结，散痈肿、诸结不消。通血脉，疗血脉不通之金疮恶疮，鼠瘘，踒折。治鼻窍不通之鼻息肉。胎气亦为结，其通利之性又可堕胎。湿生虫，通利祛湿即可去虫。后来应用更广，《日华了》。"木通．

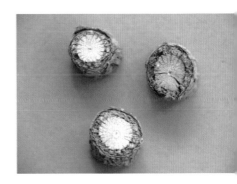

安心除烦，止渴退热，治健忘，明耳目，治鼻塞，通小肠下水，破积聚血块，排脓，治疮疖，止痛，催生下胞，女人血闭，月候不匀，天行时疾，头痛目眩，羸劣，乳结及下乳。"[3] 木通之用，在其中空能通，以形为治。如李时珍言："上能通心清肺，治头痛，利九窍，下能泄湿热，利小便，通大肠，治遍身拘痛。"[4] 木通果实名八月札（柞）。陈藏器："子，味甘，利大小便，宣通去烦热，食之令人心宽，止渴下气。"[5] 木通果实，形如黄瓜、香蕉，又名山黄瓜、野香蕉。先绿后黄，熟则成黑褐色，果皮炸开，露出白瓤黑子。果瓤青苦熟甜而多汁。因其甘而多汁，故止渴，去烦热。有开裂与通利之性，故令人心宽，宣通下气，利大小便。

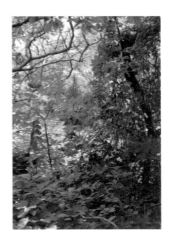

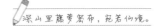
深山里藤萝密布，宛若仙境。

[1] 唐慎微 . 证类本草 [M]. 北京：华夏出版社，1993:222.
[2] 唐慎微 . 证类本草 [M]. 北京：华夏出版社，1993:222.
[3] 唐慎微 . 证类本草 [M]. 北京：华夏出版社，1993:222.
[4] 李时珍 . 本草纲目 [M]. 北京：人民卫生出版社，2002:1317.
[5] 唐慎微 . 证类本草 [M]. 北京：华夏出版社，1993:223.

车前子

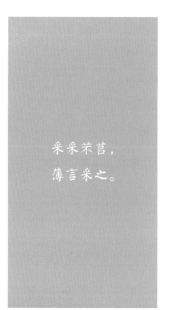

糁食子，妇人好之。平原绣野，歌之咏之。

采采芣苢，
薄言采之。

车前子：为车前科多年生草本植物车前或平车前的成熟种子。车前又名当道、牛遗、车轱辘菜、车轮菜、蛤蟆草、牛耳朵草、猪耳草。车前好生路中道旁，有牛马车轮踏之碾之，故得当道、牛遗、车轱辘菜、车轮菜诸名。春初生苗，绿叶布地如匙子，年久者，长尺许，如牛耳猪耳，故名牛耳朵草、猪耳草。其叶大铺地，低矮成荫，蛤蟆喜欢躲于此草下，又名蛤蟆草。春初生嫩叶，柔滑甘美，可成美羹，故"采采芣苢（fú yǐ），薄言采之。"夏天刚至，车前便中抽数茎，作穗如鼠尾，开细花青而微赤，花茂子繁，其子色正黑明亮，如细小葶苈。

《神农本草经》："味甘，寒。主气癃，止痛，利水道小便，除湿痹。久服，轻身耐老。"《名医别录》："男子伤中，女子淋沥，不欲食，养肺，强阴益精，令人有子。明目疗赤痛。"[1]

车前子性滑，为滑利之药。生时并无滑象，水煮则成涎滑的汤液。入煎

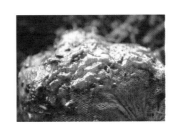

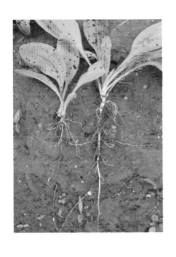

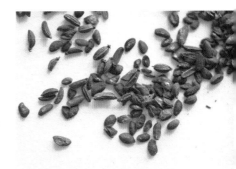

剂时，要用布包，在种子煮熟后，纱布外边附有一层涎滑的液体，用手不易捏住它。以滑养窍，故利水道，而治气癃止痛，治男子伤中，女子淋漓；利水道，去湿邪，除湿痹；湿去则身轻，故言久服轻身。其滑利养窍之性尚可疗热痢脓血，治难产并横逆不出。植物结子，如人有子，车前子繁而色黑，入下焦，补肝肾，强阴益精，治男妇久不生育。植物之子结实明亮者，多能明目，且目为肝窍，故治劳欲过度，肝肾空虚，眼目昏蒙；其滑利养窍之性，又治暴赤时眼。车前草也有相同之气，也有滑性，能利诸窍，治大小便不通，尿血淋漓，热痢脓血，乳蛾喉痹等。

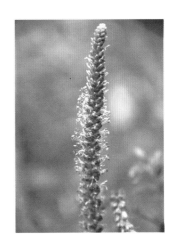

[1] 唐慎微.证类本草[M].北京：华夏出版社，1993:166.

急性子

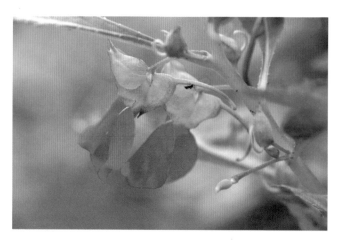

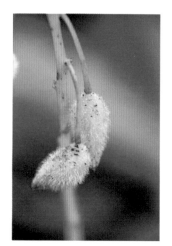

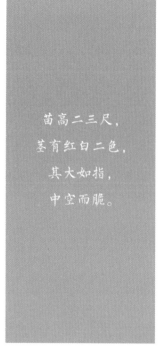

苗高二三尺，
茎有红白二色，
其大如指，
中空而脆。

我是暴脾气急性子，勿碰我，一碰就炸。

急性子：为凤仙花科一年生草本植物凤仙花的成熟种子。又名金凤子、凤仙子、指甲草子、指甲桃子、小桃红、勿碰我。李时珍："苗高二三尺，茎有红白二色，其大如指，中空而脆。叶长而尖，似桃柳叶而有锯齿。桠间开花，或黄或白，或红或紫，或碧或杂色，亦自变异，状如飞禽，自夏初至秋尽，开谢相续。结实累然，大如樱桃，其形微长，色如毛桃，生青熟黄，犯之即自裂，皮卷如拳，苞中有子似萝卜子而小，褐色。"[1]凤仙花头翅尾足俱翘翘然，形如飞凤，虽有红白紫粉诸色，总名金凤，又名凤仙。果实如毛桃，故名小桃。果实成熟后，稍

94

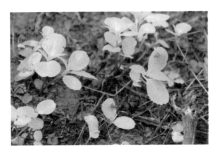

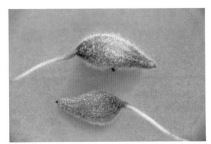

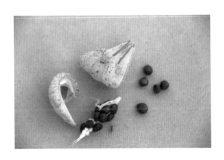

有触动即骤然崩裂，种子四散，其性急速，故名急性子。在自给自足的悠闲岁月里，凤仙花用来染指甲，宫粉花（粉花子、紫茉莉）子里面的果仁用来做粉，今日虽不再用这样的土产品，它们依然开在农家的门里门外。指甲花和白矾一起捣烂，晚间敷在指甲上，用凤仙叶包扎好，晨起指甲已染色，初染色淡，连染三五次，变得又艳又亮，如胭脂般而不易褪色。此草不生虫蠹，蜂蝶亦不近，故能杀虫止痒，俗语"指甲花染指甲防灰指甲"。

《本草纲目》："子：微苦，温，有小毒。主治产难，积块噎膈，下骨鲠，透骨通窍。"[2]

果实原为块垒，熟则急速崩散，知其性急速，具释块垒之力。又庖丁煮肉，放入两三粒，肉即烂，如煮肉放山楂同理，知其化坚软骨。"花：甘，滑，温，无毒。主治蛇伤，擂酒服即解。又治腰胁引痛不可忍者，研饼晒干为末，空心每酒服三钱，活血消积。"[3] 花叶无需口尝，捻之即涎滑，叶茎苦发鲁，花略有甘味。根、叶：苦，甘，辛，有小毒。主治鸡鱼骨鲠，误吞铜铁，杖扑肿痛，散血通经，软坚透骨。凤仙质滑且具崩散之性，故利窍主治难产，下骨鲠。通利脉道。散血消积止痛，化积块噎膈。

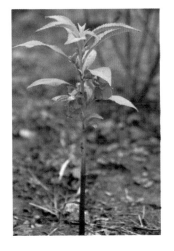

[1] 李时珍.本草纲目[M].北京：人民卫生出版社，2002:1209.

[2] 李时珍.本草纲目[M].北京：人民卫生出版社，2002:1210.

[3] 李时珍.本草纲目[M].北京：人民卫生出版社，2002:1210.

乌头

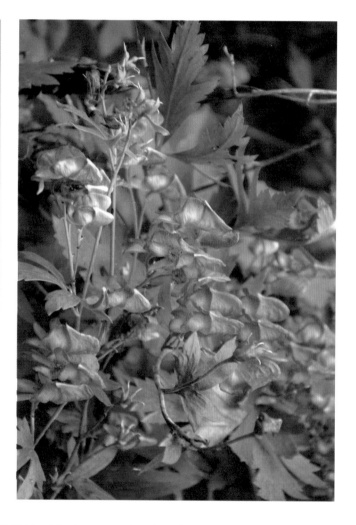

其苗高三四尺已来，
茎作四棱，
叶如艾，
花紫碧色，
作穗，实小，
紫黑色如桑椹。

乌头：为毛茛科乌头属植物，药用乌头的块根和叶子。乌头性火热，不畏严寒，山中冰雪尚存冻土未融之时，乌头已经发芽长叶，苍翠敷布。《本草图经》："其苗高三四尺已来，茎作四棱，叶如艾，花紫碧色，作穗，实小，紫黑色如桑椹。"[1]如若识得乌头，便觉得那紫碧色的花朵，犹如蕴毒含蛊的魔盒。接近它时最好屏住呼吸，以免吸入它的妖气，被它迷幻。其块根

名称繁多，如乌头、乌喙、天雄、附子、侧子等。本只
种附子一物，至成熟后有此四物。其根的繁殖状态就像
种芋头一样，种下母块繁殖子块。母块名乌头，子块名
附子、侧子，经年独生长大而不生附子、侧子者，名天
雄。块根暗黑褐色，倒置视之形似乌鸦之头，故谓之乌
头。大毒之品，藏气纳臭，乌头之大小根块、花叶均无
气味。胆大的，可以咀嚼其根，不过要尽快啐掉，它后
劲十足，之后长时间唇舌麻木，有热感。各形块根功用
相似，今并述之。

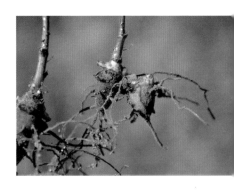

最早的医方马王堆《五十二病方》记述了西汉以前
的用药组方情况，多个疾病治疗用到附子、乌头。如一、
外用治疗外伤。二、外用治疗痈疽。三、外用治疗皮肤
病。四、丸服治疗痔疮肿痛、外伤。

马王堆《养生方》又将其作为补益药。一、为便近
内方（为顺利地进行房事）。二、除中益气（除，增加
之义。即补中益气）。三、治力（补益和增强身体精神、
筋力）。四、醪利中（内补之醪）。五、走（加强行走足力）。

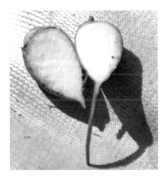

双古堆汉简《万物》服食乌喙以疾行善驱。一、服
乌喙百日，令人善驱也。二、乌喙与口，使马益走也。

出土于东汉早期墓的《武威汉简》。一、用乌头附
子驱风治伤寒。二、治久咳上气，声音嘶哑如雁。三、
用天雄治男子七伤，为阴寒、阴痿、阴衰、小便有余、
囊下湿痒、茎中痛、精自出。空居独怒，临事不起，死
玉门中，意常欲得妇人。四、外用治溃疡、灸疮。五、
膏药：治妇人膏药方、百病膏药方。

《神农本草经》："附子：味辛，温。主风寒咳逆，邪气，
温中，金疮，破癥坚，积聚血瘕，寒湿踒躄，拘挛膝痛，

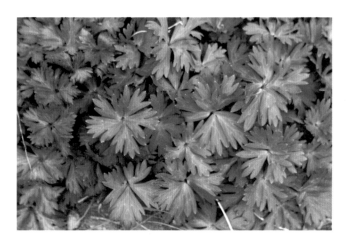

不能行步。""乌头：味辛，温。主中风恶风，洗洗出汗，除寒湿痹，咳逆上气，破积聚寒热。其汁煎之，名射罔，杀禽兽。一名奚毒，一名即子，一名乌喙。""天雄：味辛，温。主大风，寒湿痹，历节痛，拘挛缓急，破积聚邪气，金疮，强筋骨，轻身健行。"

三者同根，主治近似，不过止痛、兴阳、驱寒。《伤寒杂病论》亦用于散寒温阳，驱风止痛。《神农本草经》中所言风、大风，多指寒风，此处之风，即古人所认为的生于昆仑不周寒冽之风。

乌头形如日中之乌，其性如火，故古人认为乌头为日精。三者味辛，大热，有大毒。《神农本草经》列为下品，《本草纲目》列为毒草类。乌头自古来就作为箭毒使用，其汁煎之，名射罔，杀禽兽。陶隐居："捣笮取汁，日煎为射罔，猎人以敷箭，射禽兽，中人亦死，宜速解之。"[6] 药用三者也易中毒，《伤寒杂病论》中服白术附子汤，分温三服，一服觉身痹，半日许再服，三服都尽，其人如冒状。"冒"即眩晕、昏厥。

外用亦需谨慎。陈藏器："射罔本功外，主瘘疮，疮根结核，瘰疬，毒肿及蛇咬。先取药涂肉四畔，渐渐近疮，习习逐病至骨。疮有熟脓及黄水出，涂之；若无脓水，有生血，及新伤肉破，即不可涂，立杀人。亦如杀走兽，敷箭簇射之，十步倒也。"[7] 本质是治疗各种疾病引起的疼痛，破损有渗出者吸收毒性成分少，新伤肉破，涂之则如中射罔。叶像芹菜，与块根毒性相同，误食则迅速中毒。

中毒解救。乌头性大热，用寒凉药物，即可解其大热之毒。

事实上，乌头是我国古代的毒药与麻醉剂，箭毒与蒙汗药。站在这一角度跟容易理解乌头的作用。乌头的兴阳作用如同服用毒品一样，如《养生方》为顺利地进行房事、除中益气、补益和增强身体精神筋力、内补之醪、加强行走足力;《武威汉简》治男子七伤。乌头的麻醉止痛作用，无论外用或内服，用于身体各部位、各种原因引起的疼痛。其破癥坚积聚作用，更多的是指对癥坚积聚引起的疼痛的治疗作用。汉人用其做治妇人膏药方、百病膏药方，后世各种膏药止痛的主要成分也是它。乌头"为百药之长"（《太平御览》卷九九〇引《神农本草经》佚文），治疗各种疾病，又是春药和兴奋剂。

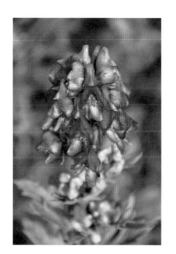

附子在今天仍作为万能药使用，有的医生很善于用附子，多种疾病用附子且见效很快。而比起汉代人对这种万能药的使用，今人逊色不少。

[1] 唐慎微.证类本草 [M].北京：华夏出版社，1993:280.

[2] 周一谋，萧佐桃.马王堆医书考注 [M].天津：天津科学技术出版社，1988:57.

[3] 周一谋，萧佐桃.马王堆医书考注 [M].天津：天津科学技术出版社，1988:199.

[4] 周一谋，萧佐桃.马王堆医书考注 [M].天津：天津科学技术出版社，1988:192.

[5] 周一谋，萧佐桃.马王堆医书考注 [M].天津：天津科学技术出版社，1988:162.

[6] 唐慎微.证类本草 [M].北京：华夏出版社，1993:277.

[7] 唐慎微.证类本草 [M].北京：华夏出版社，1993:277.

防风

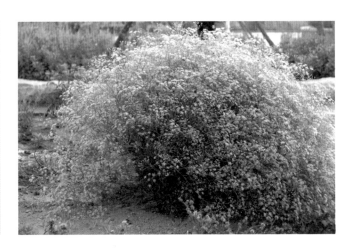

五月开细白花，
中心攒聚作大房，
似蒔萝花。
实似胡荽而大。

防风：为伞形科多年生草本植物防风的根。又名百枝、屏风。《本草图经》："根土黄色，与蜀葵根相类，茎叶俱青绿色，茎深而叶淡，似青蒿而短小。初时嫩紫，作菜茹，极爽口。五月开细白花，中心攒聚作大房，似蒔萝花。实似胡荽而大。"[1]其茎单一，二叉状分枝，叶柄长而扁，叶呈羽状分裂，质地较厚而坚韧，因而单支扁平若羽扇、屏风状，故又名屏风，可以挡风防风。其根如胡萝卜，嚼之甘甜，气香亦如胡萝卜。

《神农本草经》将其列为上品："味甘，温。主大风，头眩痛，恶风，风邪目盲无所见，风行周身，骨节疼痹，烦满。久服轻身。"《名医别录》："胁痛胁风，头面去来，四肢

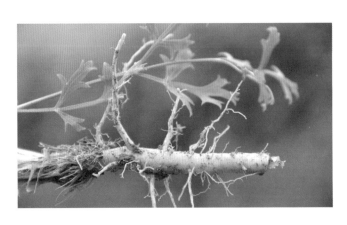

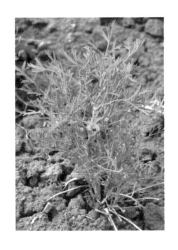

挛急，字乳金疮内痉。叶，主中风热汗出。"[2]

主治多为外风之病。古人所谓大风，即西北之地冬季刮来的寒风，今之寒邪。恶风即麻风病。风邪上受，则目无所见，风行周身，则骨节痛痹，头面去来，四肢挛急，烦满。风在胁，胁痛胁风。字乳即妇人生产，与金疮一样容易发痉动风，防风可治外风内风破伤风。风行周身，骨节疼痛，则四肢沉重，祛风止痛含有轻身之义，据此则久服轻身。《神农本草经》之外，汉代还有多家本草，如吴普引用的黄帝、岐伯、医和、扁鹊等，防风

还有其他功用，马王堆《养生方》用防风除中益气："□□、防风、□三等，界当三物，冶，三指撮后饭。""满冬、术、防风，各冶之等，并之□。"[3] 又用防风加强行走足力：组方有乌喙五、龙慨三，石韦、防风、伏菟各□。《武威汉简》用防风等热药治声哑如雁声；治男子七疾及七伤，七伤为阴寒、阴痿、阴衰、囊下湿而痒黄汁出辛痛、小便有余、茎中痛如淋状、精出。尚治空居独怒，临事不起，死玉门中等男性病。《神农本草经》之外的功效记述在《日华子》中："治三十六般风，男子一切劳劣，补中，益神，风赤眼，止泪及瘫痪，通利五脏关脉，五劳七伤，羸损，盗汗，心烦体重，能安神定志，匀气脉。"[4]

一年四季均有风，且春夏秋冬东南西北转圈地刮，春风长养万物，夏风化成，秋风萧杀，北风凛冽。在古代的生产生活环境下，人们最难熬的还是冬天。北风一吹天下寒，不能温饱的状态下，人最易生病。《灵枢·九宫八风》虽有避八方不时风之说，但起于西北昆仑的不周之风是致病的主要原因，为百病之长，所以早期的主大风之药，均为治寒风而设，防风位列其中。

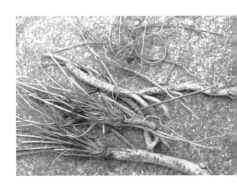

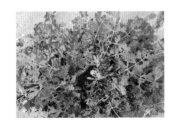

[1] 唐慎微.证类本草[M].北京：华夏出版社，1993:194.

[2] 唐慎微.证类本草[M].北京：华夏出版社，1993:193.

[3] 周一谋，萧佐桃.马王堆医书考注[M].天津：天津科学技术出版社，1988:286-287.

[4] 唐慎微.证类本草[M].北京：华夏出版社，1993:194.

飞廉

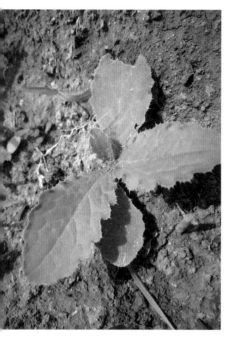

飞廉：为菊科二年生多刺草本植物。茎直立，有纵棱，棱有绿色间歇的三角形刺齿状羽翼，叶边缘有刺。飞廉的样子与人们对风的感受契合，古人将风神命名为句（gōu）芒。风神栖于风穴，凡风所出之处，皆曰风穴。《楚辞·九章·悲回风》："依风穴以自息兮。"[1]《淮南子·览冥》："羽翼弱水，暮宿风穴。"高诱注："风穴，北方寒风从地出也。"[2] 风穴乃西北昆仑寒冽之地，北风刮来，尤其冬天的风、不周之风，穿透衣服，如针扎锥刺，即所谓寒风刺骨，北风利如剑，风神之"芒"由此而来。大风刮起，飞尘扬沙，遇到障碍，则旋转飞扬，形成旋风，像钩一样。由此可见风句句曲曲的形象。风吹白云，卷卷舒舒，曲曲句句，风神之外形"句"由此而得。因此风有句、芒之象，其神名句芒。

楚地将风神称作风伯，"伯"即"霸"，老大之义。风伯，即风老大。楚人自古以鹿身雀头为风伯飞廉。此种植物全株生刺，茎生羽刺，如飞鸟之

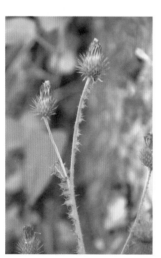

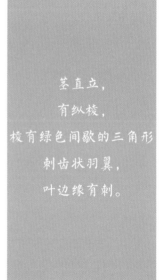

茎直立，有纵棱，棱有绿色间歇的三角形刺齿状羽翼，叶边缘有刺。

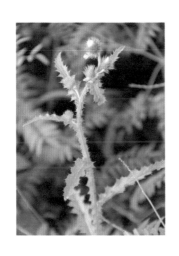

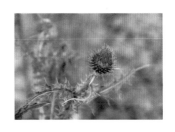

翼，有风之象，也叫飞廉。李时珍："飞廉，神禽之名也，其状鹿身豹纹，雀头蛇尾，有角，能致风气。此草附茎有皮如剑羽，复疗风疾，故有飞廉、飞雉、飞轻诸名。"[3] 此植物形似大蓟小蓟，花紫色。全株茎叶表面均生刺，附茎有羽状皮，像翅膀一样，近花处之茎同花一起卷曲成句。像风一样有芒有句。道家服其枝茎，可得长生。葛洪认为飞廉单服可轻身延寿，服飞廉煎，可远涉疾行，力倍于常。可谓得风之气，轻举若风。

《神农本草经》："味苦，平。主骨节热，胫重酸疼。久服，令人身轻。一名飞轻。"《名医别录》："头眩顶重，皮间邪风如蜂螫针刺，鱼子细起，热疮痈疽痔，湿痹，止风邪咳嗽，下乳汁。益气明目不老。"[4]

飞廉有风象，故为风药，疗头风眩晕，止风邪咳嗽。疗风邪所致的皮肤瘾疹瘙痒，即皮间邪风，如蜂螫针刺，鱼子细起。飞廉有芒刺，能开能通，故治热疮痈疽痔疮，下乳汁。人老则腿先老，少气力，肢体沉重，耳聋眼花，服飞廉可得风之气，身轻飘飘然，返老而还童。湿痹重着，骨节热，胫重酸疼，头眩顶重，这类沉重感觉的疾病，也因得飞廉之气而去除重着，霍然轻举。

[1] 楚辞 [M]. 贵阳：贵州人民出版社，1996:117.

[2] 二十二子 [M]. 上海：上海古籍出版社，1986:1232.

[3] 李时珍. 本草纲目 [M]. 北京：人民卫生出版社，2002:976.

[4] 唐慎微. 证类本草 [M]. 北京：华夏出版社，1993:200.

牛蒡子

牛蒡子：为菊科多年生草本植物牛蒡的成熟果实。春种一粒子，秋收万颗针。仲春时节，阳气升腾，百草园开始播种。一种名牛蒡者，种子细长，青黑有斑。期待中它萌生嫩芽，初生的叶子就肥硕可爱。李时珍："三月生苗，起茎高者三四尺。四月开花成丛，淡紫色。结实如枫梂而小，萼上细刺百十攒簇之，一梂有子数十颗。其根大者如臂，长者近尺，其色灰黪（cǎn）。"[1] 果然是棵苗长的苗子，它后生的叶子宽大厚实，绿毯样铺在地上。随后拔节而起，大叶长节，树一样疯长，比人还高。初夏，枝稍开花成丛，形色均像蓟菜，只是花小梂

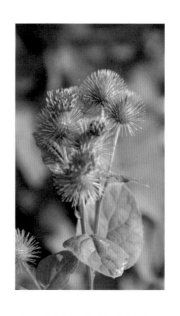

大，刺梂就像枫香树的果实。芒刺卷曲成钩，若从旁经过，刺梂牢牢粘在衣服上。看它个子高大，芒刺招摇的样子，让人厌恶，故有夜叉头、恶实之名。

《名医别录》："恶实：味辛，平。主明目，补中，除风伤。根、茎疗伤寒寒热汗出，中风面肿，消渴热中，逐水。久服轻

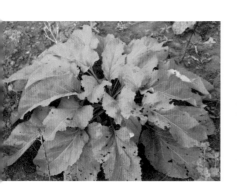

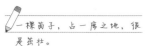

一棵苗子，占一席之地，很是霸扯。

四月开花成丛，
淡紫色。
结实如枫梂而小，
萼上细刺百十攒簇之，
一梂有子数十颗。

《名医别录》："恶实：味辛，平。

主明目，补中，除风伤。根、茎疗伤寒寒热汗出，中风面肿，消渴热中，逐水。久服轻身耐老。"

身耐老。"[2]

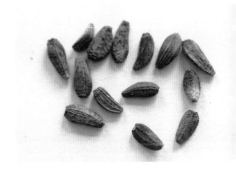

牛蒡多芒刺，为风象，可除风伤，治中风面肿。得风之气，久服，增气力，轻身耐老。

后世发挥，诸如治风毒肿，诸瘘。出痈疽头。通利小便，润肺散气，利咽膈，去皮肤风，通十二经。头痛连睛，悬痈喉痹，喉痹肿痛，便痈肿毒，风热瘾疹，历节肿痛，妇人吹乳，风水身肿，风龋牙痛等。亦因兼具句芒，故不外开通散风。即"因其实满体芒刺，如栗如茨，而其子又两端尖锐，故能宣散四达，通行经络。"[3]

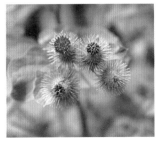

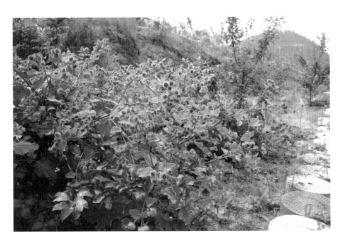

沂源县鲁山之南，神农药谷的牛蒡。

[1] 李时珍.本草纲目[M].北京：人民卫生出版社，2002:986.

[2] 唐慎微.证类本草[M].北京：华夏出版社，1993:245.

[3] 浙江省中医药管理局编.张山雷医集[M].北京：人民卫生出版社，1995:210.

蛇床子

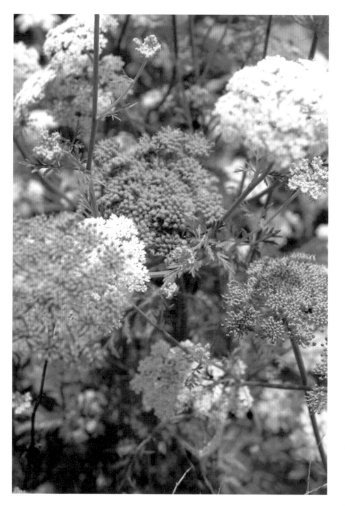

海边开花结实的蛇床。

四五月开花白色，
又似伞状。
子黄褐色如黍米，
至轻虚。

蛇床子：为伞形科一至二年生草本植物蛇床的果实。"生下湿地，三月生苗，高二三尺，叶青碎作丛似蒿枝，每枝上有花头百余，同结一窠似马芹菜。四五月开花白色，又似伞状。子黄褐色如黍米，至轻虚。"[1] 初生根苗如芎蒌，味辛香，嚼之辛辣麻舌。嚼根味如姜，嚼子味如椒，均辛辣而麻。当年之子生小苗，凌冬青翠。为辛热之药，西汉之前用作春药，同用的还有干姜、桂、巴豆等热药。《五十二病方》治痂："干痂：冶蛇床实，以牡鳦膏饍（调和），先刮痂溃，即傅而□□干。"[2]《养生方》用于激发女性情欲："约：取干姜、桂、要苕、蛇床，皆冶之，各等，以蜜若枣脂和丸，大如指端，裹以疏布，入中，热细（微微痒热）。"[3]用药巾促使阴茎勃起：用蛇床、桂、潘石等煮渍布巾，按摩身体，可"令肤急毋垂，又令男子足。"[4]《杂疗方》

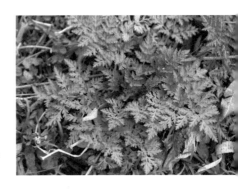

纳阴户中激发女子性欲："约：取巴菽三，蛇床二，桂、姜各一，皂荚四，皆冶，并合。以蜜若枣膏和丸之，大如薏苡，入前中。及为，为小囊裹，以衔前，知（有效）而出之。"[5]正如《名医别录》总结所言："温中下气，令妇人子脏热，男子阴强。好颜色，令人有子。一名蛇粟，一名虺床。"[6]蛇床生下湿地，故用于人体下部。

《神农本草经》："味苦，平。主妇人阴中肿痛，男子阴痿，湿痒，除痹气，利关节，癫痫，恶疮。久服轻身。一名蛇米。"

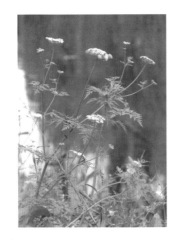

蛇床生下湿之地，其性辛热，故入下部，燥湿兴阳，治妇人阴肿痛，男子阴痿湿痒；蛇床除湿温通经脉，故治痹气，利关节。湿去痹除则身轻有力。湿痰蒙蔽心窍则生癫痫，湿毒聚集则生恶疮，燥湿兴阳温通，阴霾消则诸证去。《神农本草经百种录》："蛇床生阴湿卑下之地，而芬芳燥烈，不受阴湿之气，故入于人身，亦能于下焦湿气所归之处，逐其邪而补其正也。"[7]蛇床之用，取其芳香雄烈之气，取其辛辣之味，取其下湿之生境。

[1] 唐慎微.证类本草[M].北京：华夏出版社，1993:203.

[2] 周一谋，萧佐桃.马王堆医书考注[M].天津：天津科学技术出版社，1988:196.

[3] 周一谋，萧佐桃.马王堆医书考注[M].天津：天津科学技术出版社，1988:269.

[4] 周一谋，萧佐桃.马王堆医书考注[M].天津：天津科学技术出版社，1988:280.

[5] 周一谋，萧佐桃.马王堆医书考注[M].天津：天津科学技术出版社，1988:322.

[6] 唐慎微.证类本草[M].北京：华夏出版社，1993:203.

[7] 徐大椿.神农本草经百种录[M].北京：学苑出版社，2011:30.

马兜铃

马兜铃：为马兜铃科多年生落叶藤本植物北马兜铃和马兜铃的果实。百草萌芽，百草园的篱笆下，各种藤苗伸头探脑钻土而出，颤颤巍巍寻觅可攀附之处。山药的紫红色藤上已长出上丰下俭的绿叶，有的山药藤细叶薄，搓一下臭烘烘呢。原来这是马兜铃，它春生苗如藤蔓，叶如山药叶。六月一到，就开出黄紫花，像长长的喇叭被削掉了一块。花儿凋落后，长出六棱的细棒，这细棒像吹气球样慢慢鼓起来，棱角渐渐消失，鼓成一个大铃铛。从夏天到秋末，密密的藤上满是花儿、六棱细棒、小铃铛、大铃铛。十月以后，绿铃变成黑色，则果柄开裂，四系若囊，其中种子扁薄如榆荚。一个臭铃铛，其茎叶果实均熏臭难闻。寇宗奭："蔓生，附木而上。叶脱时，铃尚垂之，其状如马项铃，故得名。"[1] 古人曰马曰牛，多有"大"

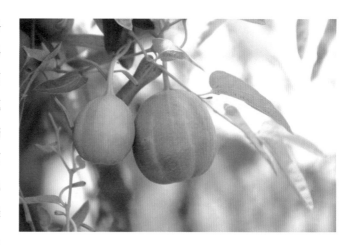

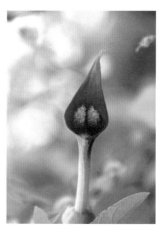

蔓生，附木而上。
叶脱时，铃尚垂之，
其状如马项铃，
故得名。

《开宝本草》:"味苦,寒,无毒。主肺热咳嗽,痰结喘促,血痔瘘疮。"

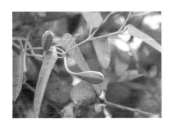

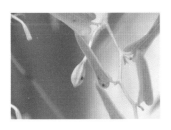

一个六棱小鼓槌,很快就胖得没了棱角。

义。马兜铃即大兜铃,果实生时为铃,熟则绽开,果柄开裂系于瓣上,而作兜状。

《开宝本草》:"味苦,寒,无毒。主肺热咳嗽,痰结喘促,血痔瘘疮。"[2]

马兜铃熟则开裂,轻虚而有肺之象,故入肺。"正以形质空虚,中虽有实而亦片片如纸,有若木蝴蝶之临风飞扬。"[3]而治肺实之证,肺热咳嗽,痰结喘促,及肺气上急,坐息不得,咳逆连连不止。虚能去实,轻能除重,亦治水肿大腹,肺气喘急。肺与大肠相表里,又其气熏臭,而入大肠去其重实,故治痔瘘肿痛。其用法《日华子》:"治痔瘘疮,以药于瓶中烧熏病处。"[4]

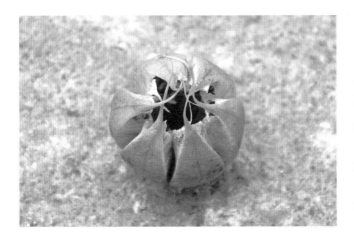

[1] 寇宗奭.本草衍义[M].北京:中国医药科技出版社,2012:50.

[2] 卢多逊、李昉等.开宝本草[M].合肥:安徽科学技术出版社,1998:251.

[3] 浙江省中医药管理局编.张山雷医集[M].北京:人民卫生出版社,1995:310.

[4] 唐慎微.证类本草[M].北京:华夏出版社,1993:318.

卷柏

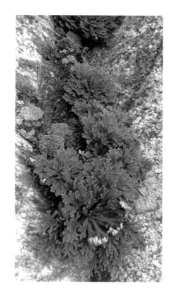

卷柏：为卷柏科多年生旱生植物卷柏的全草。初见卷柏，在蒙山山涧，湿湿的石壁上，卷柏苍翠舒展，其苗似柏叶而细碎，叶尖而生长芒，高三五寸，无花无子。草木枯黄时，石上卷柏拳挛如鸡足，枯黄色，状若死草，其宿根显露，紫色多须。一旦春雨滴落，枯黄卷曲的样子很快改变，渐渐变绿，慢慢打开，还魂样死而复生，得名长生不死草。

《神农本草经》："味辛，温。主五脏邪气，女子阴中寒热痛，癥瘕，血闭绝子。久服，轻身和颜色。一名万岁。"

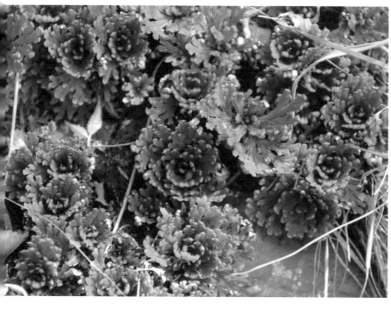

其苗似柏叶而细碎，
叶尖而生长芒，
高三五寸，
无花无子。

《神农本草经》："味辛，温。主五脏邪气，女子阴中寒热痛，癥瘕，血闭绝子。久服，轻身和颜色。一名万岁。"

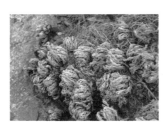

干瘪卷曲的模样，是假死。

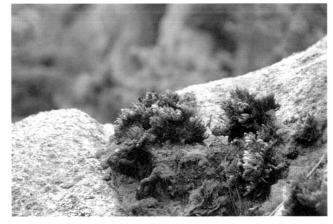

卷柏遇水则由枯变绿，由卷曲而伸展，状如翠柏，水枯则干燥而卷曲，年复一年，故名万岁，又名长生不死草，故主五脏邪气。而久服可轻身，使容颜不老，亦取生生不息之义。其根栖岩石，耐寒不死，春复发生，其性温而有生发之性，故治脏阴为阴邪所薄，及阳气不通之女子阴中寒热，癥瘕，血闭绝子。其根色紫，正如瘀血，与血闭癥瘕相应。

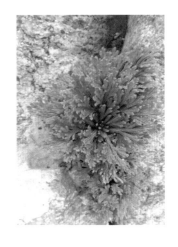

络石藤

络石藤：为夹竹桃科多年生藤本植物络石带叶的藤茎。又名络石、悬石、石鲮、石龙藤、白花藤、云花、云英、耐冬等。韩宝昇："生木石间，凌冬不凋，叶似细橘，蔓延木石之阴，茎节着处，即生根须，包罗石旁，花白子黑，今所在有，六七月采茎叶，日干。"[1] 络石于泰山山脉多见，生于山阴，或包络石上，或悬挂于崖壁，或攀援树上。因其包络木石，故有络石、悬石、石鲮、石龙藤诸名。茎叶坚韧，凌冬不凋，断之白汁出，得名耐冬。夏至，则白花绽放，花瓣旋转，宛若云霞，有白花藤、云花、云英之名。

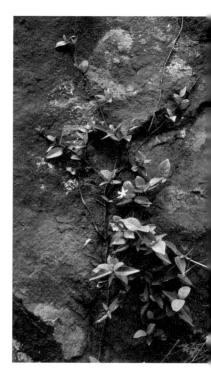

《神农本草经》："络石：味苦，温。主风热，死肌痈伤，口干舌焦，痈肿不消，喉舌肿，水浆不下。久服，轻身明目，润泽，好颜色，不老延年。一名石鲮。"《名医别录》："微寒，无毒。主大惊入腹，除邪气，养肾，主腰髋痛，坚筋骨，利关节。通神。一名石蹉，一名略石，一名明石，一名领石，一名

生木石间，
凌冬不凋，
叶似细橘，
蔓延木石之阴，
茎节着处，
即生根须。

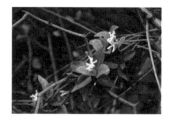

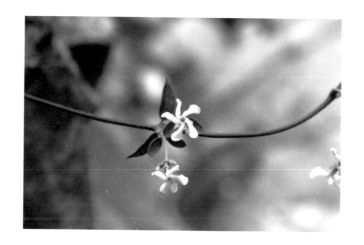

青藤翠叶，白英飞旋，束于
云髻，拄于膊颈，天然好饰物。

悬石。"[2]

　　络石生于山阴清凉之地，凌冬不凋，含白汁，其性
寒凉，故主风热，死肌痈伤，口干舌焦，痈肿不消，喉
舌肿，水浆不下。陈藏器曰"在石者良，在木者随木有
功。"[2]生石上者，禀石之坚硬气，不腐不朽，故久服
轻身明目，润泽，好颜色，不老延年。《名医别录》与《神
农本草经》思想相羽翼，石上不凋之品，除邪气，通神，
主大惊入腹，补肾。而主腰髋痛，坚筋骨，利关节，与
肾有关。"此物蔓生而甚坚韧，节节生根，故善走经脉，
通达肢节"[3]，故坚筋骨，舒筋活络利关节。络石之用，
取其所生之地，取其寒凉之性，取其藤蔓如筋之形。

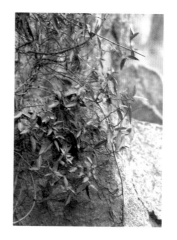

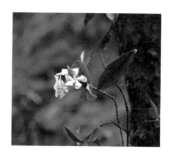

[1] 唐慎微.证类本草[M].北京：华夏出版社，1993:190.

[2] 唐慎微.证类本草[M].北京：华夏出版社，1993:189.

[3] 浙江省中医药管理局编.张山雷医集[M].北京：人民卫生出版社，1995:295.

蓍草

蓍草：为菊科多年生草本植物蓍的地上部分。俗称"羽衣草""阴阳草"，古人视其为神草。上古，人们用蓍草和龟甲占卜吉凶，方法是用蓍草揲（shé）卦，或烧灼龟甲从其裂纹判断吉凶。

占卜用龟甲与蓍草。《庄子·外物》："宋元君夜半而梦人被发窥阿门，曰：'予自宰路之渊，予为清江使河伯之所。渔者余且得予。'元君觉，使人占之。曰：'此神龟也。'君曰：'渔者有余且乎？'左右曰：'有。'君曰：'令余且会朝。'明日，余且朝。君曰：'渔何得？'对曰：'且之网得白龟焉，其圆五尺。'君曰：'献若龟。'龟至。君再欲杀之，再欲活之，心疑。卜之。曰：'杀龟以卜，吉。'乃刳龟。七十二钻，而无遗策。"[1]

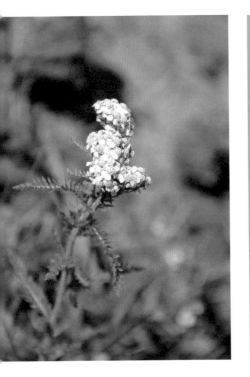

其生如蒿作丛，
高五六尺，
一本一二十茎，
至多者五十茎，
生便条直，
所以异于众蒿也。

《周易》中的卦画就是用蓍草筮成。《周易·系辞》："大衍之数五十，其用四十有九。分而为二以象两，挂一以象三，揲之以四以象四时，归奇于扐（lè）以象闰。五岁再闰，故再扐而后卦。"[2]易卦推衍的总数是五十，但只用四十九根。将四十九根蓍草任意分为两部分，以象征天地。从象征天的那一部分蓍草中抽出一根，置于两部分蓍草之间，象征人。将象征天地的两部分蓍草，每四根一组分数，余下的放在一边。再重复四分法两遍，即得到一爻。《本草纲目·蓍》："按班固《白虎通》载孔子云：蓍之为言者耆也。老人历年多，更事久，事能尽知也。陆佃《埤雅》云：草之多寿者，故字从耆。《博物志》言：蓍千岁二三百茎，其本已老，故知吉凶。"[3]

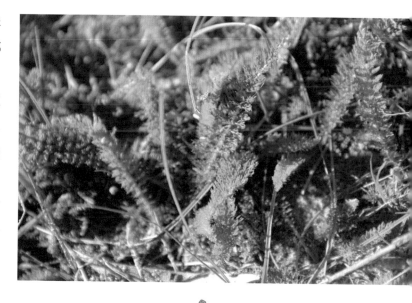

上蔡县的白龟祠旁，曾经蓍草作丛，高大如蒿，百年蓍草下，有白龟守之，上有青云覆之。

河南上蔡即由神龟得名，且其地产蓍草最神。《本草图经》："今蔡州上蔡县白龟祠旁，其生如蒿作丛，高五六尺，一本一二十茎，至多者五十茎，生便条直，所以异于众蒿也。秋后有花出于枝端，红紫色，形如菊，日干入药。今医家亦稀用。其茎为筮，以问鬼神吉凶，故圣人赞之，谓之神物。"[4]

古人认为，龟千岁而灵，蓍百年而一本生百茎。蓍生满百茎者，其下必有神龟守之，其上常有青云覆之。河南上蔡古称蔡地，上蔡有两种有名的东西，一个是蓍草，一个是白龟。"蔡"的意思是"占卜用的大龟"。蔡

《神农本草经》将蓍草列为上品："蓍实：味苦，平。主益气，充肌肤，明目，聪慧先知。久服不饥，不老，轻身。"

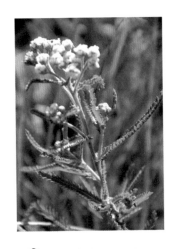

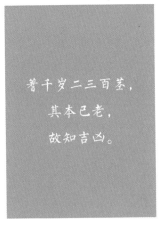

蓍千岁二三百茎，其本已老，故知吉凶。

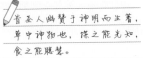

昔圣人幽赞于神明而生蓍，草中神物也，探之能先知，食之能聪慧。

由"草"和"祭"组成，"草"指蓍草，"祭"指祭祀中占卜用的神龟，故"蔡"特指"蓍草下面的神龟"。

《神农本草经》将蓍草列为上品："蓍实：味苦，平。主益气，充肌肤，明目，聪慧先知。久服不饥，不老，轻身。"蓍草得天地和气而生，能益人之正气而强健。蓍草神物，得天地之灵气，揲之能先知，故益人之神明。久服神气足，则不饥不老，轻身神仙。《神农本草经百种录》："此因其物之所能，以益人之能也。昔圣人幽赞于神明而生蓍，此草中之神物也。服之则补人之神，自能聪慧前知矣。"[5]

蓍草叶：《本草纲目》："主治痞疾。腹中痞块，蓍叶、独蒜、穿山甲末、食盐，同以好醋捣成饼，量痞大小贴之，两炷香为度。其痞化为脓血，从大便出。"[6]

《周易》六十四卦有否泰二卦。否卦之卦画为下坤上乾，即三阴爻在下，三阳爻在上。乾为阳，坤为阴。此卦卦象：阳气上升，阴气下降，互不相通，天地闭塞，万物咽阻。卦辞："否之匪人，不利君子贞，大往小来。"[7]为小人所隔阂，不利于君子的占卜，由盛转衰。《象》曰：

"是天地不交而万物不通也；上下不交而天下无邦也；内阴而外阳；内柔而外刚；内小人而外君子，小人道长，君子道消也。"[8]《象》曰："天地不交，否。"[9] 否即上下、内外不通。泰卦之卦画与否卦相反，为下乾上坤。此卦卦象：阴气下沉，阳气上升，阴阳交感，万物芸芸，所以名泰。通泰之义。卦辞："小往大来，吉，亨。"《象》："是天地交而万物通也；上下交而其志同也；内阳而外阴；内健而外顺；内君子而外小人，君子道长，小人道消也。"[10]

占卜的目的：临歧而占，为的是趋吉避凶，求福避祸。蓍草是避否通泰的神物，也能使人体之否气转为通泰。"痞"即"否"，不通之谓。人体之气无不上下，无不出入，上下不通，即为痞疾，蓍草叶能通否塞之气，脓血下而通泰。

[1] 庄子 [M]. 上海：上海古籍出版社，2007:327.

[2] 周易 [M]. 贵阳：贵州人民出版社，1994:361.

[3] 李时珍. 本草纲目 [M]. 北京：人民卫生出版社，2002:934.

[4] 唐慎微. 证类本草 [M]. 北京：华夏出版社，1993:179.

[5] 徐大椿. 神农本草经百种录 [M]. 北京：学苑出版社，2001:25.

[6] 李时珍. 本草纲目 [M]. 北京：人民卫生出版社，2002:935.

[7] 周易 [M]. 贵阳：贵州人民出版社，1994:72.

[8] 周易 [M]. 贵阳：贵州人民出版社，1994:72.

[9] 周易 [M]. 贵阳：贵州人民出版社，1994:73.

[10] 周易 [M]. 贵阳：贵州人民出版社，1994:66.

牵牛子

牵牛子：为旋花科一年生草本植物圆叶牵牛、裂叶牵牛的成熟种子。牵牛秋季开花，呈喇叭状而得名喇叭花。其花清晨开放，日出而萎，又名朝颜。裂叶牵牛的种子随花色不同而异，花开白色，种子为白色或淡白色，花开红、紫红、或蓝色的，种子为黑色。圆叶牵牛的花有白、红、蓝等色，种子均为黑色，也作药用。牵牛子三棱状卵形，如橘子瓣。表面灰黑色或淡黄色，前者称黑丑，后者称白丑。气微，味辛、苦，有麻感。十二属相中牛为丑，故以丑代称之。李时珍言："近人隐其名为黑丑，白者为白丑，盖以丑属牛也。"[1] 种子质坚硬，磨碎用。"今多只碾取头末，去皮麸不用。亦有半生半熟用者。"[2] 在碾子上碾头遍，即碾一遍，去掉皮麸。半生半熟指一半

牵牛花花色不同，灿若笑颜，清晨开放，日出而萎，得名朝颜。

牵牛秋季开花，呈喇叭状而得名喇叭花。

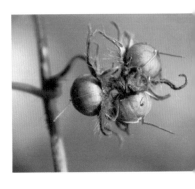

118

《名医别录》："味苦，寒，有毒。主下气，疗脚满水肿，除风毒，利小便。"

《药性论》："能治痃癖气块，利大小便，除水气虚肿，落胎。"

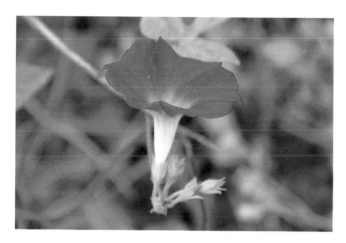

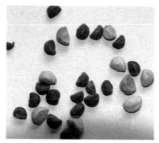

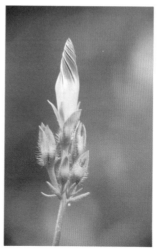

生一半炒熟。种子加水浸泡后种皮呈龟裂状，手捻有明显的黏滑感，为滑药。

《名医别录》："味苦，寒，有毒。主下气，疗脚满水肿，除风毒，利小便。"[3]《药性论》："能治痃癖气块，利大小便，除水气虚肿，落胎。"[4]

滑可去着，治痃癖气块，落胎。滑可通利，故可下气，利大小便，而除水肿。

[1] 李时珍 . 本草纲目 [M]. 北京：人民卫生出版社，2002:1255.

[2] 李时珍 . 本草纲目 [M]. 北京：人民卫生出版社，2002:1256.

[3] 唐慎微 . 证类本草 [M]. 北京：华夏出版社，1993:307.

[4] 唐慎微 . 证类本草 [M]. 北京：华夏出版社，1993:308.

旋花

旋花：为旋花科多年蔓生植物旋花的花和根。其别名多，如旋蔔、筋根、续筋根、鼓子花、美草、缠枝牡丹。《诗经》名蔔，"我行其野，言采其蔔。"[1]今日，家乡名其蔔子苗，河南名蔔蔔苗。其根色白似筋，一名筋根。其根主续筋，故南人名续筋根。

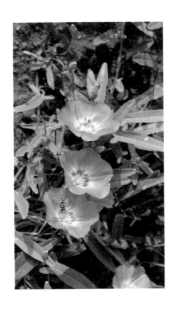

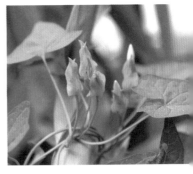

李时珍："其花不作瓣状，如军中所吹鼓子，故有旋花、鼓子之名。一种千叶者，色似粉红牡丹，故俗呼为缠枝牡丹。"[2]旋花为喇叭状，鼓子或许即喇叭。细叶而多，花大粉色者，似是藤长苗。"蔓生，叶似薯蓣而多狭长，花红白色，根无毛节，蒸煮堪啖，味甘美，根名筋根。今所在川泽皆有，二月八月采根，日干。"[3]初春闲置的地里，先冒芽的是小蓟和蔔子苗，挖出白胖质脆光滑无节的蔔子苗根，嚼一嚼甜而多粉。

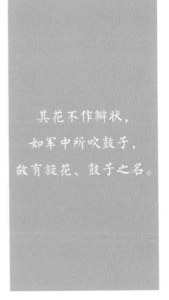

其花不作瓣状，如军中所吹鼓子，故有旋花、鼓子之名。

《神农本草经》："味甘，温。主益气，去面皯黑色，媚好。其根味辛，主腹中寒热邪气，利小便。久服不饥，轻身。一名筋根花，一名金沸。"

旋花花期早且久，先于其他花开放，引人注目，粉嫩的颜色如人面，爽人精神，

《神农本草经》："味甘，温。主益气，去面皯黑色，媚好。其根味辛，主腹中寒热邪气，利小便。久服不饥，轻身。一名筋根花，一名金沸。"

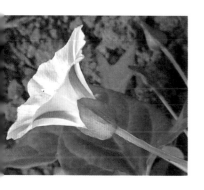

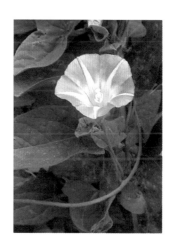

意会而得益气，去面皯黑色，使人媚好之效。陶隐居："作丸散服之，辟谷止饥。近有人从南还，遂用此术与人断谷，皆得半年、百日不饥不瘦。但志浅嗜深，不能久服尔。"[4]

具体实践了久服不饥，轻身。关于主腹中寒热邪气，利小便者，恐非此种。陶隐居"东人呼为山姜，南人呼为美草。根似杜若，亦似高良姜，腹中冷痛，煮服甚效。"[5] 似为姜科植物，而非旋花，故其根味辛。《证类本草》所绘图确为旋花和藤长苗。故陈藏器："旋花，本功外，取根食之不饥。又取根苗捣绞汁服之，主丹毒，小儿毒热。根，主续筋骨，合金疮。"[6] 确为的释。甘而多汁，故却火毒，治丹毒毒热。其根似筋，故续筋骨，合金疮。

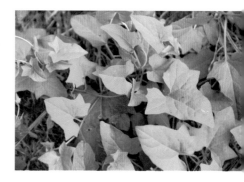

一片片梨头叶下，是白白胖胖的根，甜甜面面的生熟皆可食。

[1] 诗经 [M]. 北京：长城出版社，1999:321.

[2] 李时珍. 本草纲目 [M]. 北京：人民卫生出版社，2002:1261.

[3] 唐慎微. 证类本草 [M]. 北京：华夏出版社，1993:202.

[4] 唐慎微. 证类本草 [M]. 北京：华夏出版社，1993:202.

[5] 唐慎微. 证类本草 [M]. 北京：华夏出版社，1993:202.

[6] 唐慎微. 证类本草 [M]. 北京：华夏出版社，1993:202.

景天

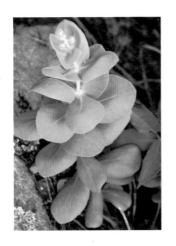

景天：为景天科植物景天及同属植物八宝等的地上部分。又名慎火、戒火、救火、据火、护火、辟火、火母。《本草图经》言："生太山山谷，今南北皆有之，人家多种于中庭，或以盆盛植于屋上，云以辟火，谓之慎火草。春生苗，叶似马齿而大，作层而上，茎极脆弱。夏中开红紫碎花，秋后枯死。"茎叶涎滑多汁，耐旱不死，插土即活。

《神农本草经》："味苦，平。主大热火疮，身热烦，

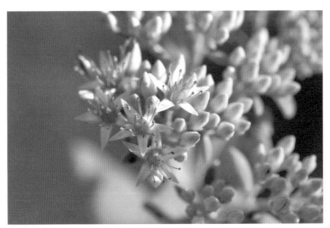

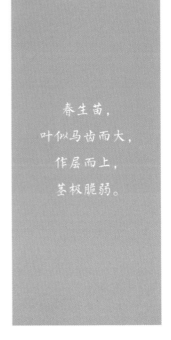

春生苗，
叶似马齿而大，
作层而上，
茎极脆弱。

邪恶气。花：主女人漏下赤白，轻身明目。一名戒火，一名慎火。"《名医别录》："酸，无毒。诸蛊毒，痂疕（bǐ），寒热风痹，诸不足。久服，通神不老。一名火母，一名救火，一名据火。"

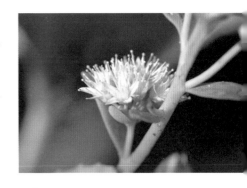

从别名可见其寒凉之性。土墙头上种景天，春雨则生，夏天盛开粉色伞状花朵，秋后干枯，可见其耐旱耐火之性。因其久旱不死，故《神农本草经》列为上品，能除邪恶气，蛊毒，并补诸不足，轻身明目，久服通神不老。因其涩滑多汁，从其慎火、戒火、救火、据火、护火、辟火之名，知性寒凉，故主大热，火疮，身热烦。《五十二病方》："癃，取景天长尺、大围束，分以为三，以淳酒半斗，三沕（zhěn）煮之，熟，浚取其汁，啜之。不已，复之，不过三饮而已。"[1]《五十二病方》治癃闭不通的淋症，多用滑通、养窍的葵菜，因景天与葵菜一样涩滑，故亦用其治癃。其涩滑通利养窍之用，同样可治不通则痛的寒热风痹，下窍不利的漏下赤白。《说文》："痂，疥也。""疕，头疡也。"[2]痂为疥癣类干燥皮肤病，《五十二病方》有痂病，共二十四条，处方全部以外用药敷之。疕，头疮、秃疮之类皮肤病，景天治痂疕，亦应外敷，滑润腠理毛窍。

我也是墙头草，说肥胖况重，无法随风倒。

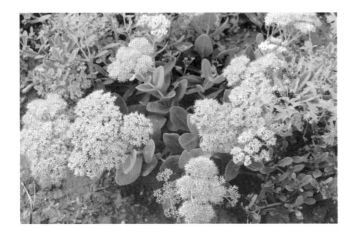

[1]周一谋，萧佐桃.马王堆医书考注[M].天津：天津科学技术出版社，1988:125.
[2]许慎.说文解字[M].北京：中华书局，1999:154.

123

鱼腥草

鱼腥草：为三白草科植物蕺菜的新鲜全草或干燥的地上部分。又名蕺菜、蕺草、菹菜。菹、蕺音近。蕺菜生于长江以南，今日将它细长脆嫩的根，种在百草园的低洼处，日日浇水似淋雨。苏敬："叶似荞麦，肥地亦能蔓生，茎紫赤色。生湿地山谷阴处。山南江左人好生食之。"[1] 期待中，紫红色的叶子慢慢钻出土，猫耳朵般直直地竖着，短短的蔓子直立着，渐次向上生出多个紫耳朵来。夏日，叶腋开出硕大白色的花朵，花瓣厚厚的犹如白玉兰。茎叶脆而多汁，搓破有鱼腥气，因具鱼腥气而得名。尝一下味稍涩，幼嫩鲜品可作蔬菜食用，有菜的青气鱼的腥气，"园中有种鱼变的菜"。疮疡脓液腥臭，与鱼腥臭气，同气相求，故蕺菜消痈排脓；蕺菜生于阴湿之地，禀水湿清凉之气，清热邪解火毒虫毒。

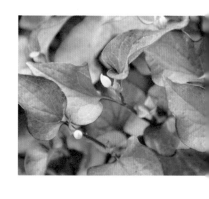

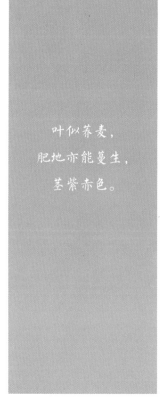

叶似荞麦，
肥地亦能蔓生，
茎紫赤色。

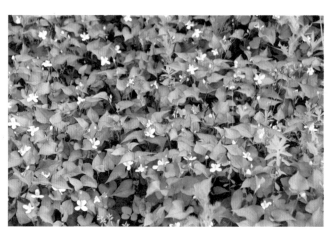

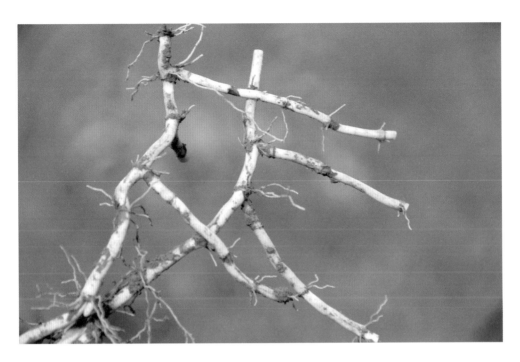

　　"近世仅以煎汤熏涤痔疮，及敷恶疮白秃，又治咽
喉乳蛾，捣取自然汁灌吐顽痰殊效。……时珍云：散热
毒痈肿，痔疮脱肛，断痁（shān）疾，解卤毒。合上诸治，
总不出辟诸虫毒、疮毒。即治痔疮，亦是湿气生虫之患，
专取秽恶之气，以治秽恶之疾，同气相感之力也。"[2]

　　湿则生虫，生于湿地，利湿却湿，去湿即可杀虫。
腥秽之气，与痔疮、疮疡脓液相感应，同气相求得其效用。

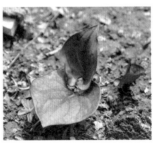

鱼腥草的叶子刚长出来，像
竖着的猫耳朵。

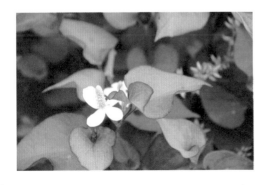

[1] 唐慎微.证类本草[M].北京：华
　　夏出版社，1993:632.
[2] 张璐.本经逢原[M].北京：中国
　　中医药出版社，2007:140.

芦苇

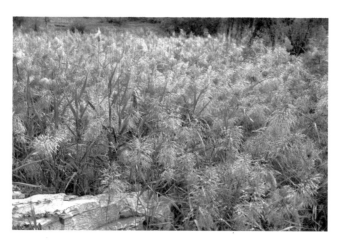

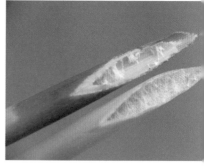

芦苇：为禾本科多年生草本植物。芦根、芦笋、茎叶均可入药。《诗经·蒹葭》有蒹葭苍苍，白露为霜。蒹葭萋萋，白露未晞。蒹葭采采，白露未已。久违野外，队友离散，身处斗室，常有蒹葭之思。忆南浦，"藿蒲竟广泽，葭苇夹长流。"（王粲）一行人采荇菜，编苇索，截苇为篱。苇茎中空，可做管乐，苇籥响起，水鸟翔集。芦苇长长的根茎横走地下，长可达十几米，犹如长鞭。黄白色，节间中空，节上有多数须根，每节生一芽。无土处，又可行鞭于水上，或高山涧边的石上。只要有水处，芦花飞飘，便可定植。芦根黄泡肥厚，味甘而多汁，寒而无毒，能生津清热。

《名医别录》："芦根：味甘，寒。治消渴，客热，止小便利。"《日华子》："芦根：治寒热时疾，烦闷，妊

蒹葭苍苍，白露为霜。
蒹葭萋萋，白露未晞。
蒹葭采采，白露未已。

孕人心热，并泻痢人渴。"[1]

因其甘寒多汁，治消渴病，消渴而多尿。又能解大热，开胃，疗胃中热，呕逆不下食。中空而通，有甘寒通利之性，用治寒热时疾，烦闷，妊孕人心热，并泻痢人渴。

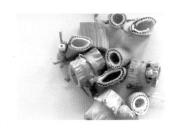

《金贵要略》附方："千金苇茎汤，治咳有微热，烦满，胸中甲错，是为肺痈。苇茎二升、薏苡仁半升、桃仁五十枚、瓜瓣半升。上四味，以水一斗，先煮苇茎，得五升，去滓，纳诸药，煮取二升，服一升，再服当吐如脓。"芦苇色白空虚，又可入肺管，去肺中之实，治肺痈。

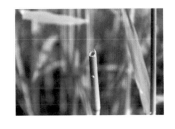

青青河中苇，被人割去了头，像支支芦笛插于水中。

《灵枢·邪客》目不暝，饮以半夏汤，可决渎壅塞，通经络，和阴阳。"其汤方以流水千里以外者八升，扬之万遍，取其清五升，煮之，炊以苇薪，火沸，置秫米一升，治半夏五合，徐炊。"半夏汤以芦苇为薪火，古人认为芦苇之空，通利之性，仍可由火水之剂，感应人体阴阳脉气。古人的取象比类方法，比今天宽泛。

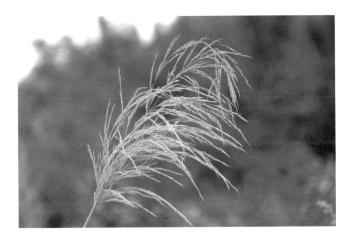

稚嫩的芦花初出芦尖，清新美好。

[1] 唐慎微.证类本草[M].北京：华夏出版社，1993:317.

韭菜

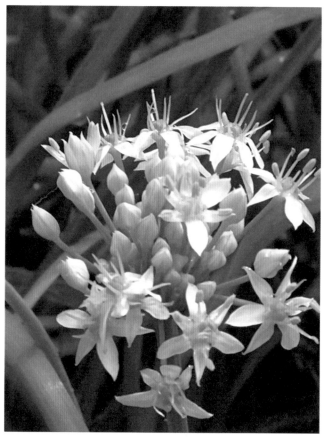

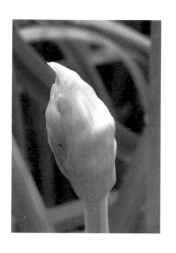

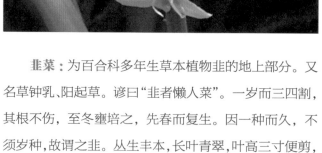

一岁而三四割，
其根不伤，
至冬壅培之，
先春而复生。

　　韭菜：为百合科多年生草本植物韭的地上部分。又名草钟乳、阳起草。谚曰"韭者懒人菜"。一岁而三四割，其根不伤，至冬壅培之，先春而复生。因一种而久，不须岁种，故谓之韭。丛生丰本，长叶青翠，叶高三寸便剪，剪韭忌日中。所谓日中不剪韭，触露不掐葵。日中剪韭

128

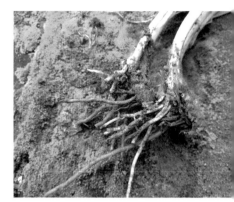

韭受天气也早，受地气也篠，为百草之主。播神诊根均可，一种而久，不须奕植。

则晒死，触露掐葵则湿烂。韭菜子黑色而扁，入下焦。

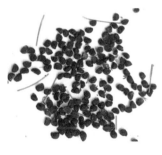

《日华子》："韭：热。下气，补虚，和腑脏，益阳，止泄精尿血，暖腰膝，除心腹痼冷，胸中痹冷，痃癖气及腹痛等食之。"[1]

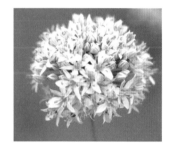

俗云韭叶是草钟乳，言其宜人。马王堆《十问》文挚见齐威王，齐威王问道："'子之长韭何邪？'文挚答曰：'后稷播穋（yōu），草千岁者唯韭，故因而命之。其受天气也早，其受地气也葆，故辟慑惊怯者，食之恒张；目不察者，食之恒明；耳不闻者，食之恒聪；春三月食之，疴疾不昌，筋骨益强，此谓百草之王。'"[2]后稷从事农耕种植，只有韭菜一种永生，故名。韭菜早得天气，厚得地气，能大补，故体虚而皮肤襞皱心惊胆怯者，服之则壮体而益心胆之气，且可明目益聪。春三月得生发之气，防病而强筋骨。故《日华子》言其补虚，和脏腑。其性热，故益阳，除心腹痼冷，胸中痹冷，痃癖气。其子黑，入肾温阳，止泄精尿血、尿白。陶隐居："此菜殊辛臭，虽煮食之，便出犹奇熏灼，不如葱薤熟即无气，最是养性所忌也。"[3]韭为草中之荤，虽有辛气，不荤人五脏，其辛味又可辟疠气，昔人正月节食五辛以辟疠气，用韭、薤、葱、蒜、姜。

[1] 唐慎微.证类本草 [M].北京：华夏出版社，1993:618.

[2] 周一谋，萧佐桃.马王堆医书考注 [M].天津：天津科学技术出版社，1988:389.

[3] 唐慎微.证类本草 [M].北京：华夏出版社，1993:617.

补骨脂

补骨脂：为豆科一年生草本植物补骨脂的果实。又名破故纸、婆固脂、胡韭子。补骨脂从胡地来,《本草图经》："补骨脂,生广南诸州及波斯国,今岭外山坂间多有之,不及蕃舶者佳。茎高三四尺,叶似薄荷,花微紫色,实如麻子,圆扁而黑,九

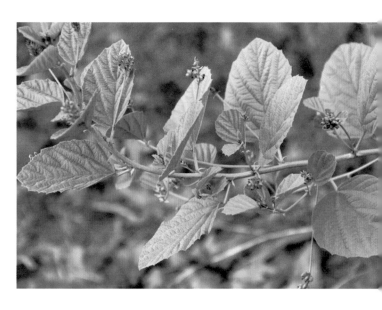

月采。"[1]以其形色如韭子,故得胡韭子之名。叶如豆叶,花开成穗,有紫白两色。种子肾形,略扁,表面黑色,但表面糙涩,细粒凸起,又别于韭菜子。气香,味辛,微苦,嚼之粘牙,黏润如脂。

《开宝本草》："味辛,大温,无毒。主五劳七伤,风虚冷,骨髓伤败,肾冷

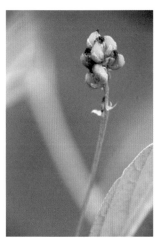

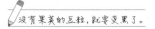

没有果荚的豆粒,就要变黑了。

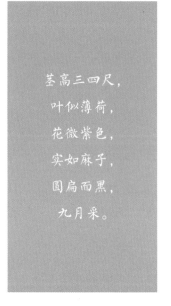

茎高三四尺,
叶似薄荷,
花微紫色,
实如麻子,
圆扁而黑,
九月采。

《药性论》："味苦辛，能主男子腰疼，膝冷囊湿，逐诸冷痹顽，止小便利，腹中冷。"

《日华子》："兴阳事，治冷劳，明耳目。"

（外肾，阴囊睾丸冷）精流，及妇人血气堕胎。"[2]《药性论》："味苦辛，能主男子腰疼，膝冷囊湿，逐诸冷痹顽，止小便利，腹中冷。"[3]《日华子》："兴阳事，治冷劳，明耳目。"[4]

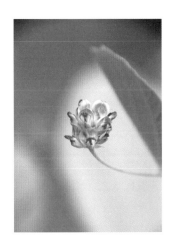

补骨脂以其形、其色、其质、其味入药，其黑色入下焦，其豆形如肾，入肾、入外肾。其气香、其味辛，其性温，故补肾兴阳，主冷劳诸劳，风虚冷，腹中冷，骨髓伤败。男子七伤，一曰阴寒，二曰阴痿，三曰阴衰，四曰囊下湿而痒，黄水出辛痛，五曰小便有余，六曰茎中痛如淋状，七曰精自出，空居独怒，临事不起。女子伤，则血气堕胎。补骨脂味辛热，兴阳事，治冷劳。糙涩，质胶黏，止小便利（多尿），小便有余。古人将精滑无歇，时时如针刺，捏之则脆，名肾漏，用破故纸、韭菜子为末服。

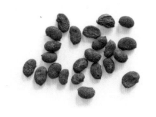

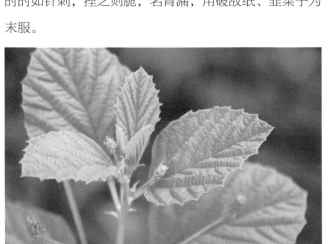

[1] 唐慎微.证类本草[M].北京：华夏出版社，1993:263.

[2] 卢多逊，李昉等.开宝本草[M].合肥：安徽科学技术出版社，1998:217.

[3] 唐慎微.证类本草[M].北京：华夏出版社，1993:263.

[4] 唐慎微.证类本草[M].北京：华夏出版社，1993:263.

牛膝

牛膝:为苋科多年生草本植物牛膝的根。李时珍:"其苗方茎暴节,叶皆对生,颇似苋菜叶而长且尖,秋月开花,作穗结子,状如小鼠负虫,有涩毛,皆贴茎倒生。[1]暴,鼓出突出之义。其方茎色青,大节色紫。古人曰马曰牛,多有大义,"考《尔雅·释草》,凡草之大者,故多以牛马名之。"[2]小草生有大节,宛若巨膝,故得牛膝之名。其根极长大而柔润,味苦。

《神农本草经》:"味苦。主寒湿痿痹,四肢拘挛,膝痛不可屈伸。逐血气,伤热火烂,堕胎。久服轻身耐老。

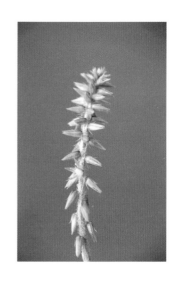

一名百倍。"《名医别录》:"疗伤中少气,男子阴消,老人失溺,补中续绝,填骨髓,除脑中痛及腰脊痛,妇人月水不通,血结,益精,利阴气,止发白。"[3]

牛膝大节坚实,长根柔润,故能补益,而得名百倍,久服,轻身耐老,止发白;补中续绝,治疗虚损之伤中少气,老人失溺;利阴气,治男子阴消,

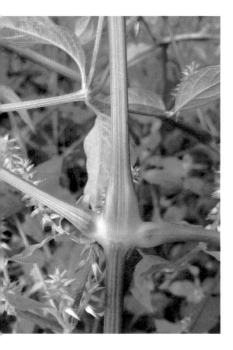

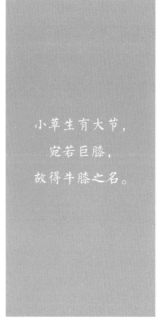

小草生有大节,宛若巨膝,故得牛膝之名。

使男阴坚挺；其根柔润多脂，可填骨髓，补脑强腰脊，
而除脑中痛及腰脊痛。马王堆《养生方》就用牛膝补益
和增强精神、筋力。其形大似关节，故治寒湿痿痹，四
肢拘挛，膝痛不可屈伸，腰脊痛。牛膝之根，入土最深，
根长性又柔润多脂，故滑利下行。其性下趋，其色紫红
如瘀血，故逐血气，治妇人月水不通，血结。滑利下趋，
又可引药下行，治五淋尿血，茎中痛，下痢等下窍不利
之病。《神农本草经百种录》："此乃以其形而知其性也。
凡物之根皆横生，而牛膝独直下，其长细而韧，酷似人筋，
所以能舒筋通脉，下血降气，为诸下达药之先导也。"[4]

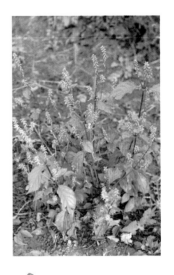

野生牛膝生有大节，很细长。
栽培牛膝，根肥厚，节不大。

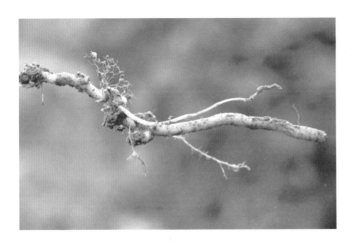

[1] 李时珍.本草纲目[M].北京：人
民卫生出版社，2002:1027.

[2] 浙江省中医药管理局编.张山雷
医集[M].北京:人民卫生出版社，
1995:228.

[3] 唐慎微.证类本草[M].北京：华
夏出版社，1993:158.

[4] 徐大椿.神农本草经百种录[M].
北京：学苑出版社，2011:19.

蓝

蓝：蓝有多种，如菘蓝、蓼蓝、木蓝。《本草图经》："蓝有数种：有木蓝，出岭南，不入药；有菘蓝，可以为淀者，亦名马蓝，《尔雅》所谓'葳（zhēn）'，马蓝是也；有蓼蓝，但可染碧，而不堪作淀。"[1] 今人将菘蓝叶称大青叶、蓼蓝叶称蓼大青叶，菘蓝根称板蓝根。后汉赵歧作《蓝赋》，序曰：余就医偃师，道经陈留，此境人皆以种蓝染绀为业，蓝田弥望，黍稷不植。蓝是重要的经济作物，王祯《农书》有种蓝篇："蓝一本而有数色，刮青竹、绿云、碧青、蓝黄，岂非'青出于蓝而胜于蓝'者乎？"[2] 古人种蓝的目

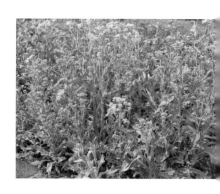

的主要是做染料靛青，榆荚落时种蓝，七月做蓝靛。蓝苗似菘（白菜），冬不凋零，拔节分叉后，生叶如油菜而色青碧，开黄细花亦如油菜，果实黑扁如纸片，子在其中。蓝叶苍翠含碧，柔滑软嫩，嚼之其味先甘后辣，如吃姜芥。

七月中，挖能盛百余捆蓝的坑，用麦秸和泥，涂抹周壁五寸厚，再以苦

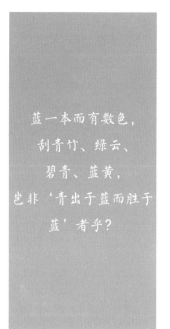

蓝一本而有数色，
刮青竹、绿云、
碧青、蓝黄，
岂非'青出于蓝而胜于蓝'者乎？

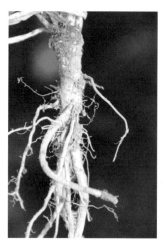

蓝有很多种，根入药者惟有菘蓝，名板蓝根。

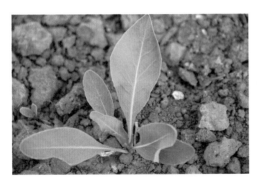
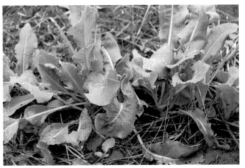

盖。割蓝，倒竖于坑中，灌水，以木石压没水中，热时沤一宿，冷时沤两宿，捞去沤后的残余茎叶，将汁置于瓮中。大约十石的瓮，放石灰一斗五升，搅拌一顿饭工夫。澄清后，去掉清水。蒋蓝淀另置小坑中，蓝淀如稠粥样时，即成。蓝淀是沉滓，名"靛"，又名靛青。

《神农本草经》："蓝实：味苦，寒。主解诸毒，杀虫蚑，疰鬼，螫毒。久服头不白，轻身。"《名医别录》："其叶汁：杀百药毒，解狼毒、射罔毒。其茎叶，可以染青。"[3]

蓝虽辛辣，菘蓝秋生苗者，凌冬不凋，禀冬气而性寒凉。故古人认为蓝气寒，可解诸热毒。射罔为乌头所煎之汁，性热，与狼毒一样可杀飞禽走兽，虫螫之后红肿热疼，亦属热，用蓝实、蓝叶解热毒。蓝能解药毒、虫毒，杀虫，人服其子则百毒不侵，身轻有力，头不白。人患火热之病，自可以蓝治之，故解金石药毒（服丹药、五石散后身体发热，其性大热），解狼毒、射罔毒外，又用其治风疹，除烦止渴，鼻洪，吐血，排脓，寒热头疼，赤眼，小儿壮热，热疳。

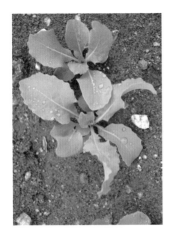

青黛："系蓝靛浮沫搅澄，掠出取干而成。……蓝靛兼有石灰，敷疮杀虫最奇。"[4]青黛又名靛花，质轻上浮，故多用于小儿热疾，及热在上者如天行头痛寒热，吐血咯血。青黛色青入肝，其性寒凉，故降肝气，泻肝火。

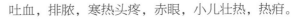

[1] 唐慎微. 证类本草 [M]. 北京：华夏出版社，1993:185.

[2] 王祯. 农书 [M]. 济南：齐鲁书社，2009:378.

[3] 唐慎微. 证类本草 [M]. 北京：华夏出版社，1993:185.

[4] 黄宫绣. 本草求真 [M]. 北京：中国中医药出版社，1999:252.

鹅不食草

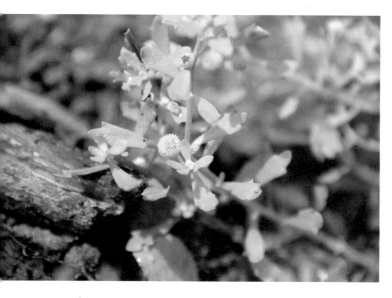

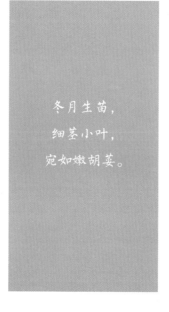

冬月生苗，
细茎小叶，
宛如嫩胡荽。

鹅不食草：为菊科植物石胡荽带花的全草。一年生匍匐状草本，冬月生苗，细茎小叶，宛如嫩胡荽。夏开细花，黄色，结细子。茎多分支，圆而中空，折之有白汁，极易繁衍，僻地则铺满。此草辛熏，有刺激感，生于水边潮湿之处，鹅虽常处水边，鹅也不食，故得此名。

《本草纲目》："辛寒，无毒。通鼻气，利九窍，吐风痰。去目翳，接塞鼻中，翳膜自落。解毒明目，散目赤肿云翳，耳聋头痛脑酸。治痰疟齁䶎，鼻塞不通，塞鼻瘜自落。又散疮肿。"[1]

石胡荽，味辛烈，气辛熏，嗅之上达于脑，治头中寒邪，头风脑痛。其

《本草纲目》："辛寒，无毒。通鼻气，利九窍，吐风痰。去目翳，挼塞鼻中，翳膜自落。

解毒明目，散目赤肿云翳，耳聋头痛脑酸。

性雄烈升散，开启上部清窍，令邪气外出。中寒冷之邪，头风头痛，牙痛，用此草塞鼻，嗅其气，泪出邪去。外用塞鼻，亦可治眼疾，如目病暴赤时眼、翳膜障碍，隐涩疼痛，眵泪作痒。亦可外敷肿疡溃疡，散邪止痛。石胡荽茎圆而中空，折之有白汁，故入肺经，能通鼻窍，止肺寒咳逆痰喘。本品气味功用与细辛相似。《本草求原》："生阴湿地。温升辛散。禀至阴而达至阳。能透颠利窍，故通鼻气，落瘜肉，治头风，散肿除翳以明目。俱用之搐鼻取嚏，使浊气宣通，而瘜与翳自除。"[2]

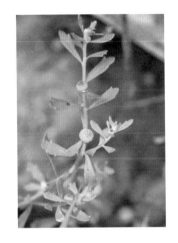

多汁的叶子，搓揉后塞入鼻孔，辛味直钻入脑，涕泪俱下，喷嚏连连，所谓在上者因而越之。

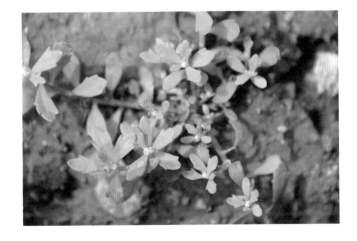

[1] 李时珍.本草纲目[M].北京：人民卫生出版社，2002:1392.

[2] 朱晓光.岭南本草古籍三种[M].北京：中国医药科技出版社，1999:224.

石菖蒲

石菖蒲：为天南星科多年生草本植物石菖蒲的根茎。菖蒲春生青叶，长一二尺许，状如剑刃。石涧所生坚小，一寸九节者良。喜生水涧，根茎络石，虽少沙土，亦生长旺盛，四时常青，故名昌。冬至后五旬七日，菖始生，为百草之先生者，于是始耕。菖蒲早禀天之阳气，故名昌阳。濯去泥土，渍以清水，置盆中，可数十年不枯不死，可谓仙草。其根洁白，茎瘦节密，折之中心微赤，嚼之辛烈清香少滓。

《神农本草经》："菖蒲，味辛，温。主风寒湿痹，咳逆上气，开心孔，补五脏，通九窍，明耳目，出音声。久服，轻身，不忘，

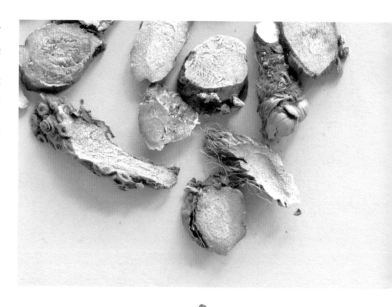

冬至后五旬七日，菖始生，为百草之先者。石涧所生者，根茎络石，一寸九节，辛者清烈。

菖蒲春生青叶，长一二尺许，状如剑刃。

138

《神农本草经》："菖蒲，味辛，温。主风寒湿痹，咳逆上气，开心孔，补五脏，通九窍，明耳目，出音声。久服，轻身，不忘，不迷惑，延年。一名昌阳。"

不迷惑，延年。一名昌阳。"

　　菖蒲之功，全在其辛烈清香之气，而能通心气，开肾气，温肺气，达肝气，快脾气，通透五脏六腑、十二经、十五络。能通心气开心窍，故治人事昏迷；能开肾气，故治两腰沉滞，重僵不能俯仰；能温肺气，故治气道阻塞，咳逆上气；能达肝气，故治恚怒气逆；能醒脾气，故治脾气不和，肚腹饱胀。辛香开窍，可治一切气闭，如声音不清，耳窍不利，耳卒聋闭，喉胀乳蛾，喉痹肿痛。开心窍则不忘、不迷惑。芳香辟秽，治一切时行瘟疫，如瘴疟、噤口毒痢。以其水生，可去湿利水，又气辛烈通经络，故治手足顽痹，瘫痪不遂。菖蒲早禀天之阳气，为百草之先生者，故以其助发阳气，辟除阴岚，为岩栖修炼之士辟谷服饵之用，且植物无土而生，如人辟谷而长生久视，故为仙经要药。《本草便读》："菖蒲辛苦而温，芳香而燥。入心家，通神明，辟鬼魅，豁痰宣窍。以其生水石间，故又能散水邪。凡一切心积、伏梁、癫痫等证，皆可用之。宜产石上，其根一寸九节者良。出泥中大者不堪用。"[1] 菖蒲附石而生，有钻石破石之气性，故破心积、伏梁。又气香，故入空灵之脏，开心窍，通神辟鬼。豁痰宣窍，治癫痫。《神农本草经百种录》："菖蒲能于水石中横行四达，辛烈芳香，则其气之盛可知，故入于人身，亦不能为湿滞痰涎所阻。凡物之生于天地间，气性何如，则入于人身其奏效亦如之。盖人者得天地之和气以生，其气血之性肖乎天地。故以物性之偏者投之，而亦无不应也。余可类推。"[2]

[1] 张秉成.本草便读[M].北京：学苑出版社，2011:108.
[2] 徐大椿.神农本草经百种录[M].北京：学苑出版社，2011:13.

莎草、香附

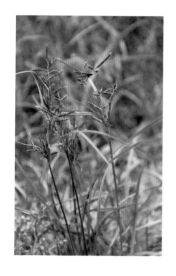

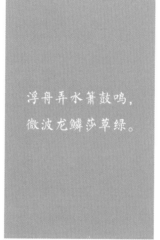

浮舟弄水箫鼓鸣，
微波龙鳞莎草绿。

✏ 地生之莎，如发之生毛。等
它长大了，编蓑编笠，做个
蓑笠翁。

莎草、香附：为莎草科多年生草本植物莎草的全草、根茎。又名雀头香、草附子、水香棱、水莎、莎结、夫须、续根草、地毛等。莎草喜潮湿地区或河边沙地，李白："浮舟弄水箫鼓鸣，微波龙鳞莎草绿。"苗似草兰而柔，

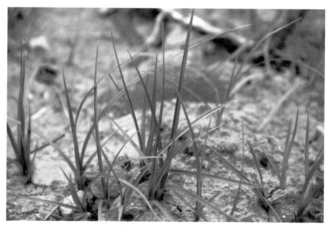

又似细萱而劲。叶心有脊似剑，可以编笠与蓑（莎，通"蓑"）衣，疏而不沾。五六月中抽一茎，三棱中空，顶端成穗似黍。根多须，须下另结子一二枚，子再生苗，转相延生。子外裹黑绒毛，大者似黑枣（君迁子），两头尖，虽分劈亦不死，气味辛

烈清香。子块附根而生，色黑，似附子，且清香宜人，古代用于制香，故名香附子。两头尖尖，似雀头，又名雀头香。雷公为鸟首人身，本品又名雷公头。莎草繁衍迅速，地之生莎如皮之生毛，得名地毛。

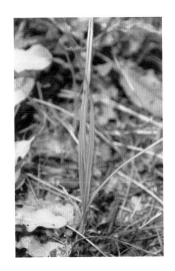

《名医别录》："莎草根：味甘，微寒，无毒。主除胸中热，充皮毛。久服利人，益气，长须眉。"[1]

莎草多年生，根系发达，根生块，块复长苗，迅速绵延成片，如地之长毛。又其根其块均多附黑毛，基于朴素的取象比类，古人认为可充皮毛、长须眉。药用之始，用其全草，春收苗、花，阴干，冬收根。以其生长迅速，故久服利人，益气。地之生莎草，蔓延迅速，如皮之长毛，故外洗治皮肤瘙痒，瘾疹风。后世则着意其根，《本草衍义》："莎草，其根上如枣核者，又谓之香附子，亦入印香（多种香料捣末和匀做的香）中，亦能走气，今人多用。"[2] 以其辛烈清香，而能行十二正经、奇经八脉，可升可降。气厚于味，为血中气药，能开气郁，调血滞。善治心腹攻痛，积聚郁结，癥瘕痞满，月经不调，崩漏淋漓，乃妇科珍品。李时珍："散时气寒疫，利三焦，解六郁，消饮食积聚，痰饮痞满，肤肿腹胀，脚气。止心腹肢体头目齿耳诸痛，痈疽疮疡，吐血下血尿血，妇人崩漏带下，月候不调，胎前产后百病。"[3] 香附行气活血用途广泛，因其所用不同，而有盐、醋、酒、便之炮制。如盐制味咸而辛，润下软坚；醋制味酸而辛，酸敛新血，辛散旧血，治胎前产后，崩漏淋漓；酒制则通血脉，逐留滞。浊阴出下窍，童便质阴下趋，以此制之，则养阴行气，治血脉衰少，夜热骨蒸。

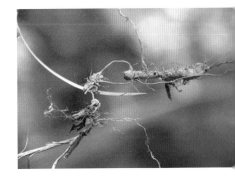

子附根而生，清香宜人，名香附子。

[1] 唐慎微.证类本草[M].北京：华夏出版社，1993:267.

[2] 寇宗奭.本草衍义[M].北京：中国医药科技出版社，2012:41.

[3] 李时珍.本草纲目[M].北京：人民卫生出版社，2002:889.

京三棱

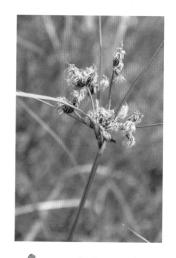

荆三棱，茎端开花如莎草。

京三棱：为莎草科草本植物荆三棱的根茎。端午节来到丁字湾北海岸，海水拍打沙滩，曲折无垠。沙地上的耐盐植物茂盛稠密，岸边水坑里，长着高大的水草。莎草怎么这么高，还长到了水里，是海水啊。原来是京三棱。《证类本草》："叶如莎草，极长，茎三棱如削，大如人指，高五六尺，茎端开花。大体皆如莎草而大，生水际及浅水中。苗下即魁，其旁有根横贯，一根则连数魁，魁上发苗。采时断其苗及横根，形扁长如鲫鱼者，三棱也。根末将尽，一魁未发苗，小圆如乌梅者，黑三棱也。"[1] 京三棱和莎草地上地下部分一个模样，就是长得大。其茎三棱，其气辛香。苏颂："三

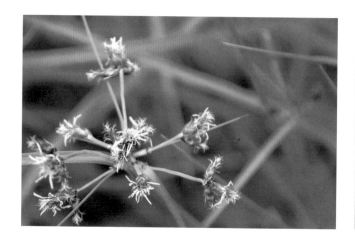

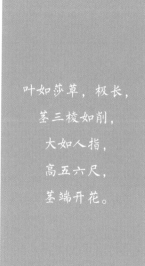

叶如莎草，极长，
茎三棱如削，
大如人指，
高五六尺，
茎端开花。

《开宝本草》:"味苦,平,无毒。主老癖癥瘕,结块。"

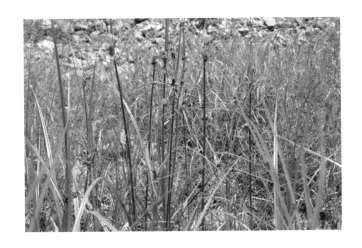

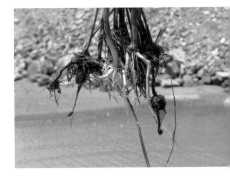

高大的荆三棱是耐盐植物,海水泡过,沾上了咸味。

棱生荆楚,字当作荆,以著其地。"[2]

荆三棱入药首见《开宝本草》:"味苦,平,无毒。主老癖癥瘕,结块。"[3]

此以形与气味而取效,其形三棱,如刀如剑,具尖锐之气,加之味辛可通,故破癥瘕积聚,老癖结块。"三棱能破气散结,故能治诸病,其功近于香附而力峻,故难久服。"[4]

[1] 唐慎微.证类本草[M].北京:华夏出版社,1993:258.

[2] 唐慎微.证类本草[M].北京:华夏出版社,1993:258.

[3] 唐慎微.证类本草[M].北京:华夏出版社,1993:258.

[4] 李时珍.本草纲目[M].北京:人民卫生出版社,2002:887.

石斛

　　石斛：为兰科多年生常绿草本植物金钗石斛及同属多种植物的根茎。石斛丛生水旁石上，其根细长，黄色，纠结繁多，《本草图经》："多在山谷中。五月生苗，茎似竹节，节节间出碎叶。七月开花，十月结实。其根细长，黄色。七八月采茎，以桑灰汤沃之，阴干用。"[1] 茎叶生皆青脆，干则色白柔韧，折之如肉而实。其节旁自生须根，折之，载于沙石内，或以物盛，频浇以水，经年不死，俗称为千年润。因而鲜石斛可载于沙石内，以备随时取用。以其质性绵韧，不能作末，故多入膏汤，少入丸散。石斛来到百草

五月生苗，
茎似竹节，
节节间出碎叶。
七月开花，
十月结实。

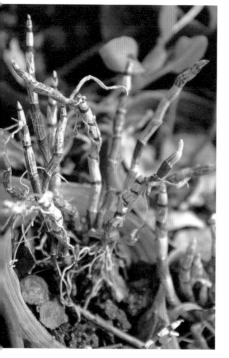

✏ 石斛长在木屑里。

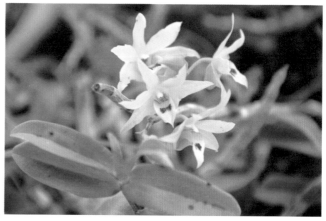

园，长在盛满木屑的盆里，它那胖胖的茎，一节一节的，犹如莲藕。茎枝多津液，味甘淡，微涩。冬日里翠叶凋零，多汁的茎枝枯朽一样。季节轮回中，它又长出绿叶，开出淡黄色的花朵。花儿肉肉的，分明是兰花。石斛又名林兰、杜兰。

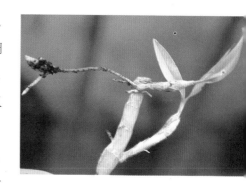

《神农本草经》："味甘，平。主伤中，除痹，下气，补五脏，虚劳羸瘦，强阴。久服厚肠胃，轻身延年。一名林兰。"《名医别录》："益精，补内绝不足，平胃气，长肌肉，逐皮肤邪热痱气，脚膝疼冷痹弱。定志除惊。一名禁生，一名杜兰。"[2]

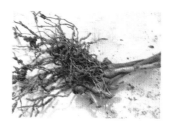

瘦瘦的石斛根，不喜欢泥土。

石斛不借水土，缘石而生，丛生盘结，若筋膜之聚落骨节，其茎干则柔韧如筋，中实如肉，故能壮筋骨，健腰膝，厚肠胃，长肌肉，而能治五痿五痹，足膝软弱，腰脊酸痛。前阴为宗筋之所聚，石斛为筋之象，故能强阴。"生长山石罅中无土之处，而坚韧异于常卉，故《本经》谓主伤中"[3]，治伤中疲弱，五脏虚损，内绝不足，肌肉羸瘦等证。石斛水生质润，故能滋阴除热益精。石斛清虚纯洁之质，不与粪土、污秽滋生之物相类，为仙品，故久服能却病延年，安神定志。张隐庵曰："石斛生于石上，得水长生，是禀水石之专精而补肾。味甘色黄，不假土力，是夺中土之气化而补脾。"[4]

[1] 唐慎微.证类本草[M].北京：华夏出版社，1993:175.

[2] 唐慎微.证类本草[M].北京：华夏出版社，1993:174.

[3] 浙江省中医药管理局编.张山雷医集[M].北京：人民卫生出版社，1995:326.

[4] 张志聪.本草崇原[M].北京：中国中医药出版社，2008:6.

菝葜

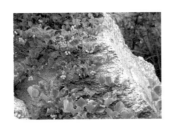

厚厚的菝葜叶，硬硬的菝葜藤，果子微红，快要熟了。

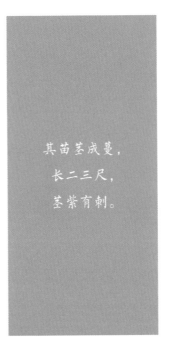

其苗茎成蔓，
长二三尺，
茎紫有刺。

菝葜：为百合科攀缘灌木菝葜的根。江浙名金刚根，楚人呼为铁菱角。龙须岛堪称菝葜岛，菝葜爬满山坡，攀附大树枝上，厚厚的菝葜林，表面青翠，内里不透风光，早已枯死。其苗茎成蔓，长二三尺，茎紫有刺。其叶革质或硬革质，圆形卵圆形，如乌药叶，干叶变成红色。生黄花，结绿子秋变红色，如樱桃大。遍地的菝葜根，因为山坡坍塌，裸露在外，根状茎赤黄色，粗厚、坚硬，为不规则块状，粗二至三厘米，干燥后不规则处尖锐如大刺。其根坚硬又名金刚根，有硬须如刺又名铁菱角。掰断鲜嫩的根，断面白色，水润，眼见慢慢变成红褐色。根可

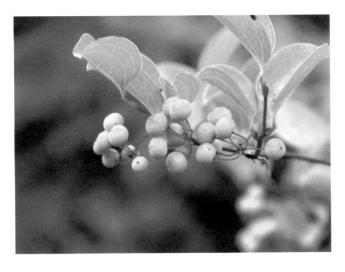

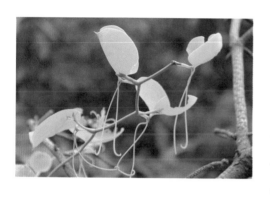

浸成赤汁，可煮粉而食，亦可提取淀粉和栲胶，或用来酿酒。李时珍："其茎似蔓而坚强，植生而有刺。其叶团大，状如马蹄，光泽似柿叶，不类冬青。秋开黄花结红子。其根甚硬，有硬须如刺。其叶煎饮酸涩。野人采其根叶，入染家用，名铁菱角。"[1] 坚硬、生刺、色红，为其特点。

《名医别录》："味甘，平，温。无毒。主腰背寒痛，风痹，益血气，止小便利。"[2]

菝葜之用，取其质硬，取其生刺，取其色赤。茎有刺，根如刺，为风芒之象，其质坚硬，故去风坚筋骨，主风痹、腰背寒痛。其茎紫，嫩茎赤，干叶色赤，其果赤，其根赤黄，浸出赤汁，故可补益气血。其根有粉而胶，其味甘酸收敛，而止小便利、小便滑数。李时珍用治消渴、血崩、下痢。有刺而为风象，茎坚硬如筋，故入肝经，王好古用其补肝经风虚。其叶外涂亦治风肿，止痛，扑损，恶疮。

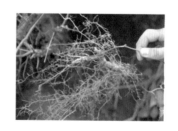

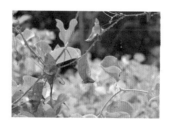

[1] 李时珍.本草纲目[M].北京：人民卫生出版社，2002:1294.

[2] 唐慎微.证类本草[M].北京：华夏出版社，1993:239.

胡芦巴

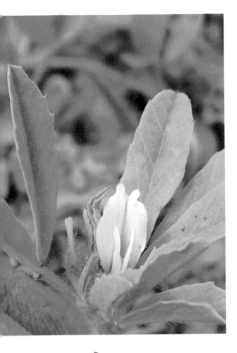

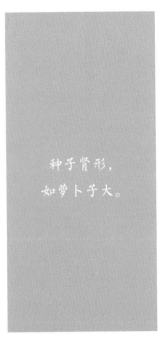

种子肾形，
如萝卜子大。

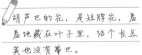

胡芦巴的花，是短脖花，羞羞地藏在叶子里，结个长豆荚也没有蒂巴。

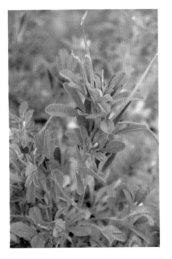

胡芦巴：为豆科一年生草本植物胡芦巴的成熟种子。又名卢巴子、苦豆、胡巴、卢巴、香豆子。它不是葫芦科植物葫芦的蒂把。胡芦巴是香草，整株有香气。百草园里有了它，弥漫着浓浓的香气，那气味如同白芷，它又名香豆子。种子肾形，如萝卜子大，含有大量黏胶，水浸泡后形体膨大，白色半透明肥厚的胚乳触之涎滑，水液亦呈黏液状。"巴"是古人对黏糊糊东西的称呼，胡芦巴的种子的黏得如泥巴、锅巴一般，故得此名。它气香温暖，又善粘着。

胡芦巴首载于《嘉祐本草》："主元脏虚冷气。得附子、硫磺，治肾虚冷，

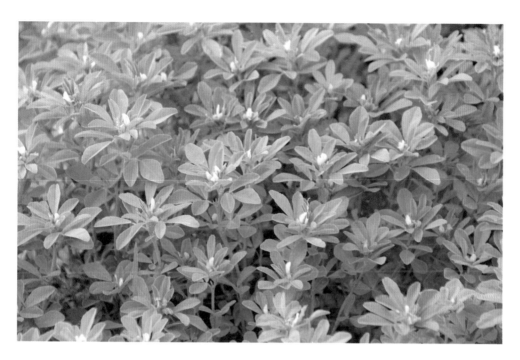

腹胁胀满，面色青黑。得茴香子、桃仁，治膀胱气甚效。"[1]

　　胡芦巴为豆形，故入下焦之肾与命门；其味苦气香
而热，故补肾阳命门之火。因其性粘接敛合，气热暖肾
阳，又治阳虚精冷自遗，火不生土之洞泄不禁。"又治
寒疝冲心，及奔豚瘕癖，寒湿脚气，诸阴冷症，无不奏
功。因其益命门之力，所谓益火之原，以消阴翳是也。"[2]

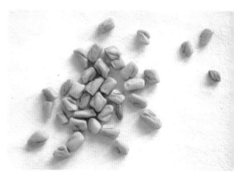

胡芦巴的种子，不太像豆子，
上面还被打了一道印记。

[1] 唐慎微. 证类本草 [M]. 北京：华夏出版社，1993:330.

[2] 倪朱谟. 本草汇言 [M]. 北京：中医古籍出版社，2005:137.

葛根

葛根：为豆科多年生落叶藤本植物葛的根。《说文解字》："葛，絺綌（chī xì）草也。从草曷声。"[1] 葛藤成缕，可做衣履。葛布凉爽，有粗有细（絺綌），可做夏衣。陆游："水风吹葛衣，草露湿芒履。"细细葛藤，亦可成履，《诗经》："纠纠葛履，可以履霜。"纠缠的葛藤，蔓延在山谷中。《本草图经》："春生苗，引藤蔓，长一二丈，紫色，叶颇似楸叶而青，七月着花似豌豆花，不结实。根形如手臂，紫黑色。五月五日午时采根，曝干。以入土深者为佳，今人多以作粉食之，甚益人。"[2] 葛根色白，多筋多粉，可作粉食。白居易："滤泉澄葛粉，洗手摘藤花。"花红紫色，结果者少，其果如豆荚，色黄多毛，果仁如豆，嚼之亦腥气。

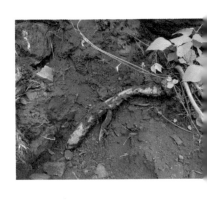

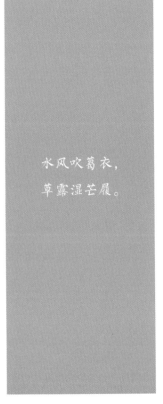

水风吹葛衣，
草露湿芒履。

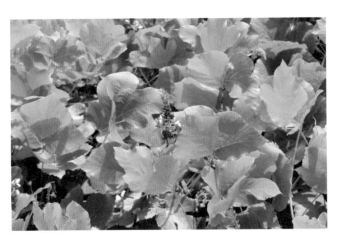

《神农本草经》："味甘，平。主消渴，身大热，呕吐，诸痹，起阴气，解诸毒。一名鸡齐根。"

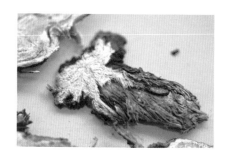

野葛之根，筋多粉少，正可入筋强筋，强阴起阴气。

《神农本草经》："味甘，平。主消渴，身大热，呕吐，诸痹，起阴气，解诸毒。一名鸡齐根。"《名医别录》："疗伤寒中风头痛，解肌发表出汗，开腠理，疗金疮止痛，胁风痛。生根汁，大寒，疗消渴，伤寒壮热。叶，主金疮止血。"[3]

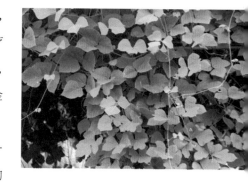

春日阳气上升，葛藤发新芽，蔓延迅速，可夜长一尺（白天也长，只是长夜一觉醒来，更容易发现它的变化），知其具升发通利之性，且走表，疗伤寒中风头痛，发表出汗，开腠理，疗胁风。其根粗大多肉，此则主肌肉之疾，入肌肉，发肌肉之邪，曰解肌。其根粗大，根中多筋，入筋强筋，前阴为宗筋之聚，故强阴起阴气，强筋治诸痹。"盖古人之所谓生者，即今之所谓鲜者也。"[4] 其根白而多粉多津液，生根汁生津止渴退热，主消渴，伤寒身大热。酒为热毒，酒客爱葛粉葛花。葛有筋有肉，生长迅速，故可合金疮止血。

[1] 许慎.说文解字[M].北京：中华书局，1999:21.
[2] 唐慎微.证类本草[M].北京：华夏出版社，1993:216.
[3] 唐慎微.证类本草[M].北京：华夏出版社，1993:216.
[4] 浙江省中医药管理局编.张山雷医集[M].北京:人民卫生出版社，1995:299.

款冬

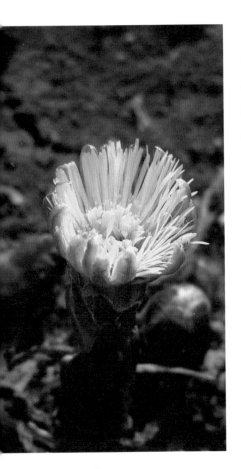

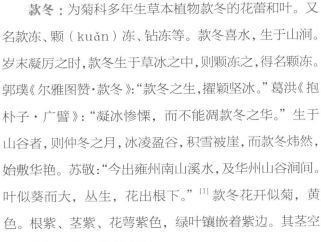

款冬：为菊科多年生草本植物款冬的花蕾和叶。又名款冻、颗（kuǎn）冻、钻冻等。款冬喜水，生于山涧。岁末凝厉之时，款冬生于草冰之中，则颗冻之，得名颗冻。郭璞《尔雅图赞·款冬》："款冬之生，擢颖坚冰。"葛洪《抱朴子·广譬》："凝冰惨慄，而不能凋款冬之华。"生于山谷者，则仲冬之月，冰凌盈谷，积雪被崖，而款冬炜然，始敷华艳。苏敬："今出雍州南山溪水，及华州山谷涧间。叶似葵而大，丛生，花出根下。"[1] 款冬花开似菊，黄色。根紫、茎紫、花萼紫色，绿叶镶嵌着紫边。其茎空虚，白瓤似絮。秋后花蕾出自根下，掰开见黄色花丝，其味先甘后辣。花开后白絮飘飞，犹如蒲公英。花后始叶，叶凋而花，花叶两不相见。药用花并枝叶，以甘草水浸一宿，再取款冬叶拌裹一夜，晒干去叶用。

《神农本草经》："味辛，温。主咳逆上气，善喘，喉痹，诸惊痫，寒热邪气。一名橐吾，一名颗冻，一

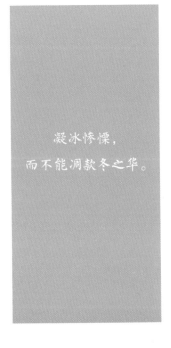

凝冰惨慄，
而不能凋款冬之华。

一朵冬日花，日出而开，日入而闭。

152

名虎须，一名菟奚。"《药性论》："主疗肺气心促急，热乏劳咳，连连不绝，涕唾稠黏，治肺痿肺痈，吐脓。"[2]

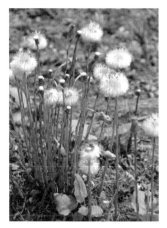

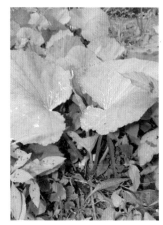

款冬水生湿生，白紫色的根，宽阔的绿叶，粗粗的淡紫色的茎，顶端一

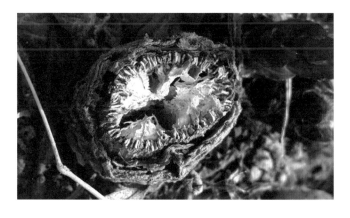

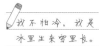

我不怕冷，我是冰里生来雪里长。

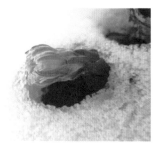

花苞，根上发出多个紫红色花苞。其茎空虚有白瓤，中空色白，故入肺。空能去实，故去胸中之实，主疗肺气心促急，热乏劳咳，连连不绝，涕唾稠黏，治肺痿肺痈，吐脓，及咳逆上气，善喘，喉痹。花蕾气馨香，嚼之，先小甘，后小辛，回味则满口大辛而麻，久久存留。功效要点为色白中空入肺，中空去实，辛香则通。其花非时而开为异象，其味辛香，可辟邪气，治诸惊痫，寒热邪气。

[1] 唐慎微.证类本草[M].北京：华夏出版社，1993:256.

[2] 唐慎微.证类本草[M].北京：华夏出版社，1993:256.

漏芦

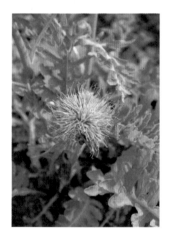

漏芦：为菊科多年生草本植物祁州漏芦或禹州漏芦的根。《本草图经》：花紫碧，如单叶莲花，花萼下及根旁有白茸裹之，根如蔓菁而细，又类葱本，黑色，淮甸人呼为老翁花。祁州漏芦花如大蓟，色紫红。其根色黑红，老则"漏"，即从芦部腐烂，得漏芦之名。根虽腐烂，从野外移栽到百草园，依然生机勃勃。春天冒出紫碧色的幼芽，渐渐伸展成硕大而有缺裂的叶子，花葶窜出，上有榔头样的花苞。

《神农本草经》："味苦咸，寒。主皮肤热，恶疮，疽痔，湿痹，下乳汁。久服轻身益气，耳目聪明，不老延年。一名野兰。"陶隐居："疗诸瘘疥，此久服甚益人，而服食方罕用之。今市人皆取苗用之。俗中取根，名鹿骊根，苦酒摩，以疗疮疥。"[1]

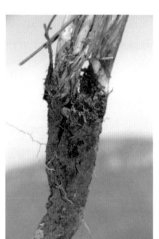

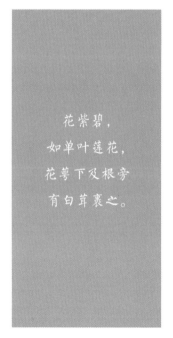

花紫碧，
如单叶莲花，
花萼下及根旁
有白茸裹之。

漏芦有了年纪，芦部已经漏了。

漏芦那色红而腐烂的根，犹如烂疮，故主恶疮，疽痔。其性通漏，故治湿痹，下乳汁。倪朱谟："去风热，解疮痍，寒而通利

《神农本草经》："味苦咸，寒。主皮肤热，恶疮，疽痔，湿痹，下乳汁。
久服轻身益气，耳目聪明，不老延年。一名野兰。"

之药也，……能理血排脓，引经脉，利筋骨，行脏腑。而古方以漏芦汤为痈疡科初起泄毒之首剂也。"[2] 其根腐而不朽，有长生之象，故久服轻身益气，耳目聪明，不老延年。进一步发挥，《日华子》："治小儿壮热，通小肠，泄精，尿血，风赤眼，乳痈，发背，瘰疬，肠风，排脓，补血。治扑损，续筋骨，敷金疮，止血长肉，通经脉。"[3] 性通利，可利小肠，治淋沥；色红入血分，可补血活血，通经脉，治湿痹、历节风痛，筋脉拘挛，痛如虎咬，身难展动。

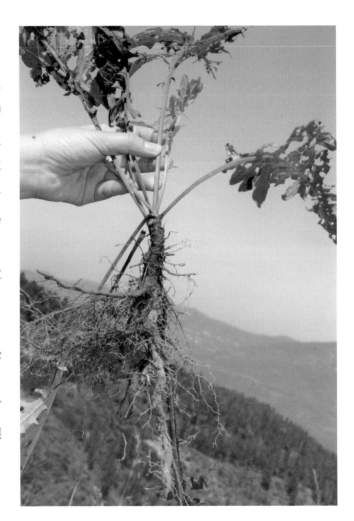

[1] 唐慎微 . 证类本草 [M]. 北京：华夏出版社，1993:196.

[2] 倪朱谟 . 本草汇言 [M]. 北京：中医古籍出版社，2005:134.

[3] 唐慎微 . 证类本草 [M]. 北京：华夏出版社，1993:197.

丹参

丹参：为唇形科多年生草本植物丹参的根。又名赤参、山参、逐马、奔马草。李时珍曰："处处山中有之。一枝五叶，叶如野苏而尖，青色皱毛。小花成穗如蛾形，中有细子。其根皮丹而肉紫。"[1] 其根皮色红，肉白，略似人参，形如血脉，又名赤参。新鲜的丹参根，皮红肉白，触摸之皮色可染手成丹。剪断其根，断面渐渐变成紫色，即李时珍所谓皮丹而肉紫。采其花叶，均可将手染成红色。可见其被丹含紫，犹如丹砂。其根色红，形如血脉，处处山野有之，得名山参。嚼之味苦。

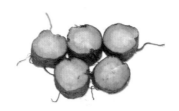

《神农本草经》："味苦，微寒。主心腹邪气，肠鸣幽幽如走水，寒热积聚，破癥除瘕，止烦满，益气。"《名医别录》："养血，去心腹痼疾，结气，腰脊强，脚痹，除风邪留

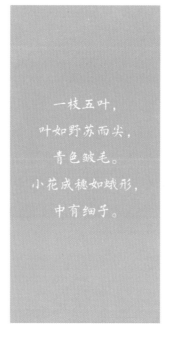

一枝五叶，
叶如野苏而尖，
青色皱毛。
小花成穗如蛾形，
中有细子。

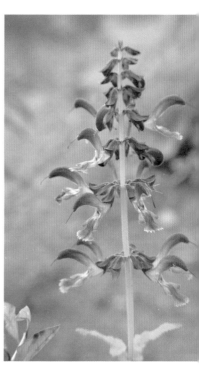

丹参花像张大的嘴，又像利爪。虽是紫花，触摸后却把手染红。

《神农本草经》："味苦，微寒。主心腹邪气，肠鸣幽幽如走水，寒热积聚，破癥除瘕，止烦满，益气。"

　　《名医别录》："养血，去心腹痼疾，结气，腰脊强，脚痹，除风邪留热。久服利人。"

热。久服利人。"[2]

　　丹参色正红如丹砂，色红如火可以辟邪气，治心腹邪气之病。其形色如血脉，故通利血脉，而治腰脊强，脚痹，除风邪留热。《神农本草经百种录》："此以色为治也。赤走血，心主血，故丹参能走心，以治血分之病。又辛散而润泽，故能通利而涤邪也。"[3] 故能去心腹痼疾结气，寒热积聚，破癥除瘕。形似人参，色红如脉，故能补气养血。丹参补气养血，滑利活血，故强腰脊，除风邪脚痹，使人轻健有力，行走若飞。肖炳《四声本草》："酒浸服之，治风软脚，可逐奔马，故名奔马草。"[4]

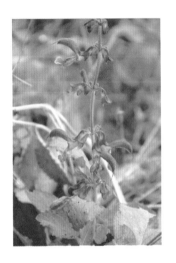

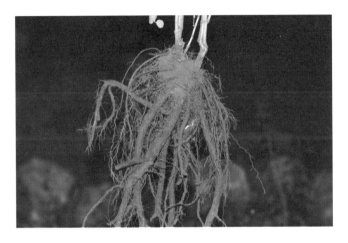

[1] 李时珍.本草纲目[M].北京：人民卫生出版社，2002:759.

[2] 唐慎微.证类本草[M].北京：华夏出版社，1993:199.

[3] 徐大椿.神农本草经百种录[M].北京：学苑出版社，2011:29.

[4] 唐慎微.证类本草[M].北京：华夏出版社，1993:200.

紫参

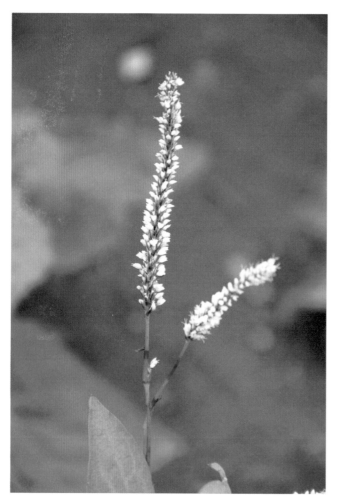

花开白紫，有点像狗尾巴花。

紫参：为蓼科多年生草本植物拳参的根茎。又名牡蒙、马行、拳参。其根茎扁长形或扁圆柱形，弯曲，有的对卷弯曲，两端略尖，或一端渐细。此根弯曲如拳状，故名拳参。表面紫褐色或紫黑色，断面浅棕红色。粗糙质硬，

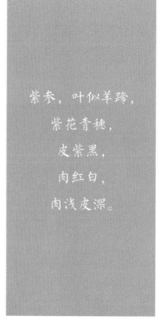

紫参，叶似羊蹄，
紫花青穗，
皮紫黑，
肉红白，
肉浅皮深。

《神农本草经》："味苦，辛，寒。
主心腹积聚，寒热邪气，通九窍，利大小便。一名牡蒙。"

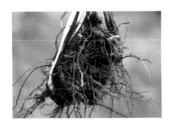

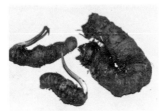

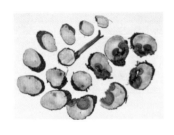

似人参而色紫，故名紫参。苏敬："紫参，叶似羊蹄，紫花青穗，皮紫黑，肉红白，肉浅皮深。"[1] 闻之气微，嚼之味苦涩。

《神农本草经》："味苦，辛，寒。主心腹积聚，寒热邪气，通九窍，利大小便。一名牡蒙。"

其色紫红，如同丹砂，可辟邪气，故主莫名之心腹积聚，寒热邪气。紫色与红色同类，其色紫红，其味辛，故入血分。其性寒，可除热。《名医别录》："疗肠胃大热，唾血衄血，肠中聚血，痈肿诸疮，止渴益精。"《药性论》："治心腹坚胀，散瘀血，治妇人血闭不通。"[2] 其形弯曲，表面不平，色紫黑，宛若瘀血疙瘩，其味辛，能散，故能行气散瘀，治气滞血瘀之心腹积聚坚胀；妇人血闭不通；肠中聚血；气血壅滞不通之痈肿诸疮；且通九窍，利大小便。

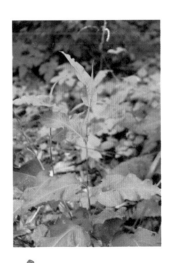

泰山上的紫参，茎坚叶大。

[1] 唐慎微.证类本草[M].北京：华夏出版社，1993:236.
[2] 唐慎微.证类本草[M].北京：华夏出版社，1993:236.

沙参

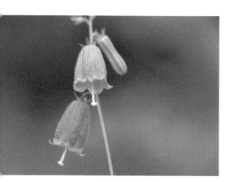

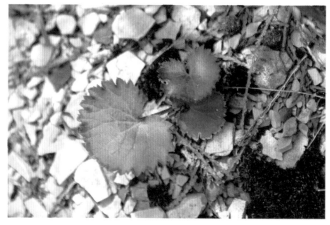

沙参：为桔梗科多年生草本植物石沙参的根（南沙参之一）。又名白参。初秋时节，山地的谷子开始收获。沿途的小路边、松柏下，紫色的风铃花在摇曳。或一枝两铃，或一枝数铃，白色的花蕊长长的垂出，好像牵引一下就可敲出清脆的铃声。李时珍："沙参处处山原有之。二月生苗，叶如初生小葵叶，而团扁不光。八九月抽茎，高一二尺，茎上之叶，则尖长如枸杞叶，而

二月生苗，叶如初生小葵叶，而团扁不光。

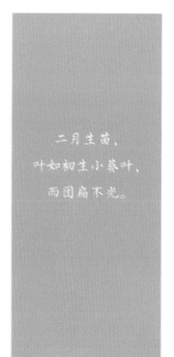

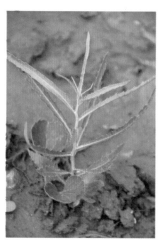

初生小叶圆扁如葵，茎上之叶尖长。

小有细齿。秋月叶间开小紫花，长二三分，状如铃铎，五出，白蕊，亦有白花者。并结实，大如冬青实，中有细子。霜后苗枯。其根生沙地者长尺余，大一虎口，黄土地者则短而小。根茎皆有白汁。"[1] 适于沙地生长，得沙参之名。其色白，名白参。其根深深地扎在沙土里，好像无法挖到尽头，总是得到断根。空疏的断面流出乳汁，白色的根握在手里，就像海绵样虚软。

《神农本草经》："沙参：味苦，微寒。主血积，惊气，除寒热，补中，益肺气。久服利人。"

沙参生于山原沙地，色白质松软空虚，甘苦质润，全株尚有白色乳汁，因形虚色白入肺，补中，益肺气。

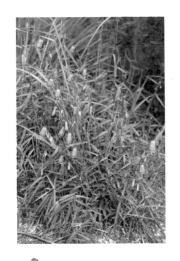

秋收时节，石沙参上挂满铃铛，秋风瑟瑟，正好作响。

《神农本草经百种录》："惟沙参为肺家气分中理血之药，色白体轻，疏通而不燥，润泽而不滞。"[2]

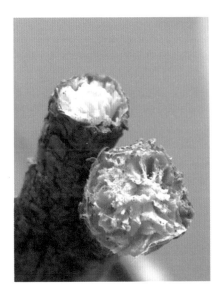

[1] 李时珍.本草纲目[M].北京：人民卫生出版社，2002:711.

[2] 徐大椿.神农本草经百种录[M].北京：学苑出版社，2011:30.

虎杖

虎杖：为蓼科多年生灌木状草本植物虎杖的根茎和根。又名枯杖、大虫杖、酸杖、苦杖、斑杖。茎秆如杖，上有赤斑若大虫（虎），故名斑杖、虎杖、大虫杖。虎杖地上部分，当年枯死，得名枯杖。味酸苦，有蓼科植物特点，名酸杖、苦杖。韩宝昇："生下湿地，作树高丈余，其茎赤根黄。"似荭草而粗大，有细刺，可染赤。虎杖生于溪水边，春生苗，如竹笋状，拔节迅速，上有赤斑点。叶似杏叶，七月开花似蓼，九月结实。茎秆中

叶似杏叶，
七月开花似蓼，
九月结实。
茎秆中空若竹，
秋后枯。
根外黑内赤。

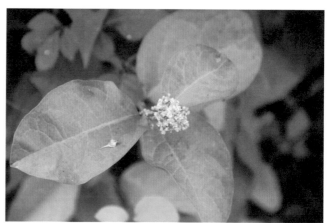

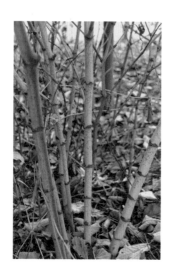

空若竹，秋后枯。根外黑内赤。

《名医别录》："主通利月水，破留血癥结。"[1]《日华子》："治产后恶血不下，心腹胀满，排脓，主疮疖痈毒，妇人血晕，扑损瘀血，破风毒结气。"[2]

《名医别录》："主通利月水，破留血癥结。"

《日华子》："治产后恶血不下，心腹胀满，排脓，主疮疖痈毒，妇人血晕，扑损瘀血，破风毒结气。"

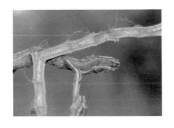

虎杖若竹，其芽像笋，破土而出，拔节有声，有通利之象。其茎直立中空，空能去实，其刺尖锐，性通利。斑赤根赤，色赤入血，故主通利月水，破留血癥结。治产后恶血不下，心腹胀满，妇人血晕，扑损瘀血。排脓，主疮疖痈毒，破风毒结气。

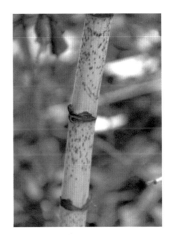

虎杖野生于水泽湿润之地，禀水湿寒凉之性。《药性论》："主治大热烦躁，止渴利小便，压一切毒，暑月和甘草煎，色如琥珀可爱，堪看，尝之甘美。瓶置井中，令冷彻如冰，白瓷器及银器中盛，似茶啜之。时人呼为冷饮子，又且尊于茗。"[3] 性凉解暑解毒，胜过茶茗。虎杖之用，取其色、其形、其所生之地。色赤、中空、生于水泽湿地，故能活血、通利、去水、清热解毒。

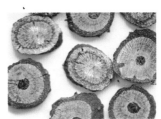

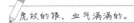
虎杖的根，血气满满的。

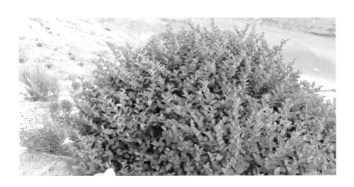

[1] 唐慎微.证类本草[M].北京：华夏出版社，1993:394.

[2] 唐慎微.证类本草[M].北京：华夏出版社，1993:395.

[3] 唐慎微.证类本草[M].北京：华夏出版社，1993:294.

紫花地丁

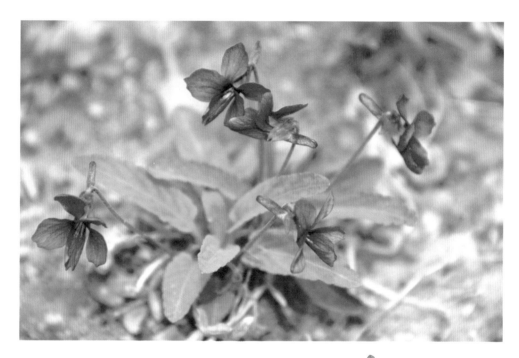

紫花地丁：为堇菜科多年生草本植物紫花地丁的带根全草。叶似箭头，又名箭头草。

李时珍："苦辛，寒。无毒。主治一切痈疽发背，疔肿瘰疬，无名肿毒，恶疮。"[1]

紫花地丁叶鲜美，入

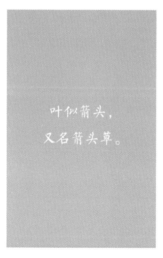

叶似箭头，
又名箭头草。

蒴果成熟后，就会炸开。

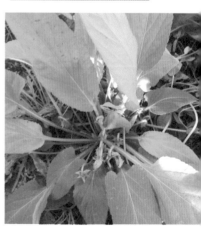

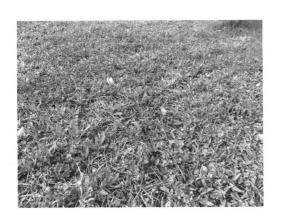

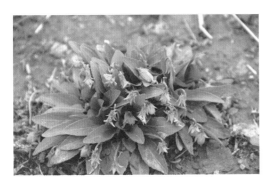

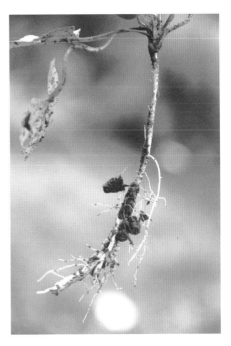

紫花地丁，叶滑花滑，就连这根，也是又甜又滑。

口一嚼即涩滑，越嚼越滑，其根亦涩滑，为滑类药物。滑能养窍，治毛窍为病之痈疽疔肿瘰疬，及一切无名肿毒，捣汁和酒服；将渣滓敷疮上，立时消解。性滑利开通，又治喉痹肿痛，用叶入酱少许研膏，点入喉间取吐。滑能养窍，又能去着，故治稻芒黏咽不得出者，紫花地丁叶咀嚼咽下。

[1] 李时珍.本草纲目 [M].北京：人民卫生出版社，2002:1109.

蒲公英

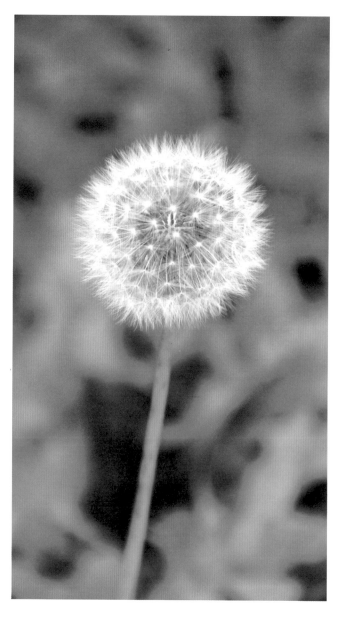

蒲公英：为菊科多年生草本植物及其多种同属植物的带根全草。《本草图经》："春初生苗，叶如苦苣，有细刺。中心抽一茎，茎端出一花，色黄如金钱。断其茎，有白汁出，人亦啖之。俗呼为蒲公英。"[1]古有蒲且（jū），

春初生苗，
叶如苦苣，
有细刺。
中心抽一茎，
茎端出一花，
色黄如金钱。

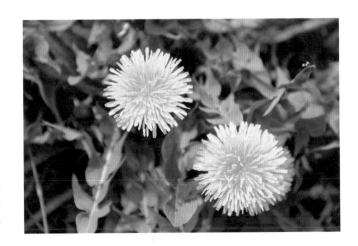

已值黄花少年，来日变成小
伞，飘向天涯。

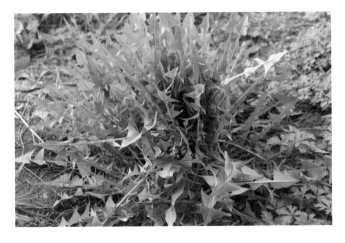

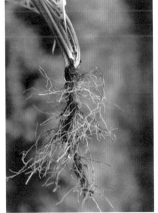

蒲公英的叶子，每个都是
一支箭。

相传是善于射鸟的人。《列子·汤问》："蒲且子之弋也，
弱弓纤缴，乘风振之，连双鸧于青云之际。"[2] 英，指
其叶，如萝卜英子、胡萝卜英子之类。蒲公英叶如箭状，
因蒲且而得名。

《新修本草》："味甘，平，无毒。主妇人乳痈肿。
水煮汁饮之及封之，立消。一名拘耨草。"[3]

蒲公英全株具乳液如妇人乳汁，其叶有箭象，性穿
透，故治妇人乳痈肿。

[1] 唐慎微.证类本草[M].北京：华
　　夏出版社，1993:331.

[2] 列子[M].贵阳：贵州人民出版社，
　　1996:142.

[3] 唐慎微.证类本草[M].北京：华
　　夏出版社，1993:331.

术

术：为多年生菊科草本植物苍术、白术的根。

苍术：有地下根状茎，结节状。叶互生，分裂或不分裂，边缘有针刺状缘毛，或三角形刺齿，茎赤，又名赤术。根如老姜之状，苍黑色，又名青术，切开

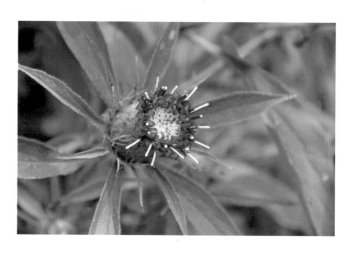

白术开花，苞大蕊小。

内有朱砂点。根坚硬，气香烈，味微甘、辛、苦。

白术：根状茎呈块状，中有膏汁，虽日晒后即复还软。全部叶质地薄，纸质，两面绿色，无毛，边缘或裂片边缘有刺状或细齿状缘毛。根气清香，味甘，微辛，嚼之略带黏性。"试取二术之苗叶根茎，性、味察之，种种各异。白术近根之叶，每叶三歧，略似半夏，其上叶绝似棠梨

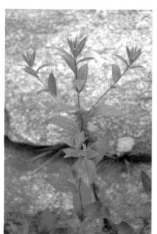

苍术，茎赤，叶有锯齿。

多年生菊科草本植物苍术、白术的根。

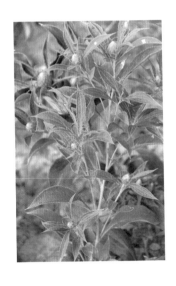

叶，色淡绿不光。苍术近根之叶，作三五叉，其上叶则狭而长，色青光润。白术茎绿，苍术茎紫。白术根如人指，

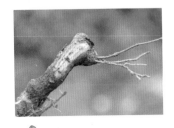

白术根，皮褐色。

亦有大如拳者，皮褐色，肉白色，老则微红。苍术根如老姜状，皮色苍褐，肉色黄，老则有朱砂点。白术味始甘，次微辛，后乃有苦。苍术始甘，次苦，辛味特胜。白术性和而不烈，苍术性燥而烈。"[1]张志聪将其形色气味，区别得如此细致，确实如此。

《神农本草经》《名医别录》将两者均称为"术"，《神农本草经》："术：味苦，温。主风寒湿痹，死肌，痉疸，止汗除热，消食。作煎饵，久服轻身延年，不饥。一名山蓟。"《名医别录》："术：甘，无毒。主大风在身面，风眩头痛，目泪出，消痰水，逐皮间风水结肿，除心下急满及霍乱吐下不止，利腰脐间血，益津液，暖胃，消谷，嗜食。一名山姜，一名山连。"

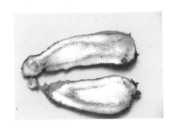

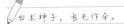

白术种子，长毛作伞。

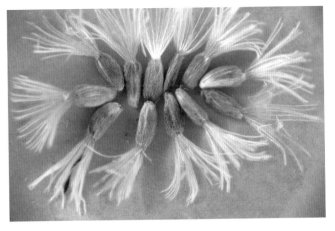

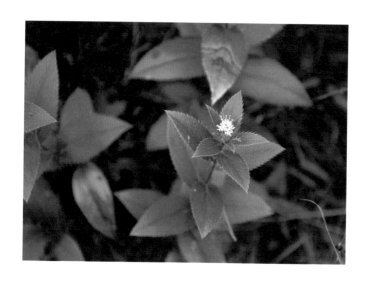

山上的苍术，藏在树林下，悄悄绽放白色的小花儿。

陶弘景，始将其分为赤术白术："白术，叶大有毛而作桠，根甜而少膏，可作丸散用；赤术，叶细无桠，根小苦而多膏，可作煎用。"[2]赤术即苍术，因其茎秆紫赤命名。因术多刺有风象，可使人轻举疾行，飘然若飞，长生久视。其气香雄烈，可辟恶气。陶弘景：《仙经》云，亦能除恶气，弭灾沴（lì）。昔刘涓子挪取其精而丸之，名守中金丸，可以长生。又名仙术。[3]李时珍："张仲景辟一切恶气，用赤术同猪蹄甲烧烟。陶隐居亦言术能除恶气，弥灾沴，故今病疫及岁旦，人家往往烧苍术以辟邪气。"[4]

二术均叶苞生刺，有句芒之象，为风药而治风疾，故主大风在身面，风眩头痛，目泪出。及风邪所致风寒湿痹，死肌（肌肉萎缩废用），痉疸，止汗除热。有刺而能通、能破利，气香则散，故除心下急满及霍乱吐下不止，利腰脐间血。消痰水，逐皮间风水结肿。其质润，生津液，其气芬芳，醒脾暖胃，消谷化食，令人嗜食。《日华子》："术，治一切风疾，五劳七冷，冷气腹胀，补腰膝，消痰，治水气，利小便，止反胃呕逆及筋骨弱软，痃癖气块，妇人冷癥瘕，温疾，山岚瘴气，除烦长肌。"[5]

二术主治的分化。苍术根如老姜之状，坚硬，苍黑色，又名青术，皮苍里黄，有红点而油腻，气香烈，味辛，有走窜之力，

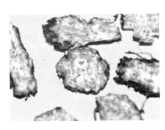

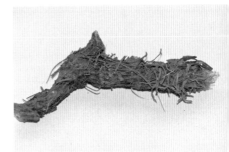

疏泄宽中。白术皮黄里白，甘味大于辛味，嚼之略带黏性，守而补益脾胃。《本草求原》："白术茎绿，皮褐肉白，老则微红，根小而长，下悬一颗，形微圆，俗名金线吊芙蓉者真。先甘微辛，次苦，土得火化，从其母也，故健中而守，补脾之功多。苍术茎紫，根如老姜，皮苍肉黄，老则有朱砂点。微甘，次苦，辛独胜，土顺金化，从其子也，故宽中疏发，行胃之功多。"[6]

[1] 张志聪.本草崇原[M].北京：中国中医药出版社，2008:3.

[2] 唐慎微.证类本草[M].北京：华夏出版社，1993:155.

[3] 唐慎微.证类本草[M].北京：华夏出版社，1993:155.

[4] 李时珍.本草纲目[M].北京：人民卫生出版社，2002:739.

[5] 唐慎微.证类本草[M].北京：华夏出版社，1993:155.

[6] 朱晓光.岭南本草古籍三种[M].北京：中国医药科技出版社，1999:99.

藜芦

藜芦：为百合科植物黑藜芦的干燥根及根茎。又名山葱、葱苒（rǎn）、葱茭（tǎn）、旱葱、憨葱、葱白藜芦、丰芦、蕙葵。藜芦为多年生草本，高一米左右，三月生苗，绿叶宽阔，如棕榈发芽，又如车前。茎如葱白，青紫色，

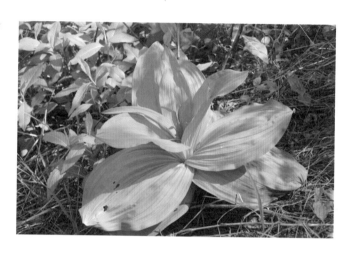

高五六寸，茎上裹有网状黑皮（叶柄残基），似棕榈皮。根下极其似葱而多毛。黑色为"黎"，药草近根处为"芦"，李时珍："黑色曰黎，其芦有黑皮裹之，故名。根际似葱，俗名葱管藜芦是也。"[1] 黑皮包茎，似棕皮，故称黑藜芦。

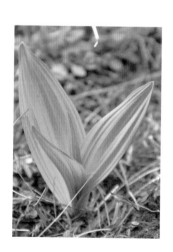

根下极似葱而多毛，北人呼为憨葱，南人呼为鹿葱。

《神农本草经》："味辛，寒。主蛊毒，咳逆，泄利肠澼，头疡疥瘙恶疮，杀诸虫毒，去死肌。一名葱苒，一名葱茭。"《名医别录》："味苦，微寒，有毒。疗哕逆，喉痹不通，鼻中

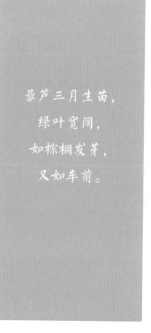

藜芦三月生苗，绿叶宽阔，如棕榈发芽，又如车前。

《神农本草经》："味辛，寒。主蛊毒，咳逆，泄利肠澼，头疡疥瘙恶疮，杀诸虫毒，去死肌。一名葱苒，一名葱葵。"

息肉，马刀烂疮。不入汤。一名山葱。"[2]

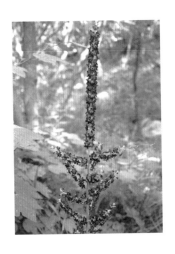

诸家本草对藜芦的认识不同，神农、雷公本草认为辛，有毒；岐伯本草认为咸，有毒；季氏本草认为大毒，大寒；扁鹊本草认为苦，有毒。应该都是品尝鲜品后的经验总结。《药性论》："有大毒。能主（治，避讳改为主）上气，去积年脓血，泄利，治恶风疮疥癣头秃，杀虫。"[3] 其上行而宣通开窍，用治喉痹不通，鼻中息肉，病在上者，因而越之，用吐法。《绛雪园古方选注》按：藜芦，忽地生花，其性迅发，力能透顶，令人善嚏，吐风痰。上行之药，而古人疗咳逆、哕逆，令人费解，故《本草图经》："此药大吐上膈风涎，暗风痫病，小儿鮈，用钱匕一字，则恶吐人。又用通顶令人嚏，而古经本草云疗呕逆，其效未详。"[4] 吐药多种作用，《本草纲目》：

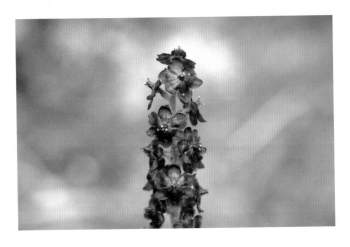

舒展坚挺的藜芦花，累贴在花葶上，可作簪子插头上。

"吐药不一，常山吐疟痰，瓜丁吐热痰，乌附尖吐湿痰，莱菔子吐气痰，藜芦则吐风痰者也。"[5] 藜芦杀诸虫毒，故主蛊毒，头痒疥瘙恶疮，恶风疮癣头秃；又用藜芦末治动物皮肤病。藜芦为腐蚀性药物，外用治喉痹不通，鼻中息肉，马刀烂疮，去死肌；内服治犹如疮生肠道的泄利肠澼、积年脓血。因其腐蚀，《圣惠方》治黑痣生于身面上，用藜芦灰五两，水一大碗，淋灰汁于铜器中盛，以重汤煮令如黑膏，以针微拨破痣处点之，良，不过三遍，神验。因其有腐蚀作用，《神农本草经》用其去死肌，腐蚀即可杀虫，故杀诸虫毒。亦治虫所致蛊毒，头疡疥

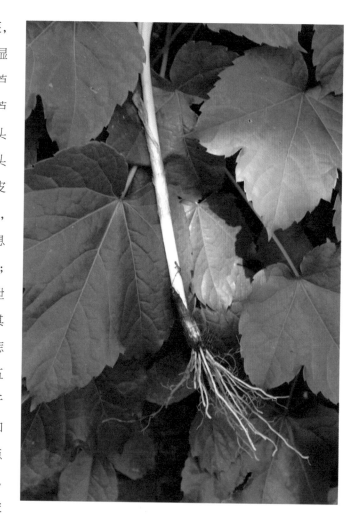

174

瘙恶疮。

　　藜芦鲜品腐蚀性更强。为确知藜芦之性味，在山上咀嚼藜芦的须根，得知其味微苦微辛，但之后口唇发热肿胀，起水泡，形成溃疡后，日久不愈合。初识藜芦之名是《中药学》中的十八反。"本草名言十八反，半蒌贝蔹及攻乌，藻戟遂芫俱战草，诸参辛芍叛藜芦。"[6] 十八反中两种药物合用，能产生毒性反应或副作用，即使不与诸药合用，藜芦也会穿肠烂胃，藜芦应尽量避免内服。可以想象，不仅诸参辛芍，别药与藜芦共成汤剂，同样被藜芦涌吐而出，若不内服，十八反就无存在的前提。若用极小的量口服不涌吐，而治疗积年脓血泄利，这量还能到达下部，通过去腐生肌，起到治疗作用？神农、雷公、岐伯、扁鹊、季氏诸家本草均认为其有毒，应是实地品尝体验的结果。今天的《中药学》教材强调了藜芦的吐风痰作用，而忽略了古人最常用的腐蚀治病法。尝过它的人已明确指出不入汤剂，未曾尝过百草的人怎么知道其中的厉害。可见尝百草对中药理论的认识多么重要。

[1] 李时珍．本草纲目 [M]．北京：人民卫生出版社，2002:1155.

[2] 唐慎微．证类本草 [M]．北京：华夏出版社，1993:290.

[3] 唐慎微．证类本草 [M]．北京：华夏出版社，1993:290.

[4] 唐慎微．证类本草 [M]．北京：华夏出版社，1993:290.

[5] 李时珍．本草纲目 [M]．北京：人民卫生出版社，2002:1156.

[6] 邓铁涛编校．子和医集 [M]．北京：人民卫生出版社，1996:334.

玉竹

　　玉竹：为百合科多年生草本植物玉竹的根茎。又名女萎、萎蕤、葳蕤、地节、荧、青黏。《本草图经》："萎蕤，生泰山山谷丘陵，今滁州、舒州及汉中皆有之。叶狭而长，表白里青，亦类黄精。茎秆强直似竹，箭秆有节。根黄多须，大如指，长一二尺。或云可啖。三月开青花，结圆实。"[1] 玉竹生于崖畔，早春生苗，色青紫秆直，如嫩竹出土，亭亭玉立。开白碧花如铃铎，结子圆如珠子，先青后黑。其根年生一节，黄白多须，嚼之

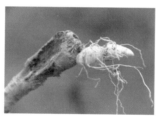

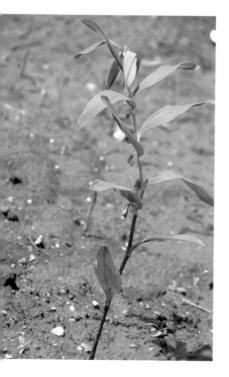

多津而黏，故名地节、青黏。草木叶垂之貌，谓之葳蕤，此草开花结果时节，细茎歪斜，花果下垂，犹如冠缨，故名葳蕤。

　　《神农本草经》："女萎：味甘，平。主中风暴热，不能动摇，跌筋结肉，诸不足。久服去面黑皯，好颜色，润泽，轻身不老。"

叶狭而长，
表白里青，
亦类黄精。
茎秆强直似竹，
箭秆有节。

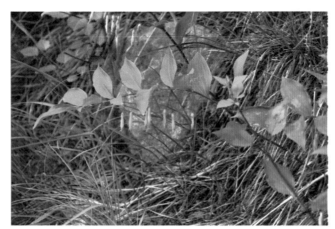

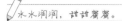
水水润润，甜甜蜜蜜。

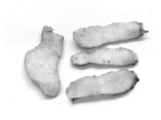

苗青秆黏而多汁，味甘涎滑；其根色白，有节如筋，润而多脂，味甘美。多汁则生津液，养阴清热，主中风暴热。其根如筋，故入筋补不足，治跌筋结肉，不能动摇。玉竹补筋壮肉，补不足，久服则轻身不老。其根白，去面黑䵟，其质润，则润泽，使人好颜色。玉竹之治，取其形色，取其质地。

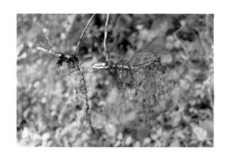

这两棵玉竹很年轻，一年生一节，才两岁呢。

[1] 张志聪. 本草崇原 [M]. 北京：中国中医药出版社，2008:15.

黄精

黄精:为百合科多年生草本植物黄精的根茎。又名太阳草、白及、垂珠、黄芝、野生姜。《本草图经》:"三月生苗,苗高一二尺以来,叶如竹叶而短,两两相对。茎梗柔脆,颇似桃枝,本黄末赤。

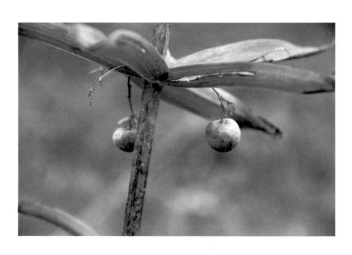

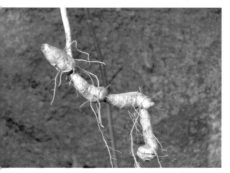

太阳之草,名曰黄精,饵之可以长生。

三月生苗,苗高一二尺以来,叶如竹叶而短,两两相对。

四月开细青白花,如小豆花状。子白如黍,亦有无子者。根如嫩生姜,黄色。"[1] 黄精与玉竹形似,也生于崖壁之上,根黄白质润,味甘美。两者根稍有别,"葳蕤根如荻根及菖蒲,概(jì 稠密)节而平直;黄精根如鬼臼、黄连,大节而不平。虽燥,并柔软有脂润。"[2] 玉竹根节密平直,黄精根节大有坑,如鼓槌彭起。虽生

178

《名医别录》："味甘，平，无毒。补中益气，除风湿，安五脏。久服，轻身延年，不饥。一名重楼，一名菟竹，一名鸡格，一名救穷，一名鹿竹。"

境干燥，但均质润甘美。果实球形，生青熟黑，下垂如珠，故名垂珠。轮叶黄精，叶子一层一层起楼子，有重楼之名。其根色白，节节相连及，名白及。其色黄似姜，为草芝，得黄芝、野生姜之名。干品结节状弯柱形，肥润，表面黄白色。气微，味甜，嚼之有黏性。汉代已有"天老曰：太阳之草，名曰黄精，饵之可以长生。"[3]

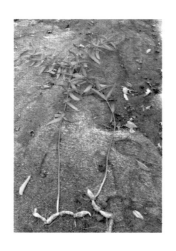

《名医别录》："味甘，平，无毒。补中益气，除风湿，安五脏。久服，轻身延年，不饥。一名重楼，一名菟竹，一名鸡格，一名救穷，一名鹿竹。"[4]

古人认为，其根为精气，花实为飞英。神仙家多钟情。李时珍："补诸虚，止寒热，填精髓，下三尸虫。"[5]三尸虫：上尸名彭质，好宝货，百日下；中尸名彭矫，好五味，六十日下；下尸名彭居，好五色，古人认为，食黄精三十日下，皆烂出。黄精为太阳之精，补中益气，安五脏。形如筋骨，多脂如髓，可壮筋骨，除风湿，填精髓，如此轻身延年得长生。

[1] 唐慎微．证类本草[M]．北京：华夏出版社，1993:145.

[2] 唐慎微．证类本草[M]．北京：华夏出版社，1993:144.

[3] 唐慎微．证类本草[M]．北京：华夏出版社，1993:145.

[4] 唐慎微．证类本草[M]．北京：华夏出版社，1993:144.

[5] 李时珍．本草纲目[M]．北京：人民卫生出版社，2002:720.

天门冬

天门冬：为百合科多年生攀缘状草本植物天门冬的块根。又名明天冬、天棘。《本草图经》："春生藤蔓，大如钗股，高至丈余，叶如茴香，及尖细而疏滑，有逆刺。……夏生白花，亦有黄色者。秋结黑子，在其根枝旁。……其根白或黄紫色，大如手指，长二三寸，大者为胜，颇与百部根相类，然圆实而长，一二十枚同撮。"[1]门（虋）冬即耐冬、能过冬之义。其茎有刺，其叶如细丝。杜甫："江莲摇白羽，天棘蔓青丝。"天门冬蔓生，好缠

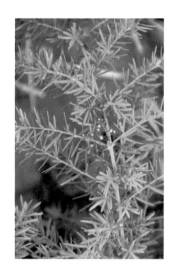

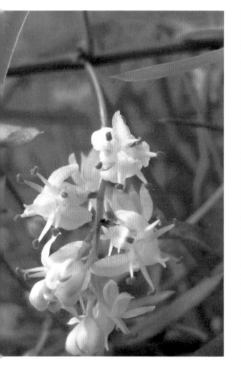

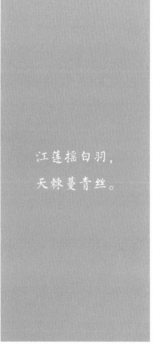

江莲摇白羽，
天棘蔓青丝。

竹木上，叶细如青丝，植之可观。秋日，其翠果变成绯红，赏心悦目。其块根如小指大，皮薄，质亮，故名明天冬，嚼之味甘甜，味如未成熟之落花生，黏而多汁。

《神农本草经》："味苦，平。主暴风湿偏痹，强骨髓，杀三虫，去伏尸。久服，轻身益气，延年。一名颠勒。"

天门冬冬日青翠，叶不凋零，有长生之象。故久服，轻身益气，延年。其茎有逆刺，为风象，故主暴风湿偏痹。将天门冬蒸，剥去皮，食之更甘美，可以止饥，故服食家用之。葛洪认为其功效倍于术与黄精，故有久服轻身益气，延年之效。天门冬质润，虽曝干，犹脂润难捣，必须薄切，曝于日中，或火烘之。因其脂润似骨髓，故可强骨髓。陶隐居："若叶滑者，名絺休，一名颠棘。可以浣縑（jiān），素白如絨（yuè）。金城人名为浣草。擘其根，温汤中挼之，以浣衣胜灰。"[2] 颠棘能去污秽，食之自能去体内秽邪，故《药性论》："煮食之，令人肌体滑泽，除身中一切恶气，不洁之疾，令人白净。"[3] 伏尸者，传尸鬼疰，泉下尸鬼，阴而为病也。天门冬除身中邪恶气，并可杀三虫，去伏尸。

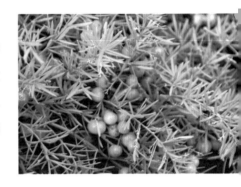

像宝石样的果子，秋后就红彤彤的。

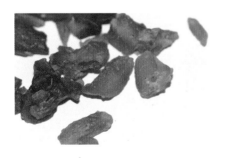

[1] 唐慎微.证类本草 [M].北京：华夏出版社，1993:151.

[2] 唐慎微.证类本草 [M].北京：华夏出版社，1993:150.

[3] 唐慎微.证类本草 [M].北京：华夏出版社，1993:151.

半边莲

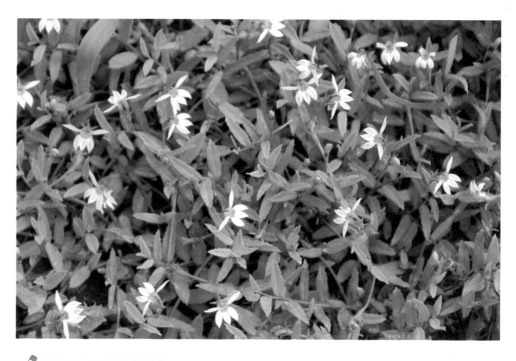

半个莲花开在细蔓上，水边
沟边是家乡。

就地细梗引蔓，
节节而生细叶。
秋开小花，
淡红紫色，
只有半边，
如莲花状，故名。

半边莲：为桔梗科多年生草本植物半边莲的全草。又名半边花、半边菊、急解索、细米草、蛇草、长虫草。产地生境，长江中下游及以南各省区。生于水田边、沟边及潮湿草地上。半边莲为多年生细小草本，花偏向一侧开裂，

182

李时珍："蛇虺伤，捣汁饮，以滓围涂之。"

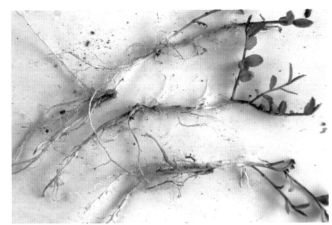

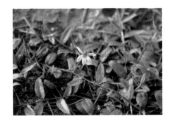

半边莲，就像半个脸。

状如半个莲花，因名半边莲。半边莲始载于《本草纲目》："半边莲，小草也。生阴湿塍（chéng）堑边，就地细梗引蔓，节节而生细叶。秋开小花，淡红紫色，只有半边，如莲花状，故名。又呼急解索。"[1] 药园种植者，入夏即开花。有乳汁，气味不明显。

李时珍："蛇虺伤，捣汁饮，以滓围涂之。"[2]

能利水消肿，清热解毒。所生之处为水田边、沟边及潮湿之地，故能却水利湿消肿，治大腹水肿，面足浮肿。生水湿之地，禀寒凉之性，能清热解毒，治恶疮、虫蛇咬伤，故谚曰"家有半边莲，不怕同蛇眠。"

[1] 李时珍.本草纲目[M].北京：人民卫生出版社，2002:1108.

[2] 李时珍.本草纲目[M].北京：人民卫生出版社，2002:1109.

水芹

水芹：为伞形科多年生草本植物水芹的全草。又名水英、楚葵。生于水边或浅水中，茎侧生肥大的地下枝，茎匍匐而生，下部节上生根。二三月作英（苗子）时，可作菹（zū）及熟瀹（yuè）食，故名水英。其性冷滑如葵，故《尔雅》谓之楚葵。韩宝昇："生水中，叶似芎劳，花白色而无实，根亦白色。"[1] 水芹二月生苗，叶对节而生，似川芎，茎有节棱而中空，气芬芳，五月开细白花如蛇床。去伏热，杀石药毒，捣汁服。

孟诜："捣绞汁，去小儿暴热，大人酒后热，鼻塞身热，利大小便。"[2]

生水中，禀寒凉之气，性冷滑，故去伏热，杀石

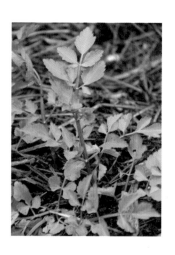

生水中，
叶似芎劳，
花白色而无实，
根亦白色。

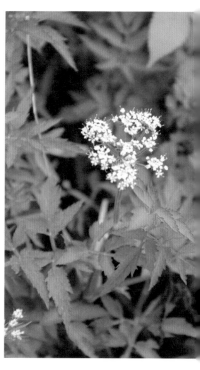

百草园里也有半亩方塘，水英芬芳，恣意生长。

盖谠："捣绞汁，去小儿暴热，大人酒后热，鼻塞身热，利大小便。"

药毒，去小儿暴热，大人酒后热。生水中，能却湿利水，茎中空，能去实，利大小便。伞形科植物，轻虚有风象，气芬芳，上行四散，故治鼻塞身热，去头中风热。

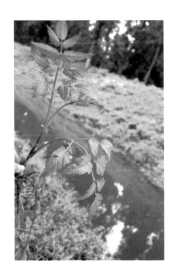

水生水长，离不开水啊。

[1] 唐慎微.证类本草[M].北京：华夏出版社，1993:628.
[2] 唐慎微.证类本草[M].北京：华夏出版社，1993:628.

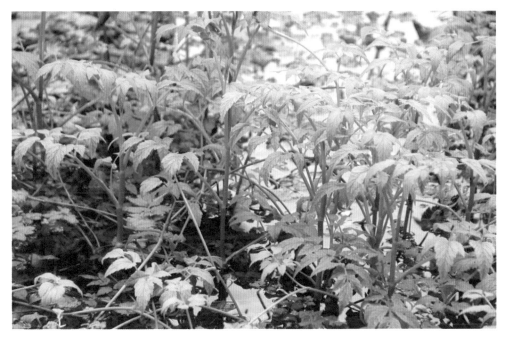

灯心草

灯心草：为灯心草科多年生草本植物灯心草的干燥茎髓。又名灯草、灯心、虎须草、碧玉草。是油灯中点火用的捻子，俗称灯心、灯炷。灯心草，莳田泽中，其根茎横生，茎丛生直立，圆细而长直，有干无叶，淡绿色。山脚下的水塘，蓄纳山上下来的泉水雨水，雨季旱季水涨水落，灯心草就长在塘水涨落处。亭亭玉立的翠

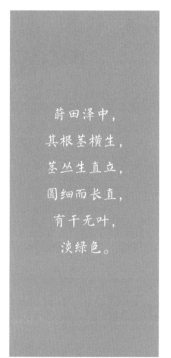

莳田泽中，
其根茎横生，
茎丛生直立，
圆细而长直，
有干无叶，
淡绿色。

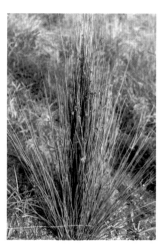

一棵灯心草，剥出的灯心够一年用了。

茎，夏日吐出花穗，侧系于茎端，在水中央，在水一方。秋风起，草欲黄，水中割取灯心草，用刀纵向割开皮部，取出中心茎髓。茎髓白色，轻虚如绵。味小甘。

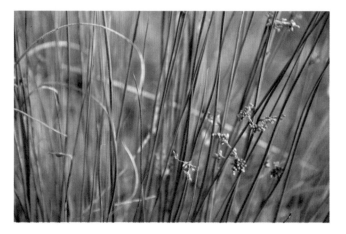

《开宝本草》："味甘,寒,无毒。根及苗主五淋,生煮服之。生江南泽地,丛生,茎圆细而长直,人将为席。败席煮服更良。"[1]

张元素:"通阴窍涩不利,利小便,除水肿、癃闭、五淋。"[2]

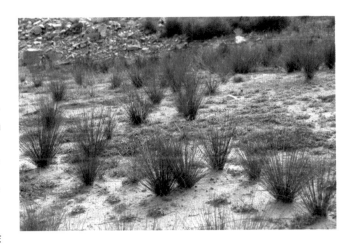

能利水通淋,清心除烦。灯心草生山坡水边,常年潮湿地带均有生长,因生水边或浅水中,其性能利水,故用其利水通淋,通阴窍涩不利,利小便,除水肿、癃闭、五淋。《本草求原》:"轻虚,甘淡而寒,无毒。清心火,降肺气以利水。烧灰凉心,止血,去邪热。"[3]灯心草通利小便,入小肠经,而心与小肠相表里,利尿心火下行,故去邪热,清心火。因其为心,以心入心。《本草求真》:"灯草专入心。味淡而寒,体小气微。诸书皆称能降心火,以其心治心也。心火清则肺金肃,故书曰清肺。心与小肠相表里,则热尽从小便而出矣。"[4]

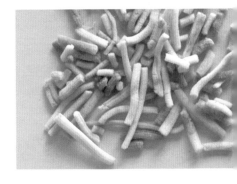

[1]卢多逊,李昉等.开宝本草[M].合肥:安徽科学技术出版社,1998:252.

[2]郑洪新.张元素医学全书[M].北京:中国中医药出版社,2006:56.

[3]朱晓光.岭南本草古籍三种[M].北京:中国医药科技出版社,1999:195.

[4]黄官绣.本草求真[M].北京:中国中医药出版社,1999:185.

白芷

白芷：为伞形科多年生草本植物兴安白芷、川白芷、杭白芷的根。"蘼芜白芷愁烟渚，曲琼细卷江南雨。"（宋张孝祥）白芷生于下湿之地，吴地尤多。"绿蘋齐叶兮，白芷生。"（《楚辞·招魂》）水中的大叶蘋长出四个叶片，白芷始生大叶。其叶相对婆娑，紫色。白芷茁壮，枝干粗硕，高大如树，花白微黄，如撑巨伞。长夏结子，如芹菜籽，立秋后高大的枝干枯萎。根长尺余，白色，粗细不等，嫩者细长，老者肥胖。气如臭秽处熏香，香臭

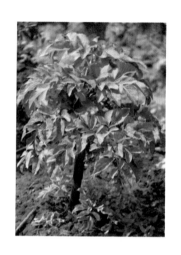

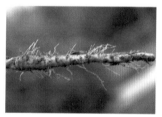

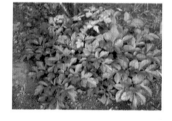

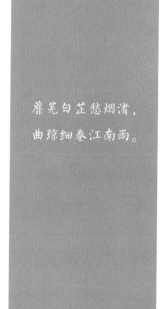

蘼芜白芷愁烟渚，曲琼细卷江南雨。

混杂。嫩白芷根初嚼味甘，后味则辛而麻舌。老白芷辛味更甚。

《神农本草经》："味辛，温。主女人漏下赤白，血闭，阴肿，寒热。风头侵目泪出。长肌肉，润泽作面脂。一名芳香。"《名医别录》："疗风邪，久咳，呕吐，两胁满，风痛，头眩目痒。可作膏药、面脂，润颜色。一名白茝（zhǐ），一名𦿚，一名莞，一名苻蓠（fú lí），一名泽芬。" [1]

白芷在古代作为妆品原料，能使面部变白润泽而得

名。古代化妆品用料原则是香白滑，如此则使人变得香白滑（参《千金翼方·妇人面药》）。白芷色白而香，作面脂为功用之一。白芷生于川谷下泽，其气熏香浊秽，故白芷入人体下部，浊阴之窍，治浊病，其色紫入血，故治女人漏下赤白，血闭，阴肿。《日华子》治目赤胬翳，乳痈发背，瘰疬，肠风，痔漏，排脓，疮痍疥癣等污浊之疾，亦是如此取象。此为白芷功用之二。味辛性热祛风，为功用之三。此处风指朔方之风，即寒风。如《武威汉代医简》，"千金膏药方"用蜀椒、川芎、白芷、附子四味热药作膏，吞之、涂之、摩之，治疗多种疾病，其中妇人乳余（产后病）吞之，头痛风（头风）涂之摩之。"百病膏药方"亦用蜀椒、川芎、白芷、附子四味热药。至唐代《千金要方》仍沿袭，卷九"伤寒膏第三：治伤寒，头痛项强，四肢烦疼青膏方，当归、川芎、蜀椒、白芷、吴茱萸、附子、乌头、莽草。"[2]均以热药驱寒，亦可服可摩。白芷在古代是用以驱除寒风的热药，治风头侵目泪出；疗风邪，久咳，呕吐，两胁满，风痛，头眩目痒。诸如此类，疗寒风，后世所称之寒邪。

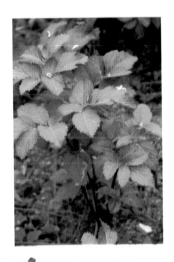

这棵又香又辣的小筒子，会长得比人还高。

[1] 唐慎微.证类本草[M].北京：华夏出版社，1993:229.

[2] 孙思邈.备急千金要方[M].北京：中医古籍出版社，1999:302.

白及

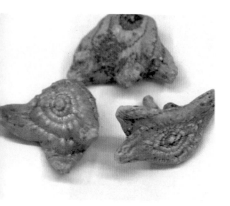

西风尽日濛濛雨，
开遍空山白及花。

白及：为兰科多年生草本植物白及的地下块茎。又名甘根、连及草。《本草图经》："生石山上。春生苗，长一尺许。似棕榈及藜芦，茎端生一台，叶两指大，青色。夏开花紫，七月结实，至熟黑黄色。至冬叶凋。根似菱米，有三角，白色，角端生芽。"[1] 白及四五月开花紫赤或粉色，而清王士禛："西风尽日濛濛雨，开遍空山白及花。"

"及"者，相连之意。吴普："茎叶如生姜、藜芦，十月花，直上，紫赤，根白连。"[2] 其根色白相连，故名白及，又名连及草。其质黏而涩，传统生活中它是很好的粘合剂，如漆器的制作中加入白及和胶黏的鱼鳔，能使漆皮牢固，不破层不剥落。装裱字画时也用它做糨糊。

《神农本草经》："味苦，辛。主痈肿恶疮败疽，伤阴，死肌。胃中邪气，贼风鬼击，痱缓不收。一名甘根，一名连及草。"

其性粘连，有胶的作用，可黏合溃烂不愈合的疮疡、不能生肌长肉者，即痈肿恶疮败疽，久不愈合，可以此黏合。手足龟裂，嚼以涂之亦有效。《诸病源候论·鬼击候》："鬼击者，谓鬼厉之气击著于人也。得之无渐，卒著如人以刀矛刺状，胸胁腹内绞急切痛，不可抑按，或吐血，或鼻中出血，或下血。"[3] 胃中邪气、鬼厉之气击人，脏腑破损，故胸胁腹内绞急切痛。损重则出血，

《神农本草经》："味苦，辛。主痈肿恶疮败疽，伤阴，死肌。胃中邪气，贼风鬼击，痱缓不收。一名甘根，一名连及草。"

见吐血、鼻血、下血，白及黏合脏腑破损，使其紧致，而止血。痱缓不收，表现为松散不紧致，白及黏合之性，可使胶固凝结。《药性论》："主阴下痿，治面上皯疱，令人肌滑。"[4] 主阴下痿即《神农本草经》伤阴，阴痿不坚挺，死肌则痿而无力，白及黏合坚凝紧致固敛之性，可使之坚强有力。白及色白，故去面上皯疱，紧致肌肤则令人肌滑。《本草汇言》："此药质极黏腻，性极收涩，……凡肺叶破损，因热壅血瘀而成疾者，以此研末日服，能坚敛肺脏，封填破损，痈肿可消，溃败可托，死肌可去，脓血可洁，有托旧生新之妙用也。"[5] 不仅体表者可紧致胶固，肺叶破损时，也可坚敛肺脏，封填破损。后世多用于坚敛肺脏，黏合疮疡、金疮、扑损、刀箭疮、汤火疮。故《本草蒙筌》："名擅外科，功专收敛，……作糊甚黏，裱画多用。"[6] 孙思邈将其称为止血消痈之药,可谓的言。白及之名,实则一以道其形貌,一以道其功用。徐大椿:"此以质为治,白及气味冲淡和平,而体质滑润,又极黏腻。"[7]

[1] 唐慎微.证类本草[M].北京：华夏出版社，1993:296.
[2] 唐慎微.证类本草[M].北京：华夏出版社，1993:296.
[3] 巢元方.诸病源候论[M].北京：人民卫生出版社，2000:675.
[4] 唐慎微.证类本草[M].北京：华夏出版社，1993:296.
[5] 倪朱谟.本草汇言[M].北京：中医古籍出版社，2005:61.
[6] 陈嘉谟.本草蒙筌[M].北京：中医古籍出版社，2008:172.
[7] 徐大椿.神农本草经百种录[M].北京：学苑出版社，2011:64.

白头翁

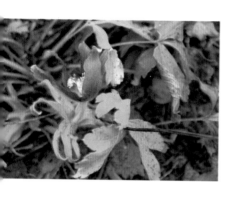

白头翁：为毛茛科多年生草本植物白头翁的根。又名野丈人、胡王使者、奈何草。《本草图经》："正月生苗，作丛，状如白薇，而柔细稍长。叶生茎端，上有细白毛，而不滑泽。近根有白茸，正似白头翁，故名焉。根紫色，深如蔓菁。二月三月开紫花，黄蕊。五月六月结实。其苗有风则静，无风而摇，与赤箭、独活同。"[1] 其叶似芍药，紫花黄蕊，似

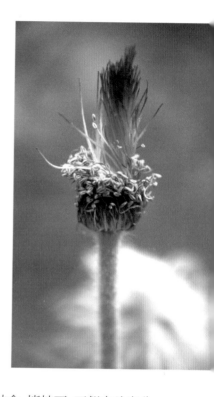

叶生茎端，
上有细白毛，
而不滑泽。
近根有白茸，
正似白头翁，
故名焉。

牡丹花。结实如蓬头，白毛寸余，皆披下，正似白头老翁，故名。又，枯萎后，根芦处有白茸，状似人白头，故亦以为名。（漏芦、紫草植株上部枯萎后，芦部也有白茸）其叶大而重，有风则静，无风而摇者，为其果实成熟后的白毛。以其质轻，微风即动，风大则无重力摆回，故有风时，白毛偏于一侧，此曰有风则静。

《神农本草经》："味苦，温，无毒。主温疟狂易寒热，癥瘕积聚瘿气，逐血止痛，疗金疮。一名野丈人，一名

胡王使者。"甄权《药性论》:"止腹痛及赤毒痢,治齿痛,主项下瘤疬。"《日华子》:"治一切风气,暖腰膝,明目,消赘子。"[2]

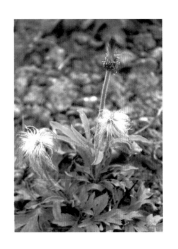

此处一切风气,当指西北不周之风寒风。白头翁嚼之麻辣,大辛大热,可去寒风。《本草问答》:"白头翁无风独摇,有风不动,色白有毛,凡毛皆得风气,又采于秋月,得金木交合之气,故能息风"。[3]生活常识告诉我们,由于毛质轻,风小得不易觉察时,质轻之毛会飘动,故言无风独摇,风稍大点儿,毛就顺风而摆向一边,缺少返回的重力,不能摆回,故言有风不动。仲景用白头翁汤内服治热痢下重,《圣惠方》内服治下痢咽痛,或许作为止痛药而已,或许将下痢赤白如脓当作肠道的痛脓而已。《外台秘要》治阴癫偏肿,白头翁根,生(鲜)者,不限多少,捣敷肿处,一宿当作疮,二十日愈。《卫生简易方》治外痔肿痛,以白头翁根捣涂之,逐血止痛。《肘后方》治小儿秃疮,白头翁根捣敷,一宿作疮,半月愈。白头翁整株辛热烧灼,触口一嚼即唇舌辛热火辣,且长时间持续存在。白头翁为发泡剂,能致热腐蚀,外敷后皮肤起水泡,即"作疮",用白头翁外敷发泡治痹症,或泡酒外涂治各种疼痛。其发泡腐蚀作用,可外敷蚀瘊子痦子。本草书中主治多种疾病,未说明哪些病内服,哪些病外用,如癥瘕积聚瘿气,逐血止痛,疗金疮;齿痛,百骨节痛,项下瘿瘤;暖腰膝,有可能均为外用。

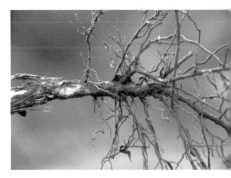

白头翁,本春日里颤颤微微,今十月小阳春,花开二度。

[1] 唐慎微.证类本草[M].北京:华夏出版社,1993:316.
[2] 唐慎微.证类本草[M].北京:华夏出版社,1993:316.
[3] 唐容川.本草问答[M].北京:学苑出版社,2012:31.

兰草

兰草：为菊科多年生草本植物兰草的地上部分。又名蕳（jiān）、佩兰、水香、香水兰、女兰、香草、燕尾香、大泽兰、煎泽草、兰泽草、醒头草、都梁香、

扈江离与薜芷兮，
纫秋兰以为佩。

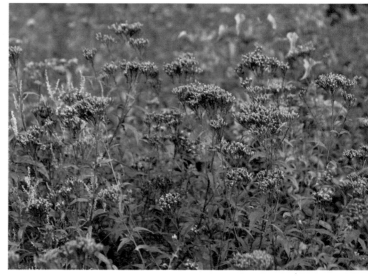

孩儿菊、千金草等。《神农本草经》称作兰草，佩兰是佩带兰草之义。佩兰语出《离骚》，"扈江离与薜芷兮，纫秋兰以为佩。"[1]《诗经》称兰草作蕳，《郑风·溱洧》："溱与洧，方涣涣兮。士与女，方秉蕳兮。"[2] 毛亨传曰：蕳，兰也。[3] 陆玑：蕳即兰香草也。三月上巳节，溱洧春水荡漾，青年男女秉蕳于水边，集会踏歌，寻找意中人。且上巳日全民浴水，以兰草袚禊而除不祥。至清代，吴其濬："余过溱洧，秋兰被坂，紫萼杂遝（tà），如蒙绛雪，固知诗人纪实，不类赋客子虚。而邻邻周道，尘涨三尺，清露洒芬，西风度馥，不以秽浊，减其臭味，其斯为幽芳欤。"[4] 而郦道元《水经注·资水》："（都梁）

县西有小山，山上有渟（tíng）水，既清且浅，其中悉生兰草。绿叶紫茎，芳风藻川，兰馨远馥。俗谓兰为都梁。"[5] 陈藏器："兰草本功外，主恶气，香泽可作膏涂发。生泽畔，叶光润，阴（叶子下面）小紫，五月六月阴干，妇人和油泽头，故云兰泽。"[6] 春苗香味不大，至夏则叶子辛香味浓郁，五六月采叶正当时。李时珍："《淮南子》男子种兰，美而不芳，则兰须女子种之，女兰之名，或因乎此。其叶似菊，女子小儿喜佩之，则女兰孩菊之名，又或以此也。"[7] 叶形有两种，一种三裂，一种不裂，均气香，嚼之味辛，三裂者味更辛，气更香。

《神农本草经》："味辛，平。主利水道。杀蛊毒，辟不祥。久服益气，轻身，不老，通神明。一名水香。"

兰之用，取其香气，取其所生之地。兰生于水泽，得名水香，故能利水道。其气芳香，为传统香料，气香则致神、接神，故通神明。芬芳除秽，辟恶气、不祥，杀蛊毒。香气沁人心脾，省人神志，故久服益气，轻身不老。兰草与古代上巳日密切相关，古有水崇拜，万物源于水，水在人身为肾脏，先天之本，浴水可强肾，从水中获得生命力与生殖力，故全民上巳浴水，戴兰草，沐兰汤，祓除秽气不祥。兰草水中生，水边建兰亭，于暮春三月，共赴芬芳之约。

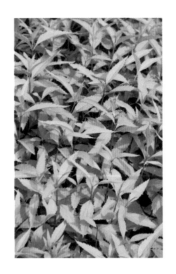

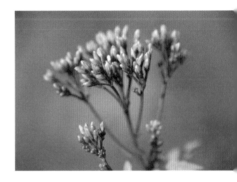

兰如绛雪，可插鬓上。

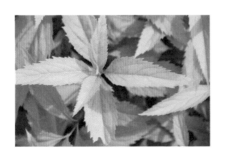

春水起暖时节，兰芽初发。

[1] 楚辞 [M].贵阳：贵州人民出版社，1996:2.

[2] 诗经 [M].北京：长城出版社，1999:150.

[3] 十三经注疏 [M].北京：中华书局，1987:346.

[4] 吴其濬.植物名实图考 [M].北京：中医古籍出版社，2008:456.

[5] 郦道元.水经注 [M].贵阳：贵州人民出版社，1996:1300.

[6] 唐慎微.证类本草 [M].北京：华夏出版社，1993:203.

[7] 李时珍.本草纲目 [M].北京：人民卫生出版社，2002:903.

泽兰

泽兰:为唇形科多年生草本植物地瓜苗或毛叶地瓜苗的全草。又名地笋、地瓜苗。《本草图经》:"此与兰草大抵相类,但兰草生水旁,叶光润,阴小紫,五六月盛。而泽兰生水泽中及下湿地,叶尖,微有毛,不光润,方茎紫节,七月八月初采,微辛,此为异尔。"[1] 其根白肥胖,上有横纹勒而节,卧蚕一般,又如小笋,得名地笋;其白胖而短者,形如地瓜,又名地瓜苗。侧生有小叶的肥大地下枝,匍匐而生,如竹行鞭,穿泥而行。

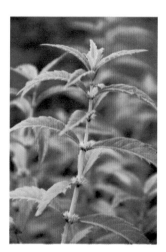

泽兰方茎紫节,叶如锯齿,味辛气香。

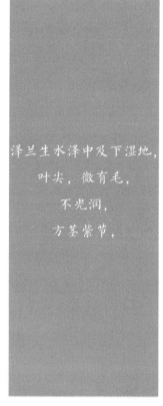

泽兰生水泽中及下湿地,叶尖,微有毛,不光润,方茎紫节,

《神农本草经》:"味苦,微温。主乳妇内衄,中风余疾,大腹水肿,身面四肢浮肿,骨节中水,金疮,痈肿疮脓。一名虎兰,一名龙枣。"

泽兰之用,取其形、取其色、取其气,取其所生之地。泽兰生水泽中,故能却水,统治内外一切水病,诸如大腹水肿,身面四肢浮肿,骨节中水。泽兰方茎紫节,叶如锯齿,古人呼为风药,故治中风余疾;泽兰味辛气香,叶

《神农本草经》："味苦，微温。主乳妇内衄，中风余疾，大腹水肿，身面四肢浮肿，骨节中水，金疮，痈肿疮脓。一名虎兰，一名龙枣。"

生芒刺，故能通利，节紫入血，治产妇瘀血，中风后脉络不通。金疮易中湿而生痉成风，去湿止风即能止痉。其通利之性，尚可通九窍，利关节。色紫入血，如瘀血败血之色，故破宿血，消癥瘕，治产前产后百病。雷敩："看叶上斑，根头尖，此药能破血，通久积。"[2] 茎秆青

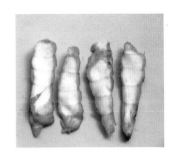

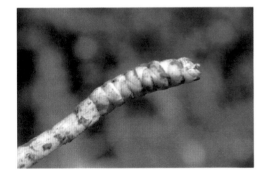

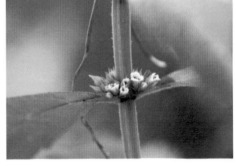

某根卧蚕一般，又如小笋。

紫，能入血分，故能活血溃痈肿，透痈肿疮脓。《神农本草经百种录》："泽兰生于水中，而芳香透达，节实茎虚，能于人经络受湿之处，分疏通利无所隔碍。盖其质阴而气阳，故能行乎人身之阴，而发之于阳也。"[3]

[1] 唐慎微.证类本草[M].北京：华夏出版社，1993:251.

[2] 唐慎微.证类本草[M].北京：华夏出版社，1993:251.

[3] 徐大椿.神农本草经百种录[M].北京：学苑出版社，2011:56.

益母草

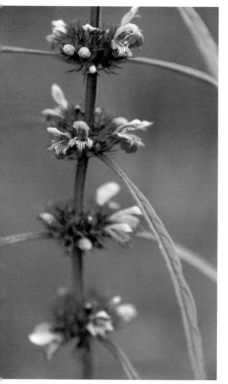

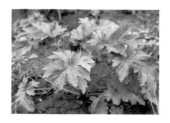

节节生穗开花，充盛蔚密。

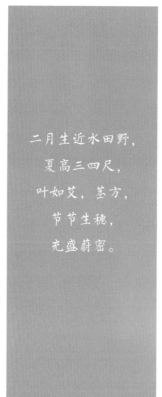

二月生近水田野，夏高三四尺，叶如艾，茎方，节节生穗，充盛蔚密。

益母草：为唇形科二年生草本植物益母草的干燥全草。又名蓷（tuī）、茺蔚、益明、贞蔚、郁臭草等。《诗经·中谷有蓷》："中谷有蓷，暵（hàn）其干矣。有女仳（pǐ）离，嘅（kǎi）其叹矣。嘅其叹矣，遇人之艰难矣。中谷有蓷，暵其脩矣。有女仳离，条其啸矣。条其啸矣，遇人之不淑矣。中谷有蓷，暵其湿矣。有女仳离，何嗟及矣。"[1]

（暵：水濡而干。仳离：仳，别。仳离连文，特指妇女被遗弃而离去。条：长。啸：号也，痛声。脩：凡干皆曰脩。湿：干也。犹治与乱）谷中生长益母草，被水浸湿又渐干，……谷中生长益母草，浸湿接着又吹干，……谷中生长益母草，天干之后草尽枯。"二月生近水田野，夏高三四尺，叶如艾，茎方，节节生穗，充盛蔚密。"[2]益母草生于山谷低洼水泽之地。

《神农本草经》："茺

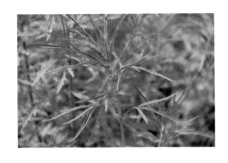

蔚子：微温。主明目益精，除水气。久服轻身。茎：主瘾疹痒，可用浴汤。一名益母，一名益明，一名大札。"《名医别录》："茺蔚子：味辛、甘，微寒。无毒。疗血逆大热，头痛心烦。一名贞蔚，生海滨池泽。"[3]《本草衍义》："茺蔚子，叶至初春，亦可煮作菜食，凌冬不凋悴。"[4]

益母草苗子凌冬不凋，得名贞蔚。禀少阴之气，其子入肾，可益精明目。生于山谷水泽之地，故可却水利湿，湿性重着，却水利湿则轻身。其名益母，功用中未体现。《名医别录》用茺蔚子治血逆之大热头痛心烦，与血病始有联系。如何益母，至李时珍："治风解热，顺气活血，养肝益心，安魂定魄，调女人经脉，崩中带下，产后胎前诸病。久服令人有子。"[5]其茎、苗、叶、根同功，后世用全草。陈藏器："此草，田野间人呼为郁臭草，苗、子入面药，令人光泽。亦捣苗敷乳痈恶肿痛者。又捣苗绞汁服，主浮肿，下水，兼恶毒肿。"[6]此草臭气浓郁，入人体浊阴之处，又花色紫红，故调女人经脉，崩中带下，产后胎前诸病。恶臭之气，与痈脓臭恶之气相应，外敷治乳痈恶肿痛。苏敬："捣茺蔚茎敷疔肿，服汁使疔肿毒内消。又下子死腹中，主产后血胀闷，诸杂毒肿丹油等肿。取汁如豆滴耳中，主聤耳。中虺蛇毒敷之良。"[7]李时珍将其名实相符，偏重活血与妇产疾病："茎：活血破血，调经解毒，治胎漏产难，胎衣不下，血晕血风血痛，崩中漏下，尿血泻血，疳痢痔疾。打扑内损瘀血，大便小便不通。"[8]《中谷有蓷》中那个仳离的妇人，你患有何种妇科产科之疾，你是否被家暴打扑。本品利水活血解毒之功，谓之益母。

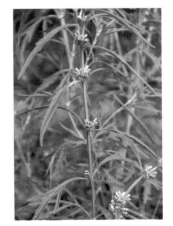

[1] 诗经[M].北京：长城出版社，1999:115.
[2] 朱晓光.岭南本草古籍三种[M].北京：中国医药科技出版社，1999:174.
[3] 唐慎微.证类本草[M].北京：华夏出版社，1993:159.
[4] 唐慎微.证类本草[M].北京：华夏出版社，1993:160.
[5] 李时珍.本草纲目[M].北京：人民卫生出版社，2002:953.
[6] 唐慎微.证类本草[M].北京：华夏出版社，1993:159.
[7] 唐慎微.证类本草[M].北京：华夏出版社，1993:159.
[8] 李时珍.本草纲目[M].北京：人民卫生出版社，2002:953.

毛茛

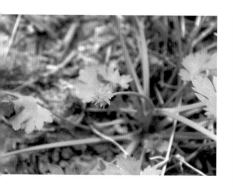

刺球样的果子，刺果毛茛，从九华山来。

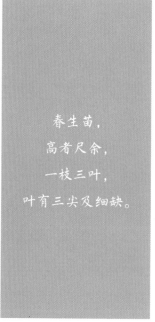

春生苗，
高者尺余，
一枝三叶，
叶有三尖及细缺。

毛茛：为毛茛科多年生草本植物毛茛的叶与子。又名毛建草、水茛、毛堇、天灸、自灸、猴蒜。毛茛生于下湿处，春生苗，高者尺余，一枝三叶，叶有三尖及细缺，与石龙芮茎叶一样，只是有细毛可区别。四五月开小黄花，五出，结实状如欲绽青桑椹。乌头亦属毛茛科，初生时叶相似，故李时珍："茛乃草乌头之苗，此草形状及毒皆似之，故名。"[1] 多生于水边，故名水茛。其叶又似水堇，而有毛，俗名毛堇。古人截疟，采

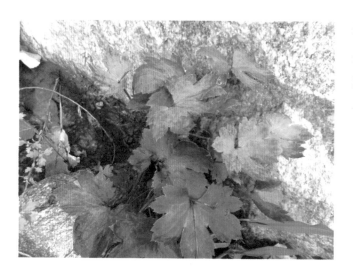

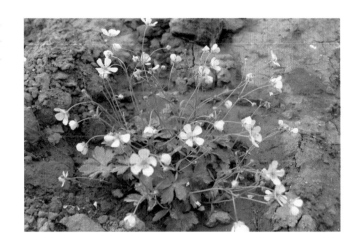

其叶抟贴寸口，一夜作泡如火燎，故又呼为天灸、自灸。

毛茛入药，李时珍引陈藏器："恶疮痈肿，疼痛未溃，捣汁敷之，不得入疮令肉烂。又患疟人，以一握微碎，缚于臂上，男左女右，勿令近肉，即便成疮。和姜捣涂腹，破冷气。"[1]

味辛温，有毒。嚼之辛辣，与白头翁一样，作为发泡剂、腐蚀药，捣汁外敷，可破恶疮痈疽，止疼痛；发泡成疮，代灸治疟疾。辛热之性，涂腹部，可破腹内积冷之气。但仅外用而已。

[1] 李时珍.本草纲目[M].北京：人民卫生出版社，2002:1224.

葶菜

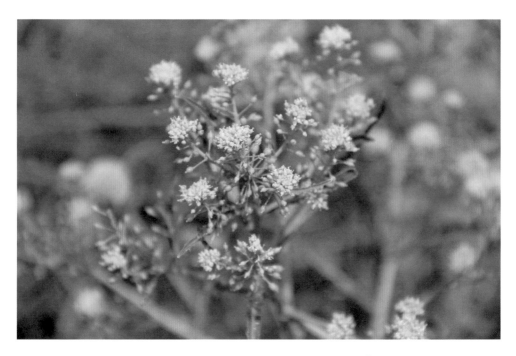

葶菜：为十字花科一年生草本植物葶菜的全草。又名辣米菜。李时珍曰："葶味辛辣，如火焊人，故名。"[1] 葶菜如荠菜样冬月布地丛生，长二三寸，柔梗细叶。三月开小花，黄色，结小角长一二分，角内有小子。整株味极辛

三月开小花，
黄色，
结小角长一二分，
角内有小子。

葶菜，属火的，浑身冒辣气，叶辣花辣果辣。

辣，故又名辣米菜。

李时珍："辛温，无毒。去冷气，腹内久寒，饮食不消，令人能食。利胸膈，豁冷痰，心腹痛。"[1]

十字花科植物多有辛辣感，故能驱寒气，消饮食，食后有辣心感，可快胸膈，温阳气，散胸中块寒痰气，止心腹冷痛。与十字花科植物莱菔子有相同的象、味，以及类似的功用。

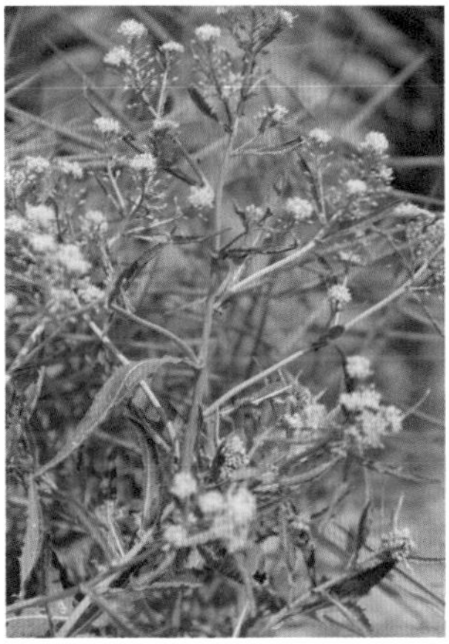

生性泼辣的焊菜，无须种植，每年都会如期在园子里冒出来。

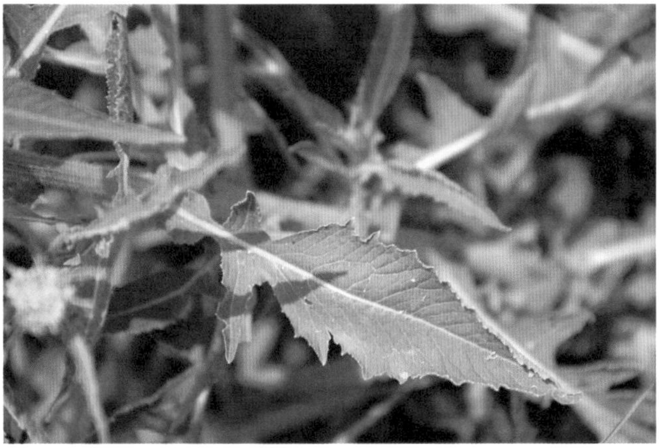

[1] 李时珍．本草纲目[M]．北京：人民卫生出版社，2002:1642.

繁缕

繁缕：为石竹科一年生草本植物繁缕、鹅肠菜的全草。李时珍："此草茎蔓甚繁，中有一缕，故名，俗呼鹅肠菜。"[1] 繁缕多生于下湿之地，正月生苗，叶大如指头，细茎引蔓，扯断后，一端有一缕如丝，另一端则中空。开小瓣白花，结小果如稗子粒，中有小子如葶苈子。

《名医别录》："味酸，平，无毒。主积年恶疮不愈。"[2] 治疮外用，捣汁涂之。陈藏器："主破血。产妇煮食之，

> 正月生苗，
> 叶大如指头，
> 细茎引蔓，
> 扯断后，
> 一端有一缕如丝，
> 另一端则中空。

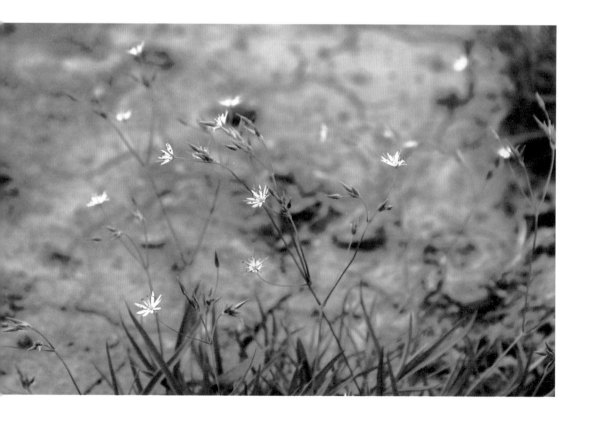

陈藏器："主破血。产妇煮食之，及下乳汁。产后腹中有块痛，以酒炒绞取汁，温服。
又取暴干为末，醋煮为丸，空腹服三十丸，下恶血。"

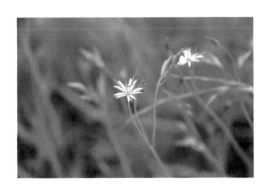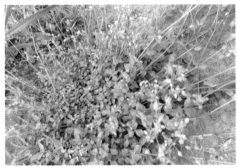

及下乳汁。产后腹中有块痛，以酒炒绞取汁，温服。又取暴干为末，醋煮为丸，空
腹服三十丸，下恶血。"[3]

　　繁缕茎有缕而空，如经脉，空能去实，通利，故能破血，下恶血，通乳汁。生
下湿之地，又中空通利，亦治小便淋沥。

[1] 李时珍.本草纲目[M].北京：人民卫生出版社，2002:1650.

[2] 唐慎微.证类本草[M].北京：华夏出版社，1993:630.

[3] 唐慎微.证类本草[M].北京：华夏出版社，、1993:630.

独活、羌活

独活、羌活：羌活为伞形科多年生草本植物羌活或宽叶羌活的根与根茎。独活为伞形科多年生草本植物重齿毛当归的根。早期将两者混用。

《神农本草经》："独活：味苦，平。主风寒所击，金疮止痛，奔豚，痫痓，女子疝瘕。久服轻身耐老。一名羌活，一名羌青，一名护羌使者。"《名医别录》："甘，微温，无毒。疗诸贼风，百节痛风无久新者。一名胡王使者，一名独摇草。此草得风不摇，无风自动。生雍州川谷，或陇西南安。"[1]

陶弘景将二者作了区别："此州郡县并是羌活，羌活形细而多节软润，气息极猛烈。出益州北部、西川为独活，色微白，形虚大，为用亦相似而小不如。其一茎直上，不为风摇，故名独活。"[2] 两者的共同特点是，一茎直上，不为风摇，即不为大风动摇。此草得风不摇，无风自动，实为大风不摇，小风动摇。故疗风寒所击，诸贼风，百节痛风无久新者。及奔豚，痫痓之类动摇之病。《本草求原》："不摇风而治风，与浮萍不沉水而治水，制所胜也。"[3]

羌活表面棕褐色或黑褐色，体轻，质脆，易折断，气香，味微苦而辛。质轻上行，与风同性，味辛香而温，故能通利而去风寒之邪。《日华子》："羌活：治一切风并气，筋骨拳挛，四肢羸劣，头眩，明目，赤目疼

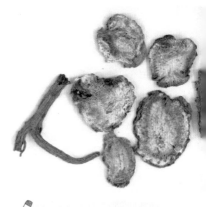

独活断面，色微白，形虚疏离。

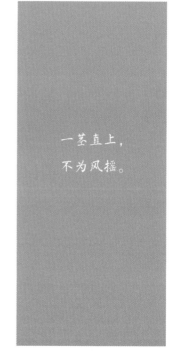

一茎直上，
不为风摇。

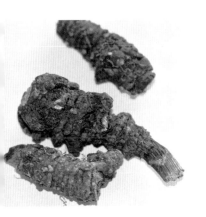

及伏梁水气，五劳七伤，虚损冷气，骨节酸疼，通利五脏。"[4] 梁，河上挡水的堤坝，伏梁，即腹中包块或条索状物。伏梁水气，有包块有水肿。《诸病源候论》："伏梁者，此犹五脏之积一名也。心之积，名曰伏梁，起于脐上，大如臂。"[5] 女子疝瘕，亦此意。《医宗必读》："小无不入，大无不通。故既散八风之邪，兼利百节之痛。"[6] 并止金疮疼痛。

独活表面亦灰褐色或棕褐色，质硬而沉重，气香，嚼之味苦辛，微麻舌。其气香味辛，故亦通利，而其质沉重，故下行入少阴经，走下肢。

总之，羌活辛苦性温，味薄气雄，功专上升。凡病在太阳膀胱，而见风游于头，发为头痛，并循太阳经脊强而厥，发为刚痉柔痉，用羌活。较之羌活，独活性缓，凡风干足少阴经，伏而不出，发为头痛，两足湿痹不能动履，则独活善搜而治之。故《本草求真》："羌行上焦而上理，则游风头痛、风湿骨节疼痛可治。独行下焦而下理，则伏风头痛、两足湿痹可治。"[7]《千金方》独活寄生汤即以独活治痹症日久，风伏下焦筋骨之间。

[1] 唐慎微.证类本草[M].北京：华夏出版社，1993:164.

[2] 唐慎微.证类本草[M].北京：华夏出版社，1993:164.

[3] 朱晓光.岭南本草古籍三种[M].北京：中国医药科技出版社，1999:122.

[4] 唐慎微.证类本草[M].北京：华夏出版社，1993:164.

[5] 巢元方.诸病源候论[M].北京：人民卫生出版社，2000:576.

[6] 李中梓.医宗必读[M].北京：人民卫生出版社，2006:90.

[7] 黄宫绣.本草求真[M].北京：中国中医药出版社，1999:104.

天麻

天麻：为兰科多年寄生草本植物天麻的块茎。《神农本草经》名赤箭，是苗，《开宝本草》名天麻，是根。又名定风草、神草、独摇芝。"春生苗，中抽一茎直上如箭竿，色正赤，贴茎梢之半，微有小红叶，远看如箭之有羽，有风不动，无风自摇，故有神草之名。根形如王瓜，皮色黄白，晒干则黑。"[1] 天麻为寄生草，无根无绿色叶片，不能光和也不能从土中吸收养分，靠溶解吸收密环菌生长。

《神农本草经》："味辛，温。主杀鬼精物，蛊毒恶气。久服益气力，长阴，肥健，轻身增年。"

这个皱皱巴巴的"地瓜"，曾经黄白肥胖，水嫩鲜亮。

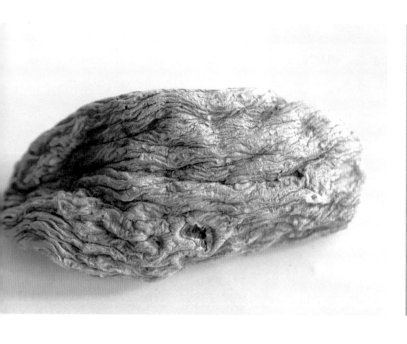

春生苗，
中抽一茎直上如箭竿，
色正赤。

《神农本草经》："味辛，温。主杀鬼精物，蛊毒恶气。久服益气力，长阴，肥健，轻身增年。"

其色赤，如箭有羽，可驱阴邪杀鬼魅。《本草求原》："茎直如箭，有羽，有弧矢示威之象，主杀鬼精物、蛊毒、恶气。"[2] 茎上的小红叶轻虚，微风时摇动，风大时歪向一侧，无力摆回，故曰有风不动，无风自摇，故可定风。《本草便读》："其根如大芋，旁有小子十余枚，离大魁数尺，周环卫之，其茎独枝如箭，叶生其端，有风不动，无风反摇，故一名定风草。独入肝经，能治一切虚风眩晕之证。"[3] 其根肥白，生苗有异象，故可补益，使人肥健，长阴，益气力，轻身增年。《本草纲目》："上品五芝之外，补益上药，赤箭为第一，世人惑于天麻之说，遂只用之治风，良可惜也。"[4]《神农本草经》主杀鬼精物，蛊毒恶气，是据苗而言。久服益气力，长阴，肥健，是据根而言。

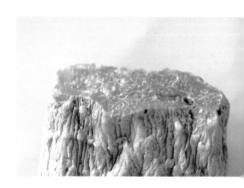

干后的天麻断面，像胶块一样。

[1] 张志聪.本草崇原[M].北京：中国中医药出版社，2008:12.

[2] 朱晓光.岭南本草古籍三种[M].北京：中国医药科技出版社，1999:105.

[3] 张秉成.本草便读[M].北京：学苑出版社，2011:36.

[4] 李时珍.本草纲目[M].北京：人民卫生出版社，2002:731.

紫草

苗似兰香，
茎赤节紫、二月有花，
紫白色，
秋实白。

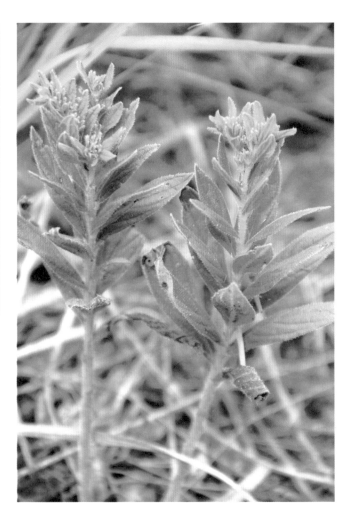

紫草：为紫草科多年生草本植物紫草的根。又名茈、紫丹。苏敬："苗似兰香，茎赤节紫、二月有花，紫白色，秋实白。……今医家多用治伤寒时疾，发疮疹不出者，以此作药，使其发出。"[1] "若痘已齐布红活，二便通调，则改用紫草茸。茸者，二月春社前采嫩苗连根，其根头有白毛如茸，得春升之温气，于血热未清，用以活血，而寓生发之义也。"[2]（有白茸者尚有漏芦、白头翁。）紫草的花是白色的，根是红色

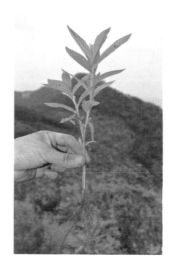

的像丹参,丹参也叫紫参。《本草纲目》中紫草也叫紫丹、地血,由此知道紫草鲜品是红色,但之前见到的紫草标本,根是紫色的,把标本纸都染紫了。红根是否在一定的时间会变紫?队长从野外带回鲜紫草的根,是红色,想尝尝,在水管上洗洗,土掉了,红颜色也掉了,还在手上留了些。红颜色只在表皮,里面是白色的,队长说紫草根周围的土都是红色的。尝一尝这根并不涎滑,有苦味。从文献记述紫草的功能是可通利,看不出有这样的象或味。几天后干瘪了,就成了紫色。

《神农本草经》:"味苦,寒。主心腹邪气,五疸,补中益气,利九窍,通水道。一名紫丹。"

紫草之用,取其色,取其质。其色红紫,鲜品红色,干品紫色。红得熟透,红得发紫,红紫同类,与火相应,可辟邪气,主心腹邪气,辟邪气即助正气,故曰补中益气。此处之"中"与"表"相对而言,指身体内部,包括胸腹之中,即心腹,辟邪气即补心腹中气,故言补中益气。"甘咸气寒,色紫质滑。……俾血得寒而凉,得咸而降,得滑而通,得紫而入,血凉毒消而二便因以解矣。"[3] 因其质滑,可利九窍,通水道。疸为郁热所致,滑通寒凉可治五疸。《神农本草经百种录》:"紫草色紫而走心,心主血,又其性寒,故能治血家之热。"[4] 后世多用其凉血利窍,治痘疹。

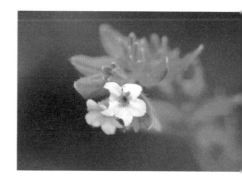

谁能想到,紫草开的是白花,结的是白果。

---

[1] 唐慎微. 证类本草 [M]. 北京:华夏出版社,1993:236.

[2] 朱晓光. 岭南本草古籍三种 [M]. 北京:中国医药科技出版社,1999:133.

[3] 黄官绣. 本草求真 [M]. 北京:中国中医药出版社,1999:298.

[4] 徐大椿. 神农本草经百种录 [M]. 北京:学苑出版社,2011:55.

白鲜

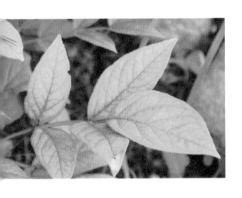

白鲜：为芸香科白鲜属多年生草本植物白鲜的根皮。俗名白膻、白鲜皮、白羊鲜、臭骨头、臭烘烘、大茴香、地羊鲜、金雀儿椒、山牡丹等。苏敬："此药叶似茱萸，苗高尺余，根皮白而心实，花紫白色。"[1] 在岵峒山下，队长指着一株绿豆样的棵子，问是什么。无花无果，绿叶婆娑，原来是白鲜。挖出粗大的根是白色的，好大的羊膻气味，回味也膻气，故名白膻、白鲜皮、白羊鲜、地羊鲜。白鲜臭腥色白，又名臭骨头、臭烘烘。但其茎叶香气雄烈似花椒，嚼之麻辣辛香，回味悠长，有芸香科植物的特点，故名金雀儿椒。花似牡丹，果似八角、牡丹果实，故又名大茴香、山牡丹。后来百草园里引种

此药叶似茱萸，
苗高尺余，
根皮白而心实，
花紫白色。

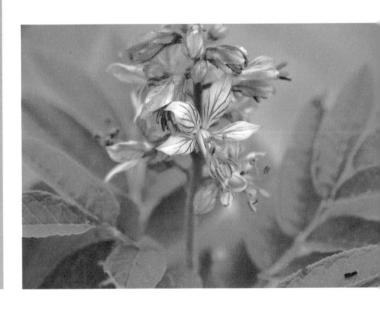

《神农本草经》："白鲜，味苦，寒。主头风，黄疸，咳逆，淋沥，女子阴中肿痛，湿痹死肌，不可屈伸起止行步。"

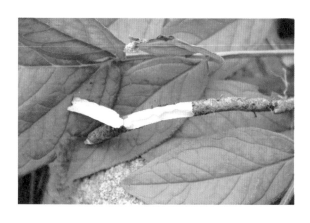

了白鲜小苗，活下来的病恹恹地，几年了总也长不大，堪称老苗子，但叶子的辛香雄烈气味仍在。所谓一方水土、地道药材，即是。

《神农本草经》："白鲜：味苦，寒。主头风，黄疸，咳逆，淋沥，女子阴中肿痛，湿痹死肌，不可屈伸起止行步。"

白鲜之用，取其辛香腥膻雄烈之气。《本经》言其性寒，实则性热，故主大风，治寒风上袭头面，寒邪犯肺而咳逆。《诸病源候论》："咳逆：咳病由肺虚感微寒所成，寒搏于气，气不得宣，胃逆聚还肺，肺则胀满，气遂不下，故为咳逆。"[2] 寒湿侵袭经脉，气血沍而闭塞成痹，白鲜辛香腥膻雄烈之气，又可散寒逐湿，温通经脉，故治久痹而死肌，不可屈伸起止行步。湿郁生黄，辛香之气逐湿退黄。腥膻臭气，与浊阴之气相应，又入浊阴之处，故治淋沥，女子阴中肿痛。因其腥膻气臭，亦与疮疡之气相应，治疮疡流脓、疮疥赤烂，故李时珍："世医只施之疮科，浅矣。"[3]

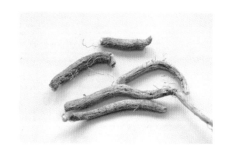

[1] 唐慎微.证类本草[M].北京：华夏出版社，1993:236.
[2] 巢元方.诸病源候论[M].北京：学苑出版社，2000:434.
[3] 李时珍.本草纲目[M].北京：人民卫生出版社，2002:803.

知母

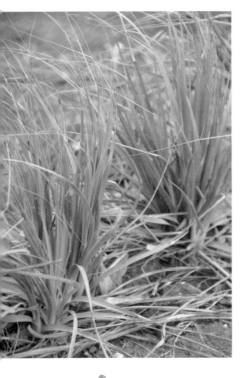

叶如韭，
四月开青花如韭花，
八月结实。

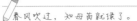

春风吹过，知母苗就谢了。

知母：为百合科多年生草本植物知母的根茎。李时珍："宿根之旁，初生子根，状如蚔（chí）蝱之状，故谓之蚔母，讹为知母、蝭（chí）母也。"[1]生山上，叶如韭，四月开青花如韭花，八月结实。根黄色，性润耐干，久晒不死。陶弘景："形似菖蒲而柔润，叶至难死，掘出随生，须枯燥乃止。"[2]根表面黄棕色或棕色。气

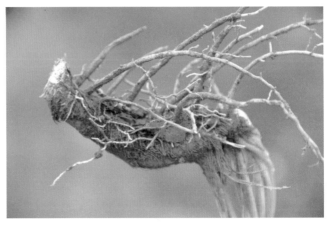

窝毛长须，知母根像菖蒲根。

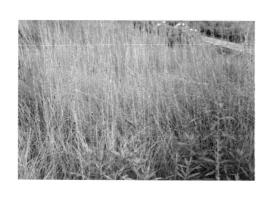

微，味微甜、略苦，嚼之带黏性。且鲜知母根茎久晒不干，故认为富含阴液，而性寒凉。故又名水参、水须。能清热泻火，生津润燥。

《神农本草经》："味苦，寒。主消渴热中，除邪气，肢体浮肿，下水，补不足，益气。"

种植知母植株大，根茎部膨大，茎四周生根，来年则伸展成菖蒲根状，种子也大而密；野生知母，生于山阳、山顶，植株小，种子稀疏个小，根茎横生，根如蜈蚣之足着生于茎，故陶弘景说形似菖蒲而柔润。知母味苦甘，性寒，液浓涩滑。因其多黏液而性寒，故滋阴液除热气，治消渴热中。滑则通利，故下水，治肢体浮肿。知母久晒不死，气足而有长生之象，故除邪气，益气，补不足。后世总结其用有四：泻无根之肾火，疗有汗之骨蒸，止虚劳之热，资化源之阴。

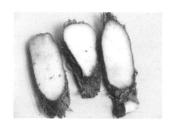

院子里种我的野生知母，土肥水美，它也变胖了。

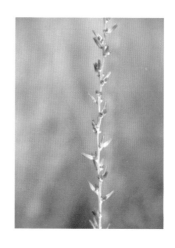

[1] 李时珍.本草纲目[M].北京：人民卫生出版社，2002:725.

[2] 唐慎微.证类本草[M].北京：华夏出版社，1993:228.

丝瓜

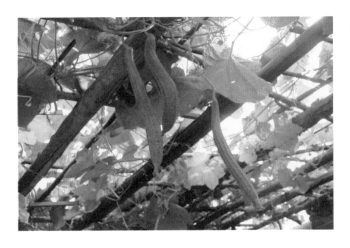

丝瓜：为葫芦科一年生藤本植物丝瓜的果实。李时珍："丝瓜，唐宋以前无闻，今南北皆有之，以为常蔬。二月下种，生苗引蔓，延树竹，或作棚架。其叶大于蜀葵而多丫尖，有细毛刺，取汁可染绿。其茎有棱，六七月开黄花，五出，微似胡瓜花，蕊瓣俱黄。其瓜大寸许，长一二尺，甚则三四尺，深绿色，有皱点，瓜头如

六七月开黄花，五出，微似胡瓜花，蕊瓣俱黄。

鳖首。"[1] 丝瓜可食可作器用。嫩时去皮，可烹可曝，点茶充蔬，清香鲜美。老则其大如杵，经霜则枯，筋络缠纽如织成，可涤锅碗瓢盆，又可缝于鞋底，以耐磨，尤常用在蒲鞋底，履霜踏雪，轻便弹越。药用老者。

《本草纲目》："煮食，除热利肠。老者烧存性服，去风化痰，凉血解毒，杀

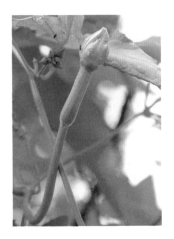

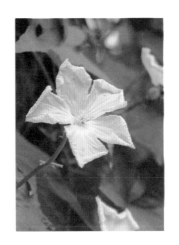

✏ 丝瓜禀阴寒之气，傍晚时分
才开花。

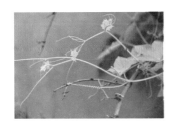

虫，通经络，行血脉，下乳汁，治大小便下血，痔漏崩中，黄积，疝痛卵肿，血气作痛，痈疽疮肿，齿䘌，痘疹胎毒。"[2]

丝瓜嫩时，多水而涎滑，性属寒物，味甘体滑，故可除热利肠。老丝瓜经络贯串，房隔连属，空洞体轻。以其通经达络，无处不至，故能通人脉络脏腑，行血脉，而去风解毒，消肿化痰，去痛杀虫。空能去实，丝瓜又可治腹胀、腹水、脚肿、黄积之实证。其下乳汁，治大小便下血，痔漏崩中，疝痛卵肿，血气作痛，痈疽疮肿，齿䘌，痘疹胎毒者，皆借其寒滑通达，以滑养窍。因其寒滑，叶捣汁生服，可解一切蛇伤之毒，或淬盦患处。

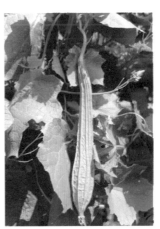

✏ 从小就吃带棱的丝瓜，今天
才知道它叫广州丝瓜。

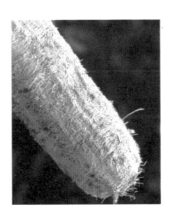

[1] 李时珍.本草纲目[M].北京：人民卫生出版社，2002:1702.
[2] 李时珍.本草纲目[M].北京：人民卫生出版社，2002:1703.

葫芦

葫芦：为一年生攀援草本植物瓢瓜的干燥果皮。又名壶卢、瓠（hù）瓜、匏（páo）瓜、苦瓠、苦匏。葫芦种类多，"数种并以正二月下种，生苗引蔓延缘。其叶似冬瓜叶而稍团，有柔毛，嫩时可食。故《诗经》云：幡幡瓠叶，采之烹之。五六月开白花，结实白色。大小

幡幡瓠叶，
采之烹之。
五六月开白花，
结实白色。
大小长短，
各有种色。

长短，各有种色。"[1] 据其形状之大小长短，其味道之甘苦，而有不同名称。长大如东瓜者名瓠；矮似西瓜者名匏；腰细头锐者名葫芦；柄直底圆者名瓠子，为菜瓠。其性有平有寒，甘多平，苦多寒。其用途多，可菜蔬可作器用。葫芦嫩时可削皮作菜蔬，老则干枯中空作器用。干

小孩别吃葫芦粒，小心生出带齿的牙。

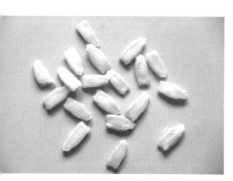

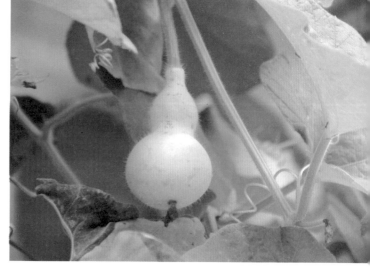

葫芦在古代的应用多与水有关，既可以作泅渡的漂浮物，又可以作瓢舀水、酒。古人渡水多腰缠葫芦，如《诗经·匏有苦叶》："匏有苦叶，济有深涉。深则厉，浅则揭。"[2] 叶子已干枯，葫芦熟了，可以渡水了。济河大水时也有渡口，水深则脱了衣服过河，水浅则撩起衣服过河。《国语·鲁语下》诸侯伐秦鲁人以莒人先济篇，叔孙借《诗经·匏有苦叶》表明坚决渡河，叔向心领神会："夫苦瓠不材于人，共济而已。"[3] 葫芦生重熟轻，生实熟空，犹如天地混沌，清升浊降之象，为神仙家、道家、道教崇拜。壶中有洞天，宋代以前，医生或者本身就是道教中人，或者活在道教的语言文化中，所以葫芦又用来装丹盛药作幌子。苦葫芦令人吐，却水效果更好。

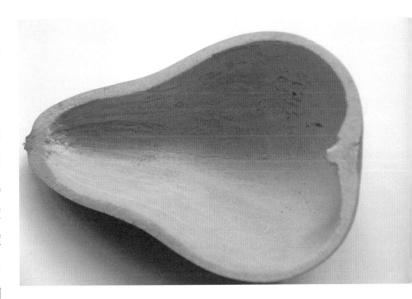

一个葫芦两个瓢，捞面舀水都用它。

《神农本草经》："苦瓠：味苦，寒。主大水，面目四肢浮肿，下水，令人吐。"

葫芦花落，果实坐定。毛茸茸的小果子慢慢胀大，细细藤上拴着沉重的瓜。剖开青皮露出白瓤，湿湿嫩嫩

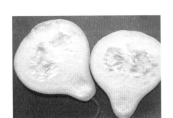

的。经霜后，青色渐成枯黄，水湿沉重的葫芦变成了空壳。病大水，面目四肢浮肿，就像充满了水的生葫芦，取葫芦自抽水分，由实变虚之象，用治大腹周身浮肿。王清任："抽葫芦酒：治腹大周身肿。自抽干葫芦，焙为末，黄酒调服三钱。若葫芦大，以黄酒入内煮一时，服酒颇效，取其自抽之义。"[4] 且能下水降气，利水通导，以治淋闭疸黄，面目浮肿之症。腹胀黄肿，用亚腰壶芦连子烧存性，每服一个，食前温酒下，不饮酒者白汤下，十余日见效 。葫芦外敷亦可出水却水消肿，如治黄疸肿满，取两枣核大苦瓠瓢童便浸，分纳两鼻孔中，深吸气，待黄水出，愈；治腋下瘿瘤，用陈葫芦瓢一个，烧存性，研细末。未破者，茶蜜水调涂，即渐消去。已破烂者，干掺上即出水尽而愈。

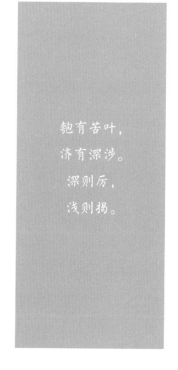

匏有苦叶，
济有深涉。
深则厉，
浅则揭。

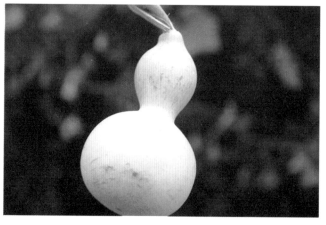

人们渡水时把我拴在腰上，
我也是舟，名唤腰舟。

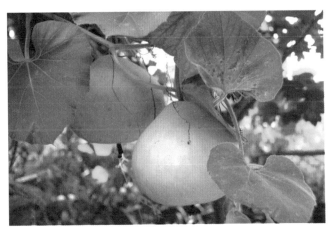 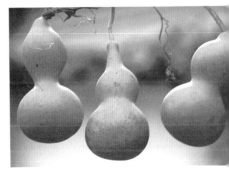

　　瓜类性凉，盖天生此一物，以为暑时必用之需，以除烦热消渴之症，故服丹石人最宜。《诗经·硕人》："手如柔荑（tí），肤如凝脂。领如蝤蛴（qiú qí），齿如瓠犀。"[5] 瓠中之子，齿列而长，谓之瓠犀。其子则能入肾以治诸般齿病，齿龈或肿或露，齿摇疼痛。子入肾，肾主骨，齿为骨之余，葫芦籽很像牙齿。葫芦籽一端有锯齿，像儿童换牙时刚长出的牙齿，故入肾治牙齿诸疾。

[1] 李时珍.本草纲目[M].北京：人民卫生出版社，2002:1693.

[2] 诗经[M].北京：长城出版社，1999:52.

[3] 国语[M].贵阳：贵州人民出版社，1995:197.

[4] 王清任.医林改错[M].北京：中国中医药出版社，1995:63.

[5] 诗经[M].北京：长城出版社，1999:92.

黑大豆

黑大豆：为豆科植物黑豆的成熟果实。现存最早的医方《五十二病方》中，已用大豆治多种疾病，如乌喙中毒者，食大豆或豆豉解之。诸疽初发，以大菽一斗，炒熟，以酒浸泡，饮汁。外敷治烧烫伤：治胻膫（héng liáo），取陈黍、菽，冶，以犬胆和，以傅。治痈痛而溃：洒以菽汁。痈而溃，以良菽捣之，敷孔中。

生大豆的药用，在《神农本草经》和《名医别录》中有相似的记载，《神农本草经》："涂痈肿，煮汁饮杀鬼毒，止痛。"《名医别录》："逐水胀，除胃中热痹，伤中，淋露，下瘀血，散五脏结积、内寒，杀乌头毒。久服令人身重。"[1]

夫豆有五色，各治五脏，惟黑豆属水性寒，为肾之谷，入肾功多。

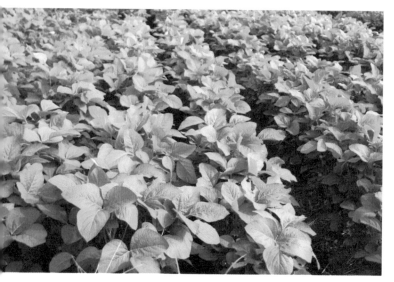

汉代中医理论五行化，大豆入药理论发生变化。《素问·五常政大论》："静顺之纪，藏而勿害，……其化凝坚，其类水，其政流演，其候凝肃，其令寒，其脏肾，肾其畏湿；其主二阴，其谷豆，其果栗，其实濡，其应冬，

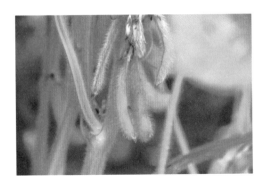

其虫鳞，其畜彘，其色黑，其养骨髓。"冬季寒冷，与北方、夜晚、黑色、水相类，在人身则有肾、骨、二阴相配，五谷中的豆，也在其中。冬季寒冷，万物闭藏，与冬令相应者，均有闭藏之性，五谷麻麦稷稻豆，豆类较其他多出一层壳，豆有包藏之

性，故应藏令属水。豆在色尚黑，《本草图经》特别强调大豆有黑白二种，黑者入药，白者不用，其紧小者为雄豆，入药尤佳。豆属水性寒，故可涂痈肿，止痛，除胃中热痹，淋露。性寒可解热毒，李时珍认为，煮汁可解礜石、砒石、甘遂、天雄、附子、射罔、巴豆、芫青、斑蝥、百药之毒及蛊毒。在传统的"讲古"（老人讲的故事）中，黑豆、黑驴蹄、黑碗是杀魑魅魍魉的专用品，与本草文献煮汁饮杀鬼毒相照应，不知这种文化与本草理论是如何相因果的。养生者以黑豆入盐煮，认为

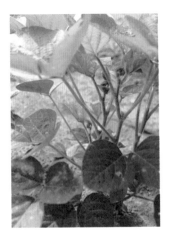

常食之能补肾，盖因豆乃肾之谷，其形类肾，而又黑色通肾，引之以盐，所以有妙应。李时珍："夫豆有五色，各治五脏，惟黑豆属水性寒，为肾之谷，入肾功多，故能治水消胀下气，治风热而活血解毒，所谓同气相求也。"[2]

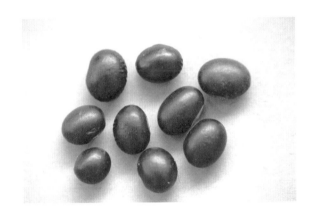

[1] 唐慎微.证类本草[M].北京：华夏出版社，1993:584.

[2] 李时珍.本草纲目[M].北京：人民卫生出版社，2002:1501.

半夏

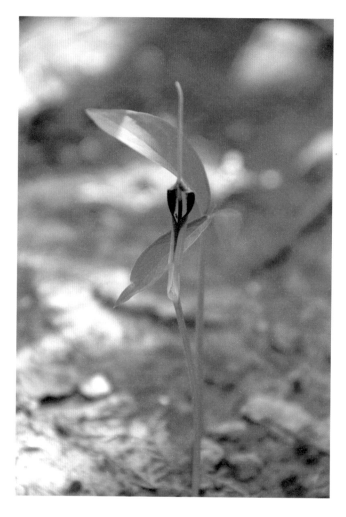

半夏：为天南星科多年生草本植物半夏的块茎。"五月半夏生"，因以为名。半夏初生一茎，叶如团扇，后生之茎，端出三叶，浅绿色。其根如芋头，多须毛，皮黄肉白。半夏全身都盛满涎液，滑溜溜地，干块茎的涎液长时间存在，用之不厌陈久，

初生一茎，
叶如团扇，
后生之茎，
端出三叶，
浅绿色。

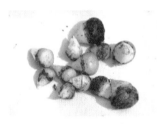
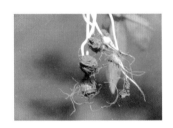

我叫麻豆子，不能随便尝。

二陈汤以此得名。全株嚼之麻嘴棘舌，而无辣味，故曰味辛且平。陶弘景："今第一出青州，吴中亦有。以肉白者为佳，不厌陈久，用之先汤洗十许过，令滑尽，不尔，戟人咽喉。方中有半夏必须生姜者，亦以制其毒故也。"[1] 实则毒即是药，药取其滑。

《神农本草经》："半夏：味辛，平。主伤寒寒热，心下坚，下气，喉咽肿痛，头眩，胸胀，咳逆，肠鸣，止汗。"汉代半夏生用，取其涩滑。

以滑养窍是今人能见到的最早中药理论。在《周礼》中，滑与酸苦甘辛咸一样，是味的一种。用药理论则是，"凡药，以酸养骨，以辛养筋，以咸养脉，以苦养气，以甘养肉，以滑养窍。"[2] 人身上的孔窍都有分泌功能，以起到润滑作用，古人认为孔窍中这些涩滑的液体也是长养孔窍的。如果孔窍有了疾病，就用具有涩滑性状的液体或药物治疗。人身之窍包括五官九窍、毛窍、咽喉、心窍等，诸窍不利均可以涩滑之汤液与药物治疗，半夏最初也以涩滑入药。滑则养窍，治咳逆、咽喉肿痛，止汗。滑则通利，下气，治头眩、胸胀、心下坚、肠鸣。

南北朝徐之才《药对》有滑可去着，冬葵榆皮之属是也。同样古人认为痈肿瘤瘿与疣一样是后天附着在皮肤上的，故《药性论》半夏："新生者，摩涂痈肿不消，能除瘤瘿气。"[3]

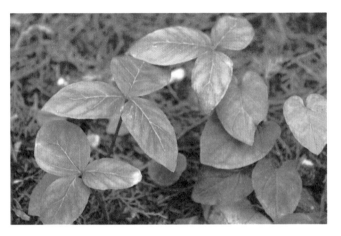

[1] 唐慎微.证类本草[M].北京：华夏出版社，1993:280.

[2] 周礼[M].长沙：岳麓书社，2001:42.

[3] 唐慎微.证类本草[M].北京：华夏出版社，1993:281.

地黄

地黄：为玄参科植物怀庆地黄或地黄的根。地黄春生叶，叶铺地，有毛有皱。花开紫红或黄色，形如芝麻花，有毛。春风微熏时，它是田野上的甜蜜，于花丛中提取一朵（只揪花筒），放到嘴里轻轻一吮，浓浓的花蜜美酒一般甜到心里。俗名有波波酒、新媳妇喝酒等。《本草图经》："二月生叶，布地便出似车前，叶上有皱纹而不光。高者及尺余，低者三四寸。其花似油麻花而红紫色，亦有黄花者。其实作房如连

紫色的花朵里，藏着很多蜜。

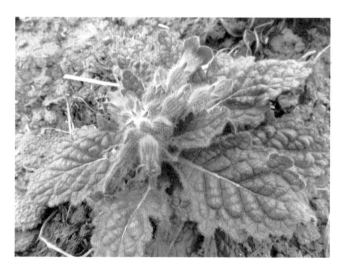

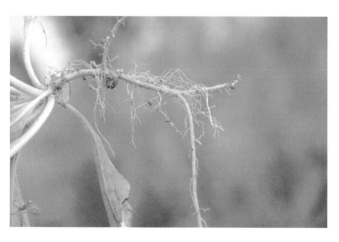

二月生叶，
布地便出似车前，
叶上有皱纹而不光。

《神农本草经》："干地黄，味甘，寒。主治折跌绝筋，伤中。逐血痹，填骨髓，长肌肉。作汤除寒热积聚，除痹。生者尤良。久服，轻身不老。一名地髓。"

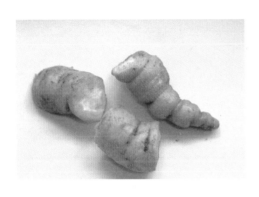

翘，子甚细而沙褐色。根如人手指，通黄色，粗细长短不常。"[1] 花期过后，长出连翘果、泡桐果样的果实，里面包着细碎的沙子，小孩子不理睬它。地下的根黄黄的一包水，其细者如经脉，粗大者如筋肉，味苦而甘。虽不能生食，却可染黄。

《神农本草经》："干地黄：味甘，寒。主治折跌绝筋，伤中。逐血痹，填骨髓，长肌肉。作汤除寒热积聚，除痹。生者尤良。久服，轻身不老。一名地髓。"

地黄形如筋肉经脉，穿行地中，故补筋长肉，治跌打损伤断筋及伤及脏腑者。其色黄其质润，如地中之髓，故填骨髓。地黄色与质皆类血，形如筋脉，故活血化瘀通痹。古人所谓"生"，即鲜品。鲜品生猛有力，故除寒热积聚，除痹，生者尤良。填骨髓，长肌肉，故久服，轻身不老。马食地黄亦可见补益不老之功，苏轼有"地黄饲老马，可使光鉴人。"地黄晒干色黑，蒸晒则黑软如泥。《本草便读》："熟地即生地蒸晒极熟，色黑如漆，味甘如饴，寒转为温，自能独入肾家，填精补血，为培助下元之首药。"[2]

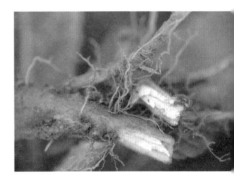

野生地黄，骨多肉少，形容瘦啊。

[1] 唐慎微．证类本草 [M]．北京：华夏出版社，1993:154.

[2] 张秉成．本草便读 [M]．北京：学苑出版社，2010:48.

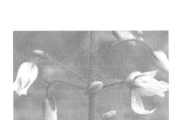

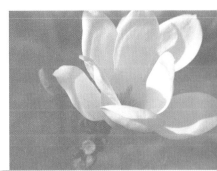

木类

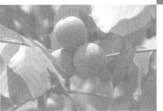

连翘

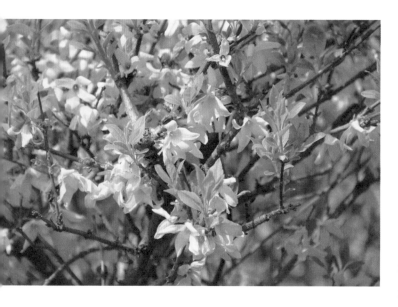

连翘：为木犀科落叶灌木植物连翘的茎、花、实。又名连、异翘、旱莲子、兰华、三廉。早春时节，连翘于山野中最先开花，缀满长而中空的枝条，一丛丛的金黄与山杏花相映相衬，春风春雨里流露清新气息。花落生叶，黄绿色，形如榆叶。其茎色赤，柔软中空，脆而易折。

连翘赤茎独上，
秋来结萼，
茎端花后分瓣作房，
中含黑子，
干则振之皆落而不著茎。

《本经疏证》："连翘赤茎独上，秋来结萼，茎端花后分瓣作房，中含黑子，干则振之皆落而不著茎；其房剖之即解，片片相比，气甚清馥。"[1]其果绿色，秋后老成褐色，开裂子出。

《神农本草经》："味苦，平。主寒热鼠瘘瘰疬，痈肿恶疮瘿瘤，结热蛊毒。一名异翘，一名兰华，一名折根，一名轵（zhǐ 车毂外端穿车轴的孔）、一名三廉。"

陶弘景去《神农本草经》成书不远，"处处有，今用茎连花实也。"[2]其茎长而中空，形似经脉，空能去实破结，故治寒热鼠瘘瘰疬，痈肿恶疮瘿瘤，结热蛊毒。甄权："一名旱莲子。主通利五淋，小便不通，除心家客热。"[3]《日华子》："通小肠，排脓，治疮疖止痛，通月经。"[4] 均取连翘茎空通利之象为功。至唐代苏敬："今京下惟用大翘子，不用茎花也。"[5] 其治疮之功备受重视，为疮家要药。此时则将连翘果类比于心，《本草求真》："连翘形象似心，但开有瓣。心为火主，心清则诸脏与之皆清矣。然湿热不除，病症百出，是以痈毒五淋，寒热鼠瘘，瘰疬恶疮，热结蛊毒等症，书载皆能以治。"[6] 诸痛痒疮皆属心火，连翘实为疮家圣药。回溯《灵枢·痈疽》："夫血脉营卫，周流不休，上应星宿，下应经数。寒邪客于经络之中则血泣，血泣则不通，不通

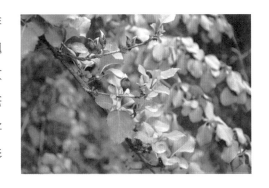

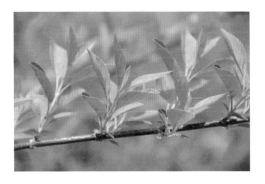

则卫气归之，不得复返，故痈肿。寒气化为热，热胜则肉腐，肉腐则为脓。"经脉不通，最终化热，腐肉为脓，是疮疡的机制。后世虽不用连翘茎、花，但果实的功效，早就在药用之初，从连翘的整株取象得来。因其中空通利，可通经脉，排脓，通小便，通月水。不通则痛，故止痛。

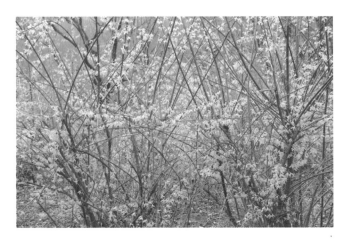

[1] 邹澍.本经疏证 [M].北京：学苑出版社，2009:401.

[2] 唐慎微.证类本草 [M].北京：华夏出版社，1993:322.

[3] 唐慎微.证类本草 [M].北京：华夏出版社，1993:322.

[4] 唐慎微.证类本草 [M].北京：华夏出版社，1993:322.

[5] 唐慎微.证类本草 [M].北京：华夏出版社，1993:322.

[6] 黄宫绣.本草求真 [M].北京：中国中医药出版社，1997:227.

辛夷

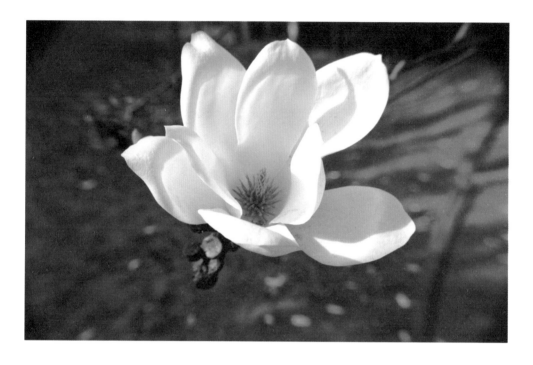

试问春风何处好，
辛夷如雪柘岗西。

辛夷：为木兰科植物望春花、玉兰或武当玉兰的干燥花蕾。又名玉兰、木兰。二月里，春风吹，草始发萌，树荑生芽。翠柳垂金丝，碧桃吐丹霞。大荑如毛桃，绽放如春雪。王安石诗中道："试问春风何处好，辛夷如雪柘岗西。"辛夷早感春气，得名望春、迎春、应春、玉堂春。花苞多毛尖长，形如笔头，得名木笔花。又似毛猴蹲在枝头，有猴桃之称。辛夷吐华，硕大无朋，无叶先花的干枝上，如同落满白鹤，面露洁白，洒芬渡芳。此月春雷始震，微雨洗春光，去寻含苞辛夷，在西岗。

《神农本草经》："味辛，温。主五脏身体寒热，风头脑痛，面䵟。久服下气，轻身明目，增年耐老。"

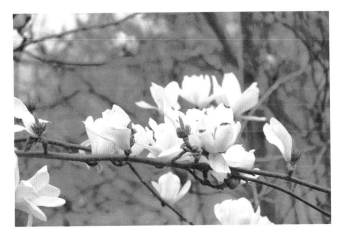

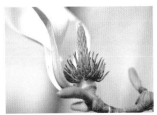

小毛桃里，藏着如此大的花朵。

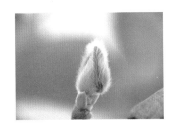

静静等待，春天到来。

嗅其气香，尝其味辛而辣。

《神农本草经》："味辛，温。主五脏身体寒热，风头脑痛，面䵟。久服下气，轻身明目，增年耐老。"《名医别录》："温中，解肌，利九窍，通鼻塞，涕出，治面肿引齿痛，眩冒，身兀兀如在车船之上者。生须发，去白虫。"[1]

辛热药，以驱寒风，治寒风中人表里，上袭头面，而寒热作痛。其性辛温，外除风邪解肌，温中内通痞塞，下气轻身。辛温上行通窍，驱寒风，治头风鼻渊，通鼻塞，涕出，面肿引齿痛，眩冒，身兀兀如在车船之上者。其花硕大洁白，清丽芳香，白可掩黑，故能去面䵟而芳容生香。辛夷多毛，故生须发。

[1] 唐慎微.证类本草[M].北京：华夏出版社，1993:358.

皂荚

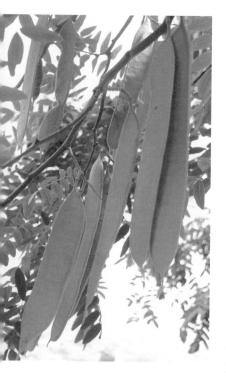

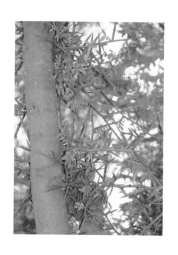

皂荚：皂荚为豆科植物皂荚树的果实。仲春时节，"皂角芽已长，瑞香花欲吐。"（宋孔平）皂荚树枝上，新芽萌发，连同成穗的骨朵一起长出。暮春，"小巷蘼芜，斜街皂荚，都被雨酥烟腻。"（清陈维崧《春景》）春雨青烟里，新叶中绽开黄绿色的小花，花穗根部的花苞已经凋零，中部的正在开放，先端的花苞尚未打开，花穗一半绽放一半含苞。

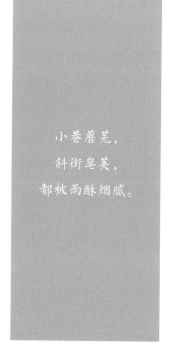

小巷蘼芜，
斜街皂荚，
都被雨酥烟腻。

仔细闻闻，皂荚花香熟悉，先是浓浓的洋槐花味，余香则是玫瑰的香气。此时，洋槐花和玫瑰也已经绽放。树上刺大者，莫如皂荚。柔嫩的绿刺，坚硬起来，颜色由绿变红，渐渐成黑色。李时珍："皂树高大，叶如槐叶，瘦长而尖。枝间多刺。夏开细黄花。结实有三种：一种小如猪牙；一种长而肥厚，多脂而黏；一种长而瘦薄，枯燥不黏。以多脂者为佳。"[1] 皂荚气辛咸，辛能开窍，使人嗅其气则打喷嚏、咳嗽。肥黏色绿的皂荚瓣疏松多孔，搓在手上、泡在水中，涩滑起泡，洗发洗衣，佳品天成。"肥皂"二字，由肥皂荚而来。肥皂性滑，可去污浊。其性滑利，可通积滞。

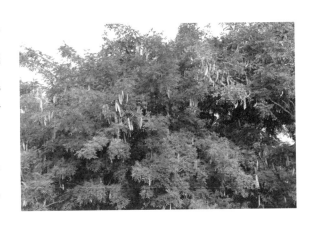

《神农本草经》："味辛，咸，温。主风痹死肌，邪气，风头泪出，利九窍，杀精物。"

皂荚树枝干生刺，为风芒之象，故能治风头泪出，风痹日久，肌肉僵硬，不能行走，所谓死肌。皂荚涩滑，故利九窍。皂荚树生刺粗大如长矛，其荚果色黑高悬如大刀，有不可冒犯之形势，故可辟邪气，杀精物。《名医别录》："有小毒。疗腹胀满，消谷，除咳嗽，囊结，妇人胞不落，明目，益精。可为沐药，不入汤。"[2] 皂荚涩滑，其性通利，故可疗腹胀满，消谷，除咳嗽。滑利之性又可通结去着滞，滑可去着，故治囊结，妇人胞不落。其祛风治风头泪出，又可去翳着明目。色黑属水而益精。《药性论》："主破坚癥，腹中痛，能堕胎。又曰将皂荚于酒中，取尽其精，于火内煎之成膏，涂帛，贴一切肿毒，兼能止疼痛。"[3] 又主腹满，消谷，夫人胞不落，可见其宣壅导滞之功。皂荚滑利九窍，疏导肠胃壅滞，洗垢腻，豁痰涎，散风邪。暴病气实者，用之殊效。

皂刺：功用与荚同。"治痈肿妒乳，风疠恶疮，胎衣不下，杀虫。"[4] 芒刺为风象，故可祛风，以醋熬嫩刺，作煎涂癣疮，有奇效。"功近皂荚。其锋锐之气直达病所溃坚。"[5] 故治痈肿妒乳，胎衣不下。因其外透泄气，凡痈疽已溃，不宜服。孕妇亦忌之。

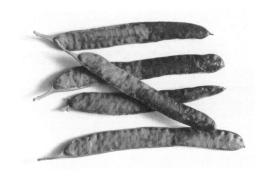

[1] 李时珍. 本草纲目 [M]. 北京：人民卫生出版社，2002:2014.

[2] 唐慎微. 证类本草 [M]. 北京：华夏出版社，1993:403.

[3] 唐慎微. 证类本草 [M]. 北京：华夏出版社，1993:403.

[4] 李时珍. 本草纲目 [M]. 北京：人民卫生出版社，2002:2021.

[5] 徐大椿. 神农本草经百种录 [M]. 北京：学苑出版社，2011:132.

麻黄

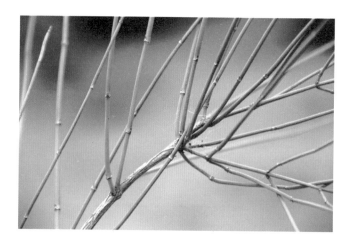

麻黄：为麻黄科植物草麻黄、木贼麻黄和中麻黄的草质茎。麻，不平之谓。草麻黄茎枝呈黄绿色，触之粗糙碍手，故名麻黄。断之则中空，心红。其味苦涩，经冬后味甘仍涩。《本草图经》："生晋地及河东，今近京多有之，以荥阳、中牟者为胜。苗春生，至夏五月则长及一尺已来。梢上有黄花，结实如百合瓣而小，又似皂荚

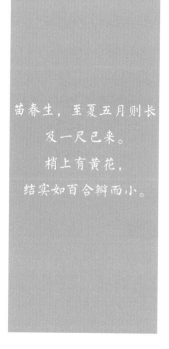

苗春生，至夏五月则长及一尺已来。梢上有黄花，结实如百合瓣而小。

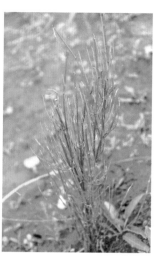

236

《神农本草经》："味苦，温。

主中风伤寒头痛，温疟，发表出汗，去邪热气，止咳逆上气，除寒热，破癥坚积聚。一名龙沙。"

子，味甜，微有麻黄气，外红皮，里仁子黑。根紫赤色。"[1]
上述为草麻黄。中麻黄则长成树丛，嫩茎黄绿光滑，直立，秋后下垂如毛发，色暗紫，中空而心不红。

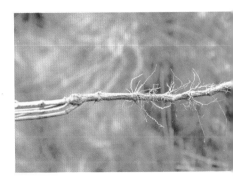

《神农本草经》："味苦，温。主中风伤寒头痛，温疟，发表出汗，去邪热气，止咳逆上气，除寒热，破癥坚积聚。一名龙沙。"《日华子》："通九窍，调血脉，开毛孔皮肤，逐风，破癥坚积聚，逐五脏邪气，退热，御山岚瘴气。"[2]
麻黄中空细长，像人毛孔，故走皮毛，开毛孔皮肤，逐风退热，发表出汗，治中风伤寒头痛，去邪热气，外逐五脏邪气。其性浮散外越，御山岚瘴气，治温疟。麻黄中空轻浮，入肺而散邪气，止咳逆上气。麻黄中空，故通九窍，其心色红，入血脉，故调血脉。空能去实，色红紫入血，故可破癥坚积聚。麻黄中空，走九窍，也能利小便。麻黄之用，取其中空之形，轻浮之质，红紫之色。

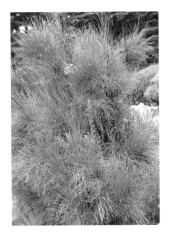

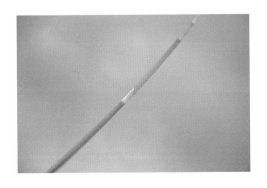

[1] 唐慎微.证类本草[M].北京：华
    夏出版社，1993:221.
[2] 唐慎微.证类本草[M].北京：华
    夏出版社，1993:221.

桃核仁

桃核仁：为蔷薇科植物桃或山桃的干燥成熟种子。栽桃三年，便放华果。"浅绛雪缄桃萼，嫩黄金搓柳丝。"（元刘致）于春三月，桃蕊红妆，灿烂若霞。叶生花落，毛桃立于枝上。东北方为鬼门，大桃树下，神荼（shū）、郁

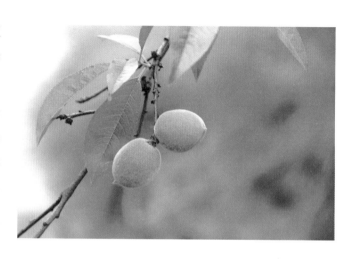

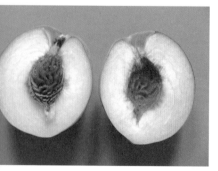

青州蜜桃，聚小甜蜜。

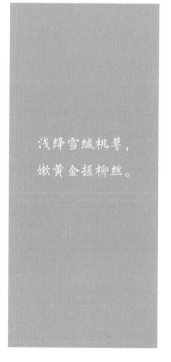

浅绛雪缄桃萼，
嫩黄金搓柳丝。

垒（lǜ）二人把守。桃树可辟鬼邪，后世或刻桃人，或作桃仗、桃剑、桃弓、桃符，以辟邪气。桃核亦为辟邪之品，常以红丝系于婴孩儿腕部。

《神农本草经》："桃核仁：味苦，平。主瘀血，血闭瘕，邪气，杀小虫。"《名医别录》："味甘，无毒。止咳逆上气，消心下坚，除卒暴击血，破癥瘕，通月水，止痛。"[1]

桃核仁之用，取其花色红，其木辟邪气。其花色红，为桃之色，故其核仁入血，得三月畅和熏风，故主瘀血，血闭瘕，除卒暴击血，破癥瘕，通月水，止痛。得敷畅之气，而止咳逆上气，消心下坚。以其杀鬼辟邪，故治邪气，杀小虫。正如徐大椿："桃得三月春和之气以生，而花色最鲜明似血，故凡血郁血结之疾，不能调和畅达者，此能入于其中而和之散之。然其生血之功少，而去瘀之功多者，何也？盖桃核本非血类，故不能有所补益。若瘀瘕皆已败之血，非生气不能流通，桃之生气，皆在于仁，而味苦又能开泄，故能逐旧而不伤新也。"[2]

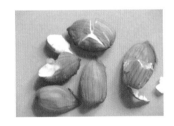

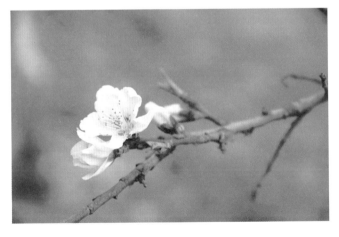

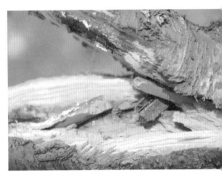

桃之夭夭，灼灼其华。

[1] 唐慎微.证类本草[M].北京：华夏出版社，1993:566.
[2] 徐大椿.神农本草经百种录[M].北京：学苑出版社，2011:67.

盐麸子

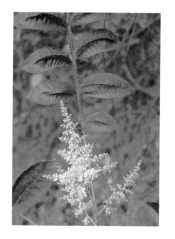

盐麸子：为漆树科落叶灌木或小乔木植物盐肤木的种子。又名盐肤子、盐梅子、木盐、天盐、叛奴盐、酢桶。因其味酸、咸（先酸后咸），表面有麸皮样白色结晶如盐，故有诸名。陈藏器曰："蜀人谓之酸桶。《博物志》云：酸桶，七月出穗，穗上有盐著，可为羹，亦谓之酢桶矣，吴人谓之为盐也。"[1] 其盐可食，其叶如箭羽。李时珍曰："木状如椿。其叶两两对生，长而有齿，面青背白，有细毛，味酸。正叶之下，节节两边，有直叶贴茎，如箭羽状。五六月开花，青黄色成穗，一枝累累。

果实上的麸皮，像在盐里蘸过。

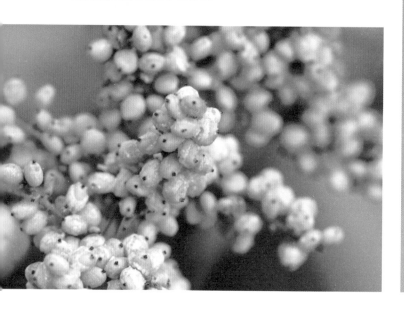

其叶两两对生，长而有齿，面青背白，有细毛，味酸。

240

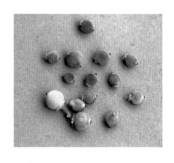

帕红快绿的果子好似精工细作而成。

七月结子，大如细豆而扁，生青，熟微紫色。其核淡绿，状如肾形。核外薄皮上有薄盐，小儿食之，滇蜀人采为木盐。叶上有虫，结成五倍子，八月取之。"[2] 其功用取其叶之象、其盐麸之象、其酸咸之味。

陈藏器："盐麸子：味酸，微寒，无毒。除痰饮瘴疟，喉中热结喉痹，止渴，解酒毒黄疸，飞尸蛊毒，天行寒热，痰嗽，变白，生毛发。取子干捣为末食之，岭南人将以防瘴。"[3]

陈藏器时代对盐麸子的认识注重盐肤木之象，正叶之下，节节两边，有直叶贴茎，如箭羽状，于树中为异象而备受重视。痰饮瘴疟，喉中热结喉痹，飞尸蛊毒，天行寒热，为病中急者，原因不明，古人多归咎于莫名邪气，故取箭象以治之。盐肤子能使人变白，取象于盐肤子上那层像麸子样黏在种子表面的白霜。"去头上白屑，捣末服之。生津，降火化痰，润肺滋肾，消毒止痢收汗，治风湿眼病"[4] 去头上白屑，仍取象于盐麸子表面的白麸皮，但李时珍更注重盐麸子气味与人身的联系："盐麸子气寒味酸而咸，阴中之阴也。咸能软而润，故降火化痰消毒；酸能收而涩，故生津润肺止痢。肾主五液：入肺为痰，入脾为涎，入心为汗，入肝为泪，自入为唾，其本皆水也。盐麸、五倍先走肾肝，有救水之功。所以痰涎、盗汗、风湿、下泪、涕唾之证，皆宜用之。"[5]

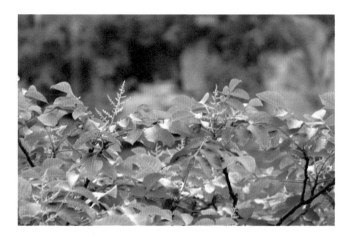

[1] 唐慎微.证类本草[M].北京：华夏出版社，1993:422.

[2] 李时珍.本草纲目[M].北京：人民卫生出版社，2002:1868.

[3] 唐慎微.证类本草[M].北京：华夏出版社，1993:422.

[4] 李时珍.本草纲目[M].北京：人民卫生出版社，2002:1868.

[5] 李时珍.本草纲目[M].北京：人民卫生出版社，2002:1869.

五倍子

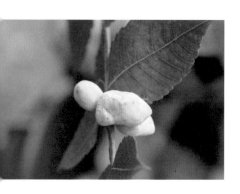

五倍子：为漆树科落叶灌木或小乔木植物盐肤木或同属植物青麸杨等叶上寄生的虫瘿。五倍子按其生长部位不同，又分为角倍、肚倍、倍花。角倍生于叶轴上形似菱角，肚倍生于叶的基部，卵形或球形，倍花生于枝间或小叶间，形似花束，品质较差，三种倍均入药。五倍子为鞣革、医药、塑料及墨水工业上的重要原料。《本草图经》："生肤木叶上。七月结实，无花，其木青黄色，其实青，至熟而黄，大者如拳，内多虫。"[1]《本草图经》尚不知五倍子为小虫所致。李时珍："此木生丛林处者，五六月有小虫如蚁，食其汁，老则遗种，结小球于叶间，正如蛅蟖之作雀瓮，蜡虫之作蜡子也。初起甚小，渐渐长坚，其大如拳，或小如菱，形状圆长不等。初时青绿，久则细黄，缀于枝叶，宛若结成。其壳坚脆，其中空虚，有细虫如蠛蠓（miè měng）。山人霜降前采取，蒸杀货之。否则虫必穿坏，而壳薄且腐矣。皮工造为百药煎，以染皂色，大为时用。他树亦有此虫球，不入药用，木性殊也。"[2] 五倍子结于盐肤木枝末叶柄之间，多个囊腔聚在一起，或大或小，嫩时绿色，日照则变红，七月即熟成褐色、黑色，囊壁被穿破。《日华子》："盐麸叶上球子，治中蛊毒、毒药，消酒毒。"[3] 与盐麸子所治相同。

《开宝本草》："味苦酸，平，无毒。疗齿宣疳䘌，肺脏风毒流溢皮肤作风湿癣疮，瘙痒脓水，五痔下血不止，小儿面鼻疳疮。一名文蛤。在处有。其子色青，大

七月结实，
无花，其木青黄色，
其实青，
至熟而黄，
大者如拳，
内多虫。

者如拳，内多虫，一名百虫仓。"[4]

　　五倍子因虫食树汁而成，以其因虫而生，故治虫所致之疾，如齿宣疳䘌，小儿面鼻疳疮。其形状疙疙瘩瘩，不平而涩，尝之味极涩，如吃生柿子般舌头不能动，故能收敛，而疗肺脏风毒流溢皮肤作风湿癣疮，瘙痒脓水，五痔下血不止。事实上风湿癣疮，瘙痒脓水，亦是湿生虫，痔疮下湿之处，亦湿生虫。《本草经疏》："主齿宣疳䘌，风湿癣疮，及小儿面鼻疳疮者，皆从外治，取其苦能杀虫。"[5] 已近以虫应虫本义，治体表之疾，外用。后世应用广泛，如肠虚泄痢，口疮，敛肺降火，化痰饮，止咳嗽、消渴、盗汗、呕吐、失血、久痢、黄病、心腹痛、小儿夜啼，乌须发。治眼赤湿烂，消肿毒、喉痹，敛溃疮、金疮，收脱肛、子肠坠下。有些主治同盐麸子，仍从整个植株取象，如心腹痛、小儿夜啼，与邪气有关。而止咳嗽、消渴、盗汗、呕吐、失血、久痢，用其收敛作用。李时珍："盐麸子及木叶，皆酸咸寒凉，能除痰饮咳嗽，生津止渴，解热毒酒毒，治喉痹下血血痢诸病。五倍子乃虫食其津液结成者，故所主治与之同功。其味酸咸，能敛肺止血化痰，止渴收汗，其气寒，能散热毒疮肿；其性收，能除泄痢湿烂。"[6] 倍子水煮后，即使不酿造，也可染色，如木、皮、衣、发等，《本草衍义》："五倍子，今染家亦用。"[7]

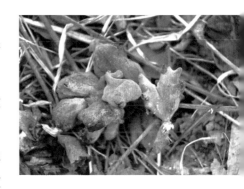

冬日里，百虫仓随茎叶坠落，仓门已经打开。

[1] 唐慎微.证类本草[M].北京：华夏出版社，1993:395.

[2] 李时珍.本草纲目[M].北京：人民卫生出版社，2002:2236.

[3] 唐慎微.证类本草[M].北京：华夏出版社，1993:422.

[4] 卢多逊，李昉等.开宝本草[M].合肥：安徽科学技术出版社，1998:253.

[5] 缪希雍.神农本草经疏[M].北京：中国医药科技出版社，2016:225.

[6] 李时珍.本草纲目[M].北京：人民卫生出版社，2002:2236.

[7] 唐慎微.证类本草[M].北京：华夏出版社，1993:396.

百药煎

百药煎：为方便使用，皮工将五倍子制成成品，名百药煎，用染皂色，大为时用。作为一种染料，在传统生活中，染家用之，可染皮、染木、染发染须等。制法是五倍子为粗末，与真茶、酵糟，器盛置发酵而成，捏作饼丸，晒干备用。陈嘉谟："新鲜五倍子十斤，捣捣烂细，瓷缸盛，稻草盖合，七昼夜，取出复捣，加桔梗、甘草末各二两，又合一七，仍捣仍合，务过七次，捏成饼锭，晒干任用。如无新鲜，用干倍子水渍为之。"[1] 李时珍："用五倍子为粗末，每一斤，以真茶一两煎浓汁，入酵糟四两，擂烂拌和，器盛置糠缸中罯之，待发起如发面状即成矣。"[2] 其他做法，又方：五倍子一斤，生糯米一两（滚水浸过），细茶一两，上共研末，入罐内封固，六月要一七，取开配合用。又方：五倍子一斤（研末），酒曲

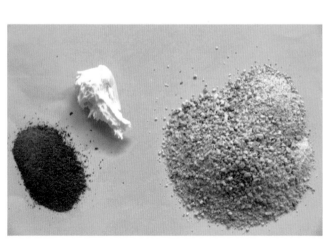

用五倍子为粗末，
每一斤，
以真茶一两煎浓汁，
入酵糟四两，
擂烂拌和，
器盛置糠缸中罯之，
待发起如发面状即成矣。

半斤，细茶一把（研末）。 以上 ，用小蓼汁调匀，入钵中按紧，上以长稻草封固。另用箩一个，多着稻草，将药钵坐草中，上以稻草盖，置净处。过一七后，看药上长起长霜，药则已成矣。或捏作丸，或作饼，晒干才可收用。皮匠用的

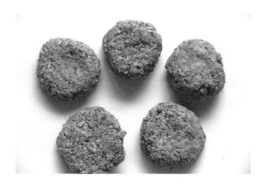

应着重上色，茶叶汁久置黑而着色，糟、酒曲发酵，糯米为发酵用，加桔梗甘草者，医者发挥入药，更易入肺。

气味：酸、咸、微甘，无毒。主治：清肺化痰定嗽，解热生津止渴，收湿消酒，乌须发，止下血，久痢脱肛，牙齿宣䘌，面鼻疳蚀，口舌糜烂，风湿诸疮。

李时珍："百药煎，功与五倍子不异。但经酿造，其体轻虚，其性浮收，且味带余甘，治上焦心肺、咳嗽痰饮、热渴诸病，含噙尤为相宜。"[3] 起发如面，其性稍浮，其味酸涩而带余甘。《本草便读》："专主收敛。化痰者，亦敛极则化之意，退热者，亦是虚热。其余内外诸治，皆是酸咸敛涩之功，可以推想。……但经造酿后，体质轻虚，而味带甘，故能治上焦心肺咳嗽，痰饮热渴等证，亦皆取其收肃之意耳。"[4] 肺虚久咳，自汗盗汗用之。但因黑色属北方属下焦，故常用收敛下焦不固，内服治疗久泄久利，遗精滑精，崩漏带下；外用治疗脱肛不收，子宫脱垂，湿疮流水，溃疡金疮不敛，研末外敷或煎汤熏洗。

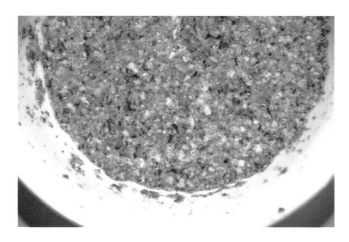

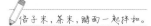
倍子末，茶末，酵面一起拌和。

[1] 陈嘉谟.本草蒙筌[M].北京：中医古籍出版社，2009:240.

[2] 李时珍.本草纲目[M].北京：人民卫生出版社，2002:2241.

[3] 李时珍.本草纲目[M].北京：人民卫生出版社，2002:2241.

[4] 张秉成.本草便读[M].北京：学苑出版社，2011:256.

女贞子

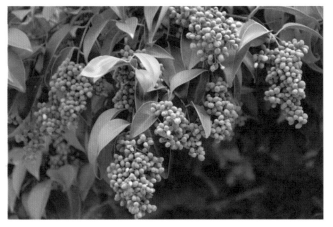

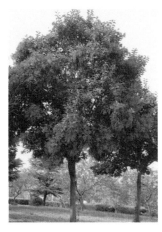

女贞子：为木犀科常绿乔木植物女贞的成熟果实。又名贞木、冬青、蜡树。"女贞之树，一名冬生，负霜葱翠，振柯凌风。"（晋苏彦）冬不凋零，得冬青之名。立夏前后取蜡虫之种子，裹置枝上，半月其虫化出，延缘枝上，造成白蜡，因名蜡树。邹澍：夫女贞之放蜡虫也，虫遍树周行而啮其皮，咂其脂液，乃得生花剔蜡以为用。其所成之蜡，遇火遂热，盖烛不淋，而其光之清，迥非他膏他脂能及。自春夏秋当生长之会，乃常蚀肌吮血，身无完肤，仍不废开花结实。至严寒飚（biāo）烈，他草木剥落无馀，犹独逞翠扬华，挺然繁秀。《本草图经》："其叶似枸骨及冬青，木极茂盛，隆冬不凋，花细，青白色。九月而实成，似牛李子。"女贞开花黄白细碎成穗，果先绿后紫，冬日近黑色。尝之味甘苦。

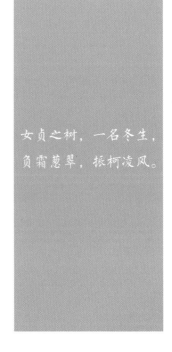

女贞之树，一名冬生，负霜葱翠，振柯凌风。

《神农本草经》:"女贞实:味苦,平。主补中,安五脏,养精神,除百疾,久服肥健,轻身不老。"

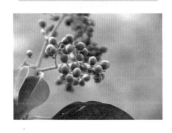

冬至采女贞,夏至采旱莲,欲要成仙,服二至丸。

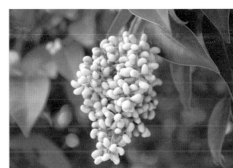

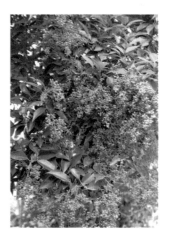

《神农本草经》:"女贞实:味苦,平。主补中,安五脏,养精神,除百疾,久服肥健,轻身不老。"

树之脂膏补人之脂膏,女贞所成之蜡,优于他树,故女贞亦可补益。虫食女贞,女贞仍安然开花结果,其生生不息之气可见,故补中,安五脏,养精神,除百疾,久服肥健,轻身不老。《本草思辨录》:"女贞当春夏秋生长之会,被蜡虫蚀肌吮血,身无完肤,仍不废开花结实,而其所成之蜡,非他膏脂可及。是故中之所以补,五脏之所以安,精神之所以养,百疾之所以除,皆人于热气耗败之余之大效,非《本经》无端加以隆誉。"[1]女贞禀少阴冬气,凌寒不凋,可养阴气。张景岳:"味苦,性凉,阴也,降也。能养阴气,平阴火,解烦热骨蒸,止虚汗消渴,及淋浊崩漏,便血尿血,阴疮痔漏疼痛。亦清肝火,可以明目止泪。"[2]女贞有清热之功,又性滋养,故后世多用于清虚热。其子色黑肾形,入肾补肾。

[1] 周岩.本草思辨录[M].北京:人民军医出版社,2015:108.

[2] 张景岳.景岳全书[M].上海:上海科学技术出版社,1996:173.

南烛枝叶

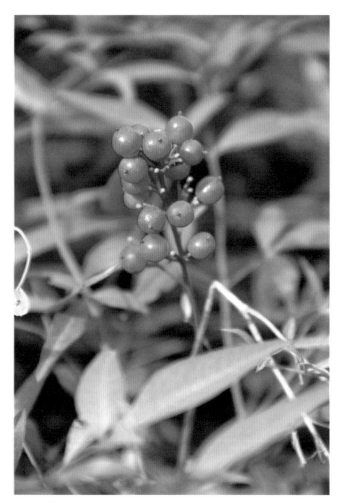

南烛枝叶：为小檗科常绿灌木南天烛的枝叶。又名南天烛、南烛草木、男续、染菽、草木之王、牛筋、乌饭草、墨饭草。《本草图经》："其子如茱萸，九月熟，酸美可食。叶不相对，似茗而圆厚，味小

叶不相对，
似茗而圆厚，
味小酢，冬夏常青。
枝茎微紫。

酢,冬夏常青。枝茎微紫。"[1] 果实熟时红色,如山茱萸,味亦酸美如山茱萸,叶酸子酸入肝强筋,收敛止泄。

《开宝本草》:"味苦,平,无毒。止泄除睡,强筋益气力。久服,轻身长年,令人不饥,变白去老。取茎叶捣碎,渍汁浸粳米,九浸九蒸久曝,米粒紧小正黑如瑿(yī)珠,袋盛之,可适远方,日进一合,不饥,益颜色,坚筋骨能行。取汁炊饭名乌饭,亦名乌草,亦名牛筋,言食之健如牛筋也。"[2]

南烛生高山,凌冬不凋,且茎叶可以染黑,故又入少阴肾经,轻身长年,变白去老,益气力,醒神除睡。

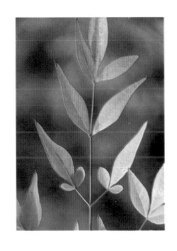

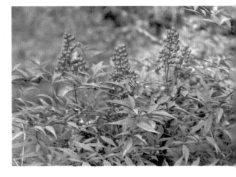

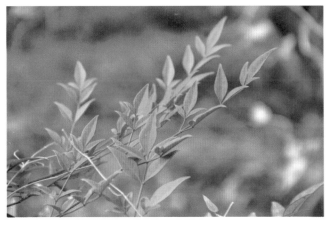

[1] 唐慎微.证类本草[M].北京:华夏出版社,1993:416.

[2] 卢多逊,李昉等.开宝本草[M].合肥:安徽科学技术出版社,1998:303.

枸杞

枸杞：为茄科多分枝灌木枸杞的根苗花实。又名枸棘、甜菜、天精、地骨、地仙、仙人杖、西王母杖。李时珍："枸、杞二树名。此物棘如枸之刺，茎如杞之条，故兼名之。"[1]枸，即枸骨。杞即杞柳。《诗

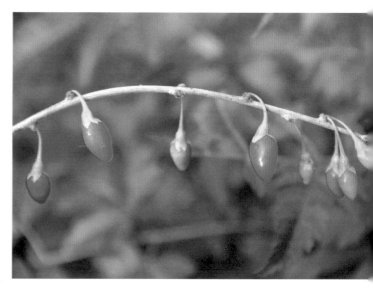

将仲子兮，
无逾我里，
无折我树杞。

经·将仲子》："将仲子兮，无逾我里，无折我树杞。"陆玑疏"杞，柳属也。"[2]《本草图经》："春生苗，叶如石榴叶而软薄，堪食，俗呼为甜菜。其茎高三五尺，作丛。六月七月生小红紫花。随便结红实，形微长如枣核。其根名地骨。春夏采叶，秋采茎实，冬采根。"[3]古人服食枸杞，

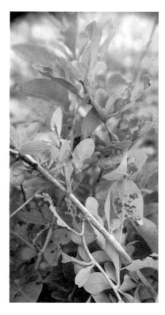

《神农本草经》："枸杞：味苦，寒。主五内邪气，热中消渴，周痹。久服，坚筋骨，轻身不老。一名杞根，一名地骨，一名枸忌，一名地辅。"

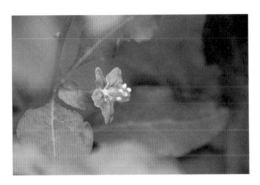
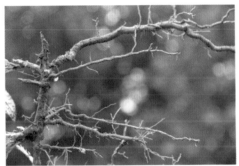

根茎花叶实俱采。

《神农本草经》："枸杞：味苦，寒。主五内邪气，热中消渴，周痹。久服，坚筋骨，轻身不老。一名杞根，一名地骨，一名枸忌，一名地辅。"

枸杞为天精，故主五内邪气，久服轻身不老。多汁其性寒凉，故主热中消渴。枸杞生刺，小则刺多，大则刺少，大至成架，尚亦有刺。芒刺能通，为风之象，故治周痹，坚筋骨。后世苗、根皮、实分用。虽主治各有不同，但所治仍不离其宗。如苗：苦寒，除烦益志，补五劳七伤，壮心气，去皮肤骨节间风，消热毒，散疮肿。不出补益、祛风、清热三方面。其皮地骨皮：苦寒，去肾家风，益精气，去骨热消渴，风湿痹，坚筋骨。枸杞子：苦寒，甘平，坚筋骨，耐老，除风，去虚劳，补精气。除风补益功用三者均沿袭《神农本草经》，前两者偏清热，果实入肾，枸杞子偏补益。

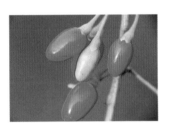

绿蒂颜红果，可作宝石坠耳上。

[1] 李时珍.本草纲目[M].北京：人民卫生出版社，2002:2111.

[2] 诗经[M].北京：长城出版社，1999:126.

[3] 唐慎微.证类本草[M].北京：华夏出版社，1993:345.

蔓荆子

蔓荆子：为马鞭草科落叶灌木蔓荆的果实。蔓荆生海滨，其枝如蔓，匍匐而生，宛若蔓草，故曰蔓荆。东海边沙地，常见到单叶蔓荆，整株有香气，其实辛香如姜如椒，其枝匍匐如蔓，插枝即活。它已经在百草园扎根，蔓延成片，春天，旧枝上生叶，叶子似杏叶，背面密被灰白色绒毛。夏日顶生圆锥花序，花序梗亦密被灰白色绒毛，花萼外面有绒毛，花淡紫色或蓝紫色。秋日果实成熟，由绿变成黑色，大如梧子而轻虚。花叶果实均气清香，茎叶可提取芳香油。药用其果实，嚼之辛辣麻舌。

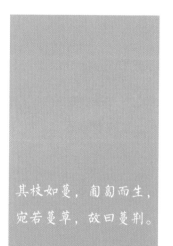

蔓荆叶如团扇，花如香唇。

其枝如蔓，匍匐而生，宛若蔓草，故曰蔓荆。

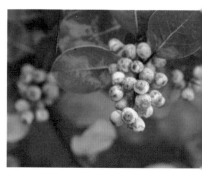

252

《神农本草经》："味苦，微寒。主筋骨间寒热，湿痹拘挛，明目坚齿，利九窍，去白虫。久服轻身耐老。"

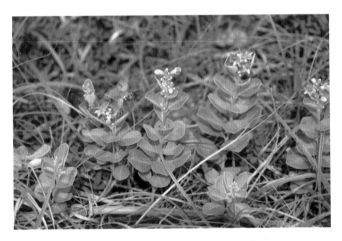

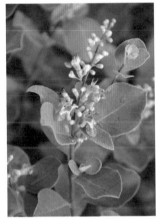

《神农本草经》："味苦，微寒。主筋骨间寒热，湿痹拘挛，明目坚齿，利九窍，去白虫。久服轻身耐老。"

《名医别录》："辛，平、温，无毒。主风头痛，脑鸣，目泪出，益气。令人光泽脂致。"[1]

所谓风，实为不周寒风，后世寒邪。"盖古人之所谓风者，皆以西北寒风言之，故祛风多用温药。"[2]蔓荆子轻虚馨香，上行头面，辛热而散寒邪，故治寒风上袭头面，成风头痛，脑鸣，目泪出诸证。其形似筋故入筋，生于海滨水湿之地而祛湿，其气其味辛香而散，故主筋骨间寒热，湿痹拘挛。湿去则身轻多气力，故曰久服轻身耐老，益气。其气辛香荡漾，走经脉，利九窍，明目坚齿。湿生虫，辛辣燥湿即可杀虫。

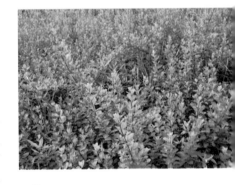

海滩上的树能或蔓子，碰碰就看。

[1] 唐慎微.证类本草[M].北京：华夏出版社，1993:358.

[2] 浙江省中医药管理局编.张山雷医集[M].北京：人民卫生出版社，1995:192.

五味子

五味子：为木兰科多年生木质藤本植物北五味子和南五味子的成熟果实。初见五味子在崂山，崂顶平坦处，五味子苗蔓因无处攀爬，卧在土石之上，无花无果。而松林中的五味子，年岁久远，粗枝韧蔓，自成梯架，挂满累累红果。苏恭："五味，皮肉甘酸，核中辛苦，都有咸味，此则五味具也。《本经》云味酸，当以木为五

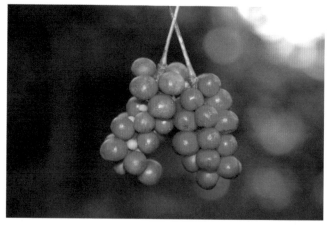

一嘟噜红色的葡萄，让你尝尽酸苦甘辛，还有咸。

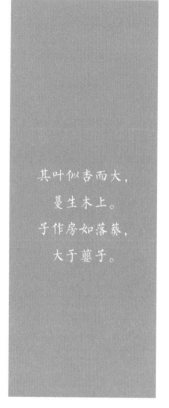

其叶似杏而大，
蔓生木上。
子作房如落葵，
大于蘡子。

行之先也。其叶似杏而大，蔓生木上。子作房如落葵，大于蘡子。"[1] 此刻红熟的果子皮肉酸甘为主，亦有辛味，如花椒气味。将赤茎弱苗栽于百草园的阴生处，翌年春初生苗，三四月开黄白花，真似小莲花。七月成实，如豌豆大，生青熟红紫。干燥的成熟果实，表面黑红色或出现白霜。不仅味有五种，其茎赤花黄白果青紫近黑，

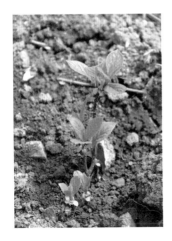

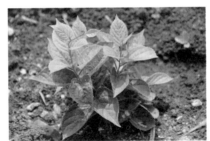

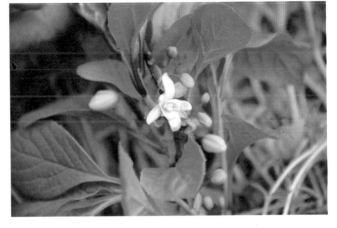

亦具五色，故古人认为五味子为五行之精。

《神农本草经》："味酸，温。主益气，咳逆上气，劳伤羸瘦，补不足，强阴，益男子精。"

五味子为五行之精，故主益气，劳伤羸瘦，补不足。事实上，五味子多膏，果肉柔软油润，气味辛酸甜。种子破碎后有香气，味辛，微苦。核如肾形，蒸熟则变为黑色。黑色入下焦，其核肾形，而补肝肾，故主益男子精。五味子为藤蔓所生，其象如筋，味酸入筋，而阴部为宗筋所聚，故五味子能强阴。酸能收敛，敛肺止咳逆上气；敛皮毛则止自汗盗汗；补肾敛下焦则止遗精滑精；敛心气则治心悸失眠多梦。《本草备要》："性温，五味俱备，酸咸为多，故专收敛肺气而滋肾水，益气生津，补虚明目，强阴涩精，退热敛汗，止呕住泻，宁嗽定喘，除烦渴。"[2]

这花像玉兰花，只是它很小，长在藤蔓上。

[1] 唐慎微.证类本草[M].北京：华夏出版社，1993:201.

[2] 汪昂.本草备要[M].天津：天津科学技术出版社，1999:19.

胡桃肉

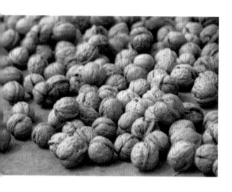

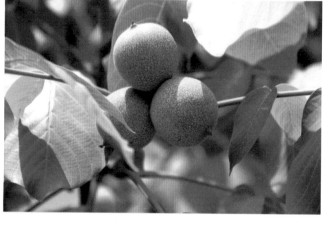

春初生叶，
长四五寸，
微似大青叶，
两两相对，
颇作恶气。

胡桃肉：为胡桃科胡桃属胡桃的果仁。又名羌桃、核桃。李时珍："胡桃树高丈许，春初生叶，长四五寸，微似大青叶，两两相对，颇作恶气。三月开花如栗花穗，仓黄色。结实至秋如青桃状，熟时沤烂皮肉，取核为果。"[1] 和煦春风吹过山野，干壮气盛的胡桃树抢先冒出花穗和大芽，接着生出圆滚滚的小绿桃，绿桃顶上两片绒毛，像小孩儿竖着的小辫子。花果叶子均幼稚可爱，触碰一下，浊香肆意散漫，腻得人有恶心之感，此即所谓恶气。青果慢慢长大，皮上白点有随时迸裂之感，皮中之油将要流出。古人用壳外青皮，压油乌须发。青胡桃皮，涂髭发皆黑。其味甘气热，皮涩、肉润、汁黑。

《开宝本草》："味甘，平，无毒。食之令人肥健，润肌，黑发。……外青皮染髭及帛皆黑。其树皮止水痢，可染褐。仙方取青皮压油，和詹糖香涂毛发，色如漆。生北土。云张骞从西域带来。其木，春斫皮，中出水，承取沐头至黑。"[2]

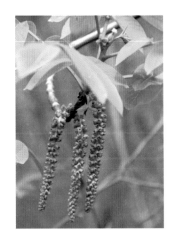

胡桃树茁壮气盛，其核仁之大无朋，故令人肥健。其皮多油，核仁多脂，故可润肌。其皮多油染黑，故入肾补肾，肾之华在发，胡桃仁补肾黑发。其气芳烈，性温，又入命门，正如《本草便读》："胡桃，产胡地。其形如桃，外有肉，胡桃乃其核也，故亦名核桃。味甘，性温，入肾与命门，能温补下焦，摄纳元气。其质润，其皮涩，故能润肺肾，泽肌黑发。"[3] 其果皮涩，核仁上薄皮亦涩，故性收敛。正如张锡纯言：味微甘，气香，性温。多含油质，将油榨出，须臾即变黑色。为滋补肝肾、强健筋骨之要药，故善治腰疼腿疼，一切筋骨疼痛。为其能补肾，故能固齿牙、乌须发，治虚劳喘嗽、气不归元、下焦虚寒、小便频数、女子崩带诸证。胡桃之用，取其气，取其色，取其质。

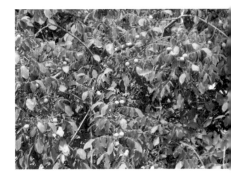

一种特别的桃，肉不能吃，核特别大。

[1] 李时珍.本草纲目[M].北京：人民卫生出版社，2002:1903.

[2] 唐慎微.证类本草[M].北京：华夏出版社，1993:574.

[3] 张秉成.本草便读[M].北京：学苑出版社，2011:168.

石榴皮

石榴皮：石榴皮为石榴科植物石榴的果皮。又名若榴、丹若。《本草图经》："张骞为汉使外国十八年，得涂林安石榴是也。……木不甚高大，枝柯附干，自地便生，作丛，种极易息，折其条盘土中便生。花有黄赤二色，实亦有甘酢二种。甘者可餐，酢者入药。"[1]榴花丹赤如火，状若扶桑，而扶桑别名若木，故石榴有丹若、若榴之名。榴果秋后经霜，则自坼裂，其内里如蜂巢，有黄膜隔之，子形如人齿，淡红色或洁白晶莹。其皮味涩，食之

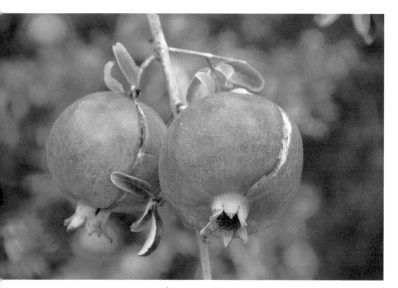

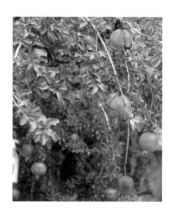

榴花丹赤如火，
状若扶桑，
而扶桑别名若木，
故石榴有丹若、
若榴之名。

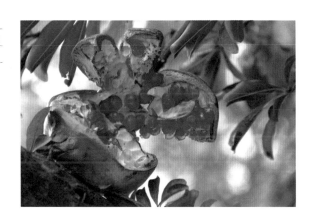

满口的宝石，就偷着乐，实在憋不住了才开口笑。

齿黑，触之手黑，可以染黑。

《名医别录》："酸实壳，疗下利，止漏精。"

石榴皮味涩，涩可收敛，内含黑色，入下焦、人体下部，故收敛下焦，疗下利，止漏精。亦疗下焦滑脱之崩漏带下。其涩肠之功，又可外用，如《本草备要》："涩肠，外用染须。酸涩而温，能涩肠，止泻痢下血，煅末服。崩带脱肛。泻痢至于脱肛者，以石榴皮、陈壁土加明矾少许，浓煎熏洗，再用五倍子炒研敷托而止之。"[2] 张锡纯认为，以酸者为石榴之正味，故入药必须酸者。连皮捣烂煮汤饮之，善治大便滑泻、小便不禁、久痢不止、女子崩带，以其皮中之液最涩，故有种种功效。

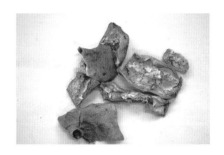

[1] 唐慎微.证类本草 [M].北京：华夏出版社，1993:571.

[2] 汪昂.本草备要 [M].天津：天津科学技术出版社，1999:122.

桑寄生

三四月开黄白花，
六七月结黄绿实，
大如小豆，
汁黏稠。

桑寄生：为桑寄生科常绿小灌木槲寄生或桑寄生的带叶茎枝。俗呼寄生草。桑寄生产于南方，寄生于桑、李、梨、梅、油茶、漆、核桃、桦、栎树等，叶大而圆，背面有毛，花红色，果实黄绿色，古人描述叶如橘而厚软，茎如槐而肥翠。三四月开黄白花，六七月结黄绿实，大如小豆，汁黏稠。槲寄生我国大部分省区均产，仅新疆、云南、西藏、广东不产，寄生于榆、杨、柳、桦、栎、梨、李、苹果、枫杨、赤杨、椴属植物上。茎枝均圆柱状，二歧或三歧分枝，节膨大，叶对生，厚革质或革质，长椭圆或椭圆状披针形，雌雄异株。果球形，寄生于榆树者成熟时呈橙红色，寄生于杨树和枫杨者呈淡黄色，寄生于梨树和山荆子的呈红色或黄色。

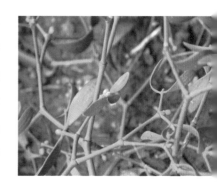

《神农本草经》："味苦，平。主腰痛，小儿背强，痈肿，安胎，充肌肤，

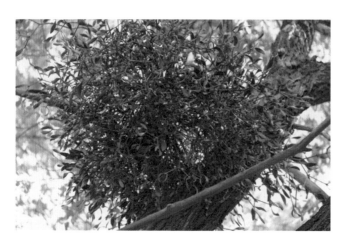

坚发齿，长须眉。其实明目，轻身通神。一名寄屑，一名寓木。"《名医别录》："主金疮，去痹，女子崩中，内伤不足，产后余疾，下乳汁。"[1]

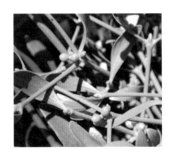

胎儿在母体如同寄生之物，同气相求，故取寄生以安胎。寄生不独寄生于桑树，而独取桑树上者，正如寇宗奭所言："古人当日惟取桑上者，实假其气尔。"[2] 桑为箕星之精，古谚"月入箕则风，入毕则雨。"最早的风神被称为箕星或箕伯，故桑治一切风。寄生得桑之气，能助筋骨，故治腰痛；驱脊间风，故治小儿背强；桑性驱风，肝为风脏开窍于目，风去则目明；寄生乃感风露之气而生，故服之有清虚之妙应而轻身通神。

能益血脉，养筋骨，安胎娠，去痹痛。桑上寄生禀桑之清气，附结而生，功用生于桑。桑能益血，此能养血，桑能祛风润筋骨，此能祛风湿，健筋骨利机关，补骨髓。此寄生桑上，故主寄生之胞胎，寄生之痈肿、齿牙、须发。张秉成："桑寄生即桑树上所附之藤，然种类不一，总以桑树上者为佳。甘苦性平。凡藤类像筋，故入肝又及于肾者，乙癸同源也。"[3] 其形如筋脉，取象比类，故通经脉，柔筋止痛，疗筋骨上下屈伸不利。鲜品膨大的节易折断。槲寄生不易干燥，日久枝叶均润而柔韧，膨大的节仍易离断，断面有纹理，似关节的断面，故又名续断，能养筋骨。"盖肌肤者，皮肉之余，齿者，骨之余，发与须眉者，血之余，胎者，身之余。以余气寄生之物，而治余气之病，同类相感如此。"[4]

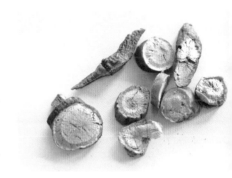

槲寄生果子熟的时候，红红的黏黏的，等着鸟儿快来吃它，好带它远走高飞，粘到别的树上。

[1] 唐慎微.证类本草 [M].北京：华夏出版社，1993:359.

[2] 寇宗奭.本草衍义 [M].北京：中国医药科技出版社，2012:63.

[3] 张秉成.本草便读 [M].北京：学苑出版社，2011:155.

[4] 张志聪.本草崇原 [M].北京：中国中医药出版社，2008:39.

淫羊藿

淫羊藿：为小檗科灌木淫羊藿的叶子。又名三枝九叶草、放杖草、弃杖草、干鸡筋、刚前等。李时珍："生大山中。一根数茎，茎粗如线，高一二尺。一茎三桠，一桠三叶。叶长二三寸，如杏叶及豆藿，面光背淡，甚薄而细齿，有微刺。"[1]

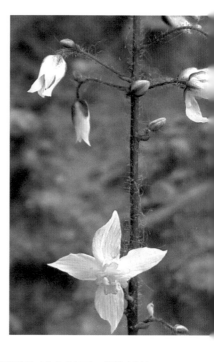

豆叶名藿，此叶如豆藿，故名。陶隐居："服此使人好为阴阳。西川北部有淫羊，一日百遍合，盖食藿所致，故名淫羊藿。"[2]淫羊藿一根数茎，一茎三枝，一枝三叶，得名三枝九叶草。其叶薄，边缘有小刺，其茎细中空而硬。冬季凋零，地上枯死，春发新枝，嚼之辛味不明显，略涩。老枝则先小苦，后辛香而麻。

《神农本草经》："味辛，寒。主阴痿，绝伤，茎中痛，利小便，益气力，强志。一名刚前。"《名医别录》："无毒。坚筋骨，消瘰疬赤痈，下部有疮洗出虫。丈夫久服令人无子。"《日华子》："治一切冷风劳气，补腰膝，强心力，丈夫绝阳不起，女人绝阴无子，筋骨挛急，四肢不任，老人昏耄，中年健忘。又名黄连祖、千两金、干鸡筋、放杖草、弃杖草。"[3]

一根数茎，
茎粗如线，
高一二尺。
一茎三桠，
一桠三叶。

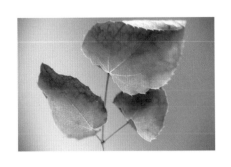

三枝九叶花，唤说淫羊藿，
羊淫说不淫。

淫羊藿茎叶均硬，而茎空，入前阴，治疲软之疾，
能续阴痿（今名阳痿）绝伤，得名刚前；茎中空，空能
去实，空则通利，又治茎中疼、小便不利。其味辛，其
性当热。"有助阳补火之功，辛味独专。甘香并至。"[4]
故能去冷风。其质坚硬，故坚筋骨，补腰膝，治筋骨挛急，
四肢不任，而得放杖草、弃杖草之名。其质坚硬，治丈
夫绝阳不起，女人绝阴无子。而久服兴阳伤阴，故男子
久服无子。绝伤之疾，即伤断，或其形损为筋骨皮肉断裂，
或伤气劳力，葳蕤神靡。治绝伤，除强筋续骨外，亦益
气力，强心力，强志，故治老人昏耄，中年健忘。总之，
淫羊藿之用，取其味辛，取其质坚硬中空。

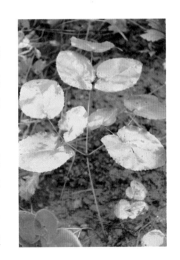

[1] 李时珍.本草纲目[M].北京：人民卫生出版社，2002:751.

[2] 唐慎微.证类本草[M].北京：华夏出版社，1993:230.

[3] 唐慎微.证类本草[M].北京：华夏出版社，1993:230.

[4] 张秉成.本草便读[M].北京：学苑出版社，2011:40.

木槿

木槿：为锦葵科落叶灌木或小乔木木槿的花叶、根并皮。又名蕣、日及、朝开暮落花。李时珍："此花朝开暮落，故名日及。曰槿曰蕣，犹仅荣一瞬之意也。"[1]木槿花迎朝晖而开，日中而衰，日夕则落。李白《咏槿》："芬荣何夭促，零落在瞬息。"

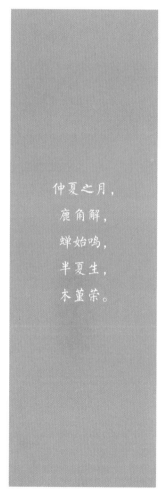

仲夏之月，
鹿角解，
蝉始鸣，
半夏生，
木堇荣。

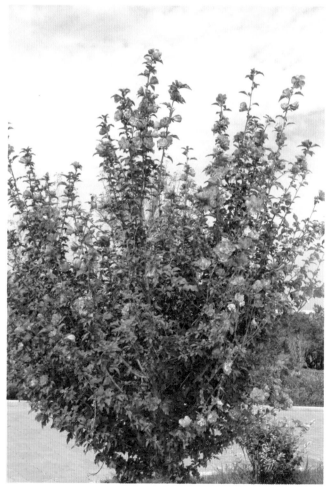

花开夏秋，《礼记·月令》："仲夏之月，鹿角解，蝉始鸣，半夏生，木堇荣。"[2] 花朵色红白紫，大而美艳，《诗经·有女同车》："有女同车，颜如舜华。"[3] 其嫩叶、花可作茹食，又可作茗。捣汁洗诸物，去垢腻，洗发去垢，且使色黑。

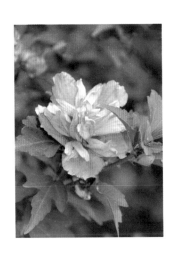

《本草纲目》："皮并根：甘，平，滑，无毒。止肠风泻血，痢后热渴，作饮服之，令人得睡（类似半夏汤，通阴阳），并炒用。治赤白带下，肿痛疥癣，洗目令明，润燥活血。花：气味同皮。治肠风泻血，赤白痢，并焙入药。作汤代茶，治风。消疮肿，利小便，除湿热。"[4]

尝其花叶皮，花叶均味甘而滑，花之甘滑甚过叶，剥取树枝皮，滑味不明显，后味发涩。《本草汇言》："木堇：润燥活血，去痢逐积，消癣疥之药也。其花叶性滑而利，善治赤白积痢（滞下），干涩不通，下坠欲解而不解，捣汁和生白酒温饮即止。其根皮性韧而涩，善治疥癣虫蚀诸疮，肿痛且痒。肿痛者，酒调敷之，瘙痒者，米醋磨汁搽之即愈。又花叶捣烂，敷消痈毒暑疖，取其滑利而散也。又根皮止赤白带下，取其韧涩而收固也。分而论之，花叶苦寒，能除诸热，滑利，能导积滞。根皮韧涩，能止带下，能化虫癣疮痍也。"[5] 木堇皮及花，并滑如葵花，故能润燥。色紫，故能活血。以滑去着，故治里急后重之滞下（赤白痢）；以滑养窍，治皮肤毛窍、下部诸窍不利；以滑通利，通便逐积，并治五种淋症。

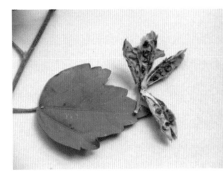

树上开牡丹，一早尽凋谢，红颜早凋零，朝开暮尖色。

[1] 李时珍.本草纲目[M].北京：人民卫生出版社，2002:2128.
[2] 礼记[M].长沙：岳麓书社，2001:218.
[3] 诗经[M].北京：长城出版社，1999:137.
[4] 李时珍.本草纲目[M].北京：人民卫生出版社，2002:2128.
[5] 倪朱谟.本草汇言[M].北京：中医古籍出版社，2005:414.

265

槐角

槐角：为豆科植物槐树的果实。《说文》："槐，木也。从木，鬼声。"段玉裁注："守宫槐，叶昼聂宵炕（hāng），此皆槐之异者。"[1] 槐有昼合夜开者，名守宫，阴气独胜，而鬼为阴之灵，故从鬼。槐实涩滑，不易干燥，色黄易染，槐实亦可染色，如直接将棉线与槐实捣成涩滑，即成黄色。槐树又名玉树，所谓玉树临风，即指槐树。

《证类本草》："《太清草木方》：槐者，虚星之精，以十月上巳日采子服之。去百病，长生通神。"李时珍："《天玄主物簿》云老槐生丹，槐之神异如此。"[2] "葛洪著扁鹊明目使发不落方：十月上巳日，取槐子去皮，纳新罂中，封口三七日，初服一枚，再二枚，至十日十枚，还从一枚始，大良。"[3] 虚星为北方七宿之一，位于正北坎卦子时之位，纯阴属水，与肾相应，故明目固发，

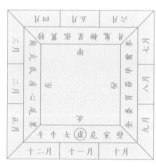

二十八星宿

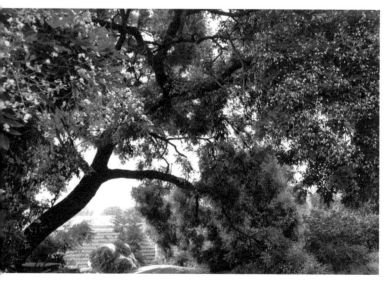

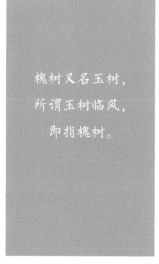

槐树又名玉树，
所谓玉树临风，
即指槐树。

《神农本草经》:"槐实,味苦,寒。主五内邪气热,止涎唾,补绝伤,五痔,火疮,妇人乳瘕,子脏急痛。"

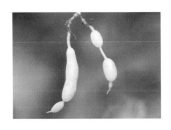

去百病,长生通神。槐为虚星之精,故应北方,性寒冷。《神农本草经》:"槐实,味苦,寒。主五内邪气热,止涎唾,补绝伤,五痔,火疮,妇人乳瘕,子脏急痛。"因槐神异,纯阴属水,故补肾续绝伤,止涎唾,主五内邪气热。

黄宫绣:"以其气皆纯阴,为凉血要药,故能除一切热,散一切结,清一切火也"[4]北方水位与人体下部相应,故主五痔,火疮,妇人乳瘕,子脏急痛。乳瘕,生产后小腹包块,与子脏急痛关联。《本经逢原》:"槐者虚星之精,益肾清火,与黄柏同类异治。"[5]陈藏器:"槐实本功外,杀虫去风。"[6]治阴疮和湿痒,用槐树北面不见日者处一大握,水煮外洗,阴处与人体阴处下部感应。要点有三:一是味苦,二是槐角一包水,三是子位虚星之精。

槐花:亦是染料。《本草衍义》:"槐花,今染家亦用。收时折其未开花,煮一沸,出之釜中,有所澄下稠黄滓,渗漉为饼,染色更鲜明。"[7]槐花苦味独胜,泻热泻火,禀虚星之气,仍治下部崩中漏下,五痔。而质轻,与风相应,又治肠风泻血,走表治皮肤风热,走上治失音喉痹,吐血衄血。

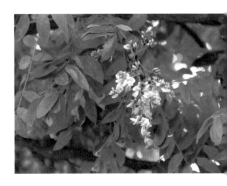

玉树繁花,未开放时名槐米,可作茗茶。

[1] 段玉裁.说文解字注[M].杭州:浙江古籍出版社,2002:246.

[2] 李时珍.本草纲目[M].北京:人民卫生出版社,2002:2005.

[3] 唐慎微.证类本草[M].北京:华夏出版社,1993:344.

[4] 黄宫绣.本草求真[M].北京:中国中医药出版社,1999:302.

[5] 张璐.本经逢原[M].北京:中国中医药出版社,2007:178.

[6] 唐慎微.证类本草[M].北京:华夏出版社,1993:344.

[7] 寇宗奭.本草衍义[M].北京:中国医药科技出版社,2012:55.

合欢

合欢：为豆科植物合欢的树皮。又名夜合、合昏、蠲忿。《本草图经》："木似梧桐，枝甚柔弱。叶似皂荚、槐等，极细而繁密，互相交接。每一风来，辄似相解了，不相牵缀。其叶至暮而合，故一名合昏。五月花发，红白色，瓣上若丝茸，然至秋而实作荚，子极细薄。"[1] 其叶细细相并，夜间成对相合，早晨又渐分离，故又名夜合、合昏。古人以之赠人，能去嫌合好。合欢花蕊细长，垂散如丝，色粉红，因名绒花树。清香沁人心脾，郁结之气涣然而散，一名蠲忿。

故《神农本草经》："味甘，平。无毒。主安五脏，利心志，令人欢乐无忧。久服轻身明目，得所欲。"

树叶至暮即合，阳开阴合，为阴阳之正，是为和合。《内经》心为君主之官，心动则五脏六腑皆摇，安五脏，

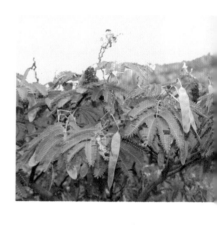

五月花发，
红白色，
瓣上若丝茸，
然至秋而实作荚，
子极细薄。

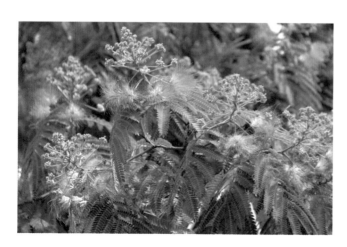

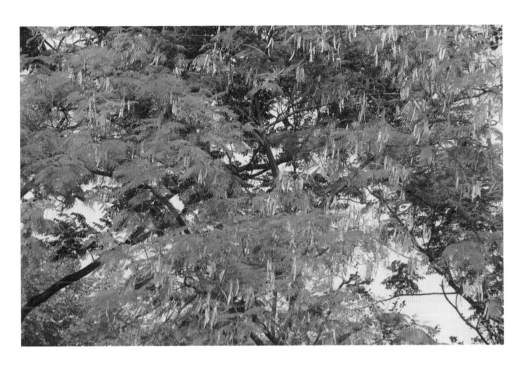

重在安心。心在志为喜，欢乐无忧则心安。《日华子》："合欢皮：杀虫，煎膏，消痈肿，并续筋骨。叶可洗衣垢。"[2]
诸痛疡疮，皆属于心，心和则痛疮诸患为之自释，故用其煎膏，消痈肿，续筋骨。

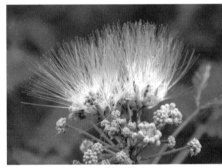

毛绒绒的花，看看的，像粉色的梦一样。

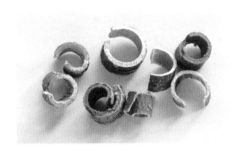

[1] 唐慎微.证类本草[M].北京：华夏出版社，1993:394.
[2] 唐慎微.证类本草[M].北京：华夏出版社，1993:394.

棕榈皮

棕榈皮：为棕榈科植物棕榈树的叶鞘纤维，即叶柄基部之棕毛。《本草图经》："木高一二丈，旁无枝条。叶大而圆，歧生枝端。有皮相重，被于四旁，每皮一匝为一节。二旬一采，转复生上。六七月生黄白花。八九月结实，作房若鱼子，黑色。"[1] 棕榈树皮中有毛缕如马之

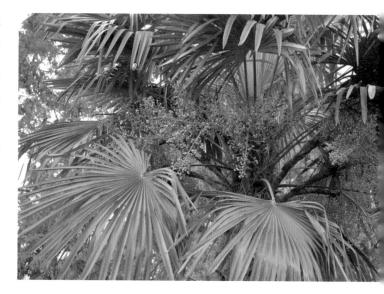

鬃鬣（zōng liè），而得名棕榈。其干正直无枝，近叶处有皮裹之，其皮有丝毛，错综如织。剥取缕解，可织衣帽、垫褥、椅坐之类。每年必剥二三次，否则棕榈树会憋闷而死，可见其收敛闭塞之性。因树干有棕毛层层如网裹之，树干不平滑，是为涩象，且棕毛本身涩涩碍手，并不像马鬃那样光滑，大有涩象。

《证类本草》："棕榈

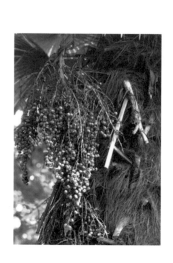

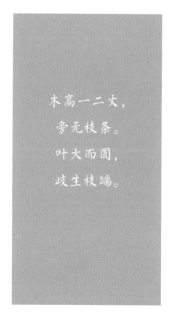

木高一二丈，
旁无枝条。
叶大而圆，
歧生枝端。

《证类本草》："棕榈子：平，无毒。涩肠，止泻痢肠风，崩中带下及养血。

皮：平，无毒。止鼻洪吐血，破癥，治崩中带下，肠风赤白痢，入药烧灰用，不可绝过。

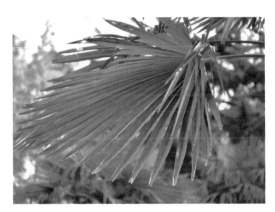

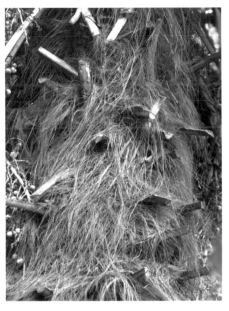

子：平，无毒。涩肠，止泻痢肠风，崩中带下及养血。皮：平，无毒。止鼻洪吐血，破癥，治崩中带下，肠风赤白痢，入药烧灰用，不可绝过。"[2]

棕榈皮色近黑，烧灰存性用。因其色黑，入下焦，故崩中带下、肠风血痢泄泻更常用。其收敛之性，可用于收湿敛疮，如大人小儿，头耳诸疮，并眉疮痒癣，或浸淫疮，癞痢头疮，玉茎湿痒，皆可煅存性，研细末，香油调搽。棕榈笋及子花：气味同棕榈皮，也能涩肠，止泻痢肠风、崩中带下。

唇厚的棕毛做个床垫，圆圆的叶子做把蒲扇。

[1] 唐慎微.证类本草[M].北京：华夏出版社，1993:427.

[2] 唐慎微.证类本草[M].北京：华夏出版社，1993:427.

石南

石南：为蔷薇科常绿落叶乔木或灌木石南的叶子与果实。又名风药。寇宗奭："石南叶状如枇杷叶之小者，但背无毛，光而不皱。正二月间开花。冬有二叶为花苞，苞既开，中有十五余花，大小如椿花，甚细碎。每一苞约弹许大，成一球。一花六叶，一朵有七八球，淡白绿色，叶末微淡赤色。花既开，蕊满花，但见蕊，不见花。花才罢，去年绿叶尽脱落，渐生新叶。"[1] 其叶有小刺，嫩叶红色，赤茎，凌冬不凋。春开白花成簇，秋结小红果。其味辛。

《神农本草经》："味辛，苦。主养肾气，内伤阴衰，利筋骨皮毛。实：杀蛊毒，破积聚，逐风痹。

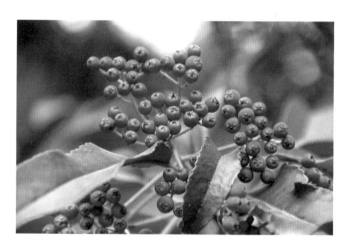

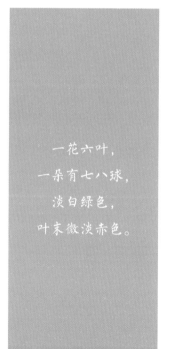

一花六叶，
一朵有七八球，
淡白绿色，
叶末微淡赤色。

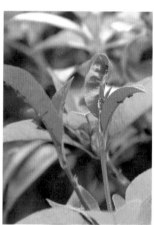

石南叶如枇杷生锯齿，果如山楂枝头攒。

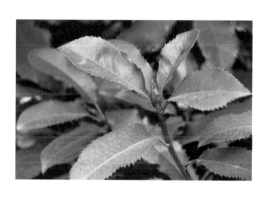

一名鬼目。"《名医别录》："平，有毒。疗脚弱，五脏邪气，除热。女子不可久服，令思男。"《药性论》："能添肾气，治软脚烦闷疼，杀虫，能逐诸风。"[2]

石南之用，取其象，取其质，取其色，取其味。石南叶硬韧而多刺，有风芒之象，故逐风邪，逐风痹，疗脚弱、软脚烦闷疼。其质硬韧如筋，可强筋，前阴为宗筋之所聚，故石南可强阴，治内伤阴衰阴痿，故曰能添肾气、主养肾气。女子服后效如男子，亦添女子肾气，强女子之阴，故久服则思男子。其刺能通，故破积聚。自然界湿处生虫，古人认为虫由湿生，人身亦然，风可燥湿，即能杀虫，故用石南杀蛊毒，杀虫。茎赤、叶赤（嫩叶、老叶），味辛，《本草崇原》："具火色、火味，故能畅阴气以补肾火。治阴痿，利筋骨皮毛，主肾虚脚弱，风痹。除五脏邪热寒湿。为逐风要药。"[3]火味火色可驱邪气。《神农本草经》中所谓风，多指寒风，石南多刺具风之象，辛温火赤，温阳散寒，即是逐风。

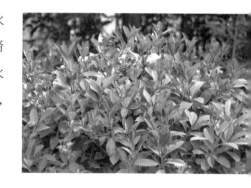

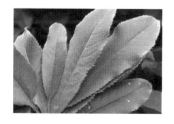

[1] 唐慎微. 证类本草 [M]. 北京：华夏出版社，1993:418.

[2] 唐慎微. 证类本草 [M]. 北京：华夏出版社，1993:418.

[3] 朱晓光. 岭南本草古籍三种 [M]. 北京：中国医药科技出版社，1999:280.

五加皮

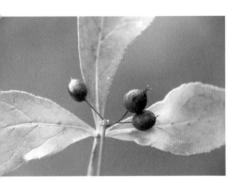

五加皮：为五加科植物小柱五加的根皮。又名五佳、五花、文章草、白刺、追风使、木骨、金盐、豺漆、豺节。《本草图经》："春生苗，茎叶俱青，作丛。赤茎又似藤蔓，高三五尺，上有黑刺。叶生五叉作簇者良。四叶三叶者最多，为次。每一叶下生一刺。三四月开白花，结细青子，至六月渐黑色。根若荆根，皮黑黄，肉白色，骨坚硬。"[1] 五加为两到三米的灌木，枝拱形下垂，呈

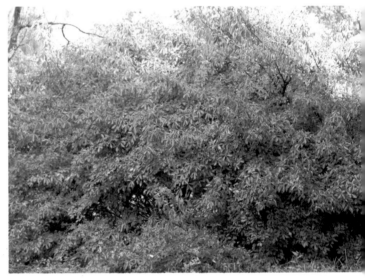

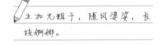

五加无粗干，随风婆娑，长枝婀娜。

叶生五叉作簇者良。
四叶三叶者最多，
为次。
每一叶下生一刺。

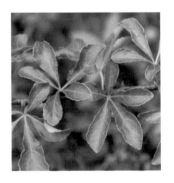

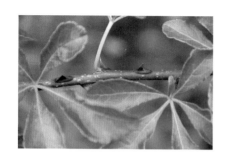

蔓生状,节上常疏生反曲扁刺,叶柄亦常有细刺。五加有不生刺者,不作药用,可见其药用理论源自古人对刺的认识。《仙经》将其称为金盐,与地榆并为煮食而饵得长生之药。有何以得长久,何不食石蓄金盐,何以得长寿,何不食石用玉豉。金盐即五加,玉豉即地榆。古人认为,五加为五车星之精,可助长生。"叶青茎赤似藤葛,高三五尺,上有黑刺,一枝五叶交加,每叶上生一刺,三四月开白花,根若荆根,皮黄色,肉白色。五加皮色备五行,花叶五出,乃五车星之精也,为修养家长生不老之药。"[2] 五加具五色之精,青精入茎,则有东方之液,白气入节,则有西方之津,赤气入华,则有南方之光,玄精入根,则有北方之饴,黄烟入皮,则有戊己之灵。五加由五神镇生,相转育成,故饵之者真仙,服之者反婴。用五加皮造酒、煮酒,"能去风湿,壮筋骨,顺气化痰,添精补髓。久服延年益老,功难尽述。"[3]

《神农本草经》:"味辛,温。主心腹疝气,腹痛,益气,疗躄,小儿不能行,疽疮阴蚀。"《名医别录》:"苦,微寒,无毒。男子阴痿,囊下湿,小便余沥,女人阴痒及腰脊痛,两脚疼痹风弱,五缓虚羸,补中益精,坚筋骨,强志意。久服轻身耐老。"[4]

五加整株气辛烈,其根坚硬,故坚筋骨,治腰脊痛,两脚疼痹风弱,疗躄,小儿不能行,五缓虚羸,补中益精,强志意。风芒能通,通闭,止痛,治心腹疝气,腹痛。《诸病源候论》:"寒疝心腹痛候:此由腑脏虚弱,风邪客于其间,与真气相击,故痛。其痛随气上下,或上冲于心,或在于腹,皆由寒气所作,所以谓之寒疝心腹痛也。"[5] 风芒入肝,肝主筋,前阴为宗筋所聚。风能胜湿,根皮处下湿,湿处生虫,故根皮多能杀虫;根皮入人下湿处,故治男子囊下湿,小便余沥,女人阴痒。

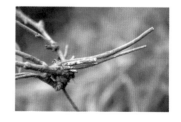

[1] 唐慎微.证类本草[M].北京:华夏出版社,1993:356.

[2] 张志聪.本草崇原[M].北京:中国中医药出版社,2008:19.

[3] 李时珍.本草纲目[M].北京:人民卫生出版社,2002:2110.

[4] 唐慎微.证类本草[M].北京:华夏出版社,1993:356.

[5] 巢元方.诸病源候论[M].北京:人民卫生出版社,2000:593.

白杨树皮

白杨树皮: 为杨柳科多年生乔木白杨的树皮。又名高飞、独摇。陈藏器:"北土极多,人种于墟墓间,树大皮白。叶无风自动。"[1] 杨树无风唰唰响,又名鬼招手,故古人只在墓地种植。寇宗奭:"风才至,叶如大雨声,叶梗故如是。又谓无风自动,则无此事。尝官永、耀间,熟见之。但风微时,当风迳者,其叶孤绝处,则往往独摇。以其蒂细长,叶重大,微风虽过,故往来卒无已时,

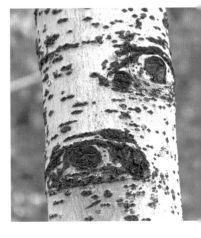

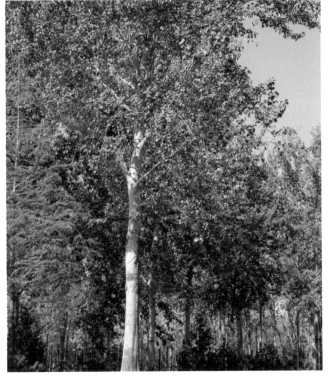

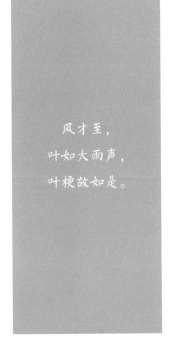

风才至,
叶如大雨声,
叶梗故如是。

势使然也。"[2]

《唐本草》："味苦，无毒。主毒风脚气肿，四肢缓弱不随，毒气游易在皮肤中，痰癖等，酒渍服之。"[3]

白杨与风气感应，故治毒风脚气肿，风中四

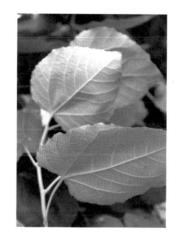

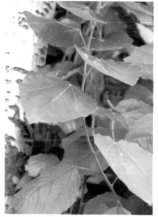

肢之四肢缓弱不随，以及风毒之气游易在皮肤中之疾。

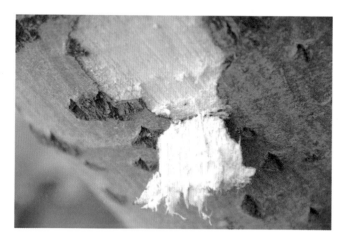

一刀劈开鬼招手，原来是苦涩味道，酥脆朦。

[1] 唐慎微. 证类本草 [M]. 北京：华夏出版社，1993:412.

[2] 寇宗奭. 本草衍义 [M]. 北京：中国医药科技出版社，2012:63.

[3] 唐慎微. 证类本草 [M]. 北京：华夏出版社，1993:412.

卫矛

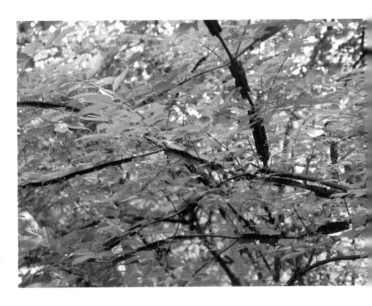

春长嫩条，
条上四面有羽如箭羽，
视之若三羽尔。

卫矛：为卫矛科落叶灌木卫矛的根、枝、木栓翅。又名鬼箭羽。"刘熙《释名》言齐人呼箭羽为卫，此物干有直羽，如箭羽、矛刃自卫之状，故名。"[1]卫矛可高达2米，枝绿色，有2～4条纵向的木栓翅，翅宽可达1.2厘米。所谓两羽、三羽、四羽。李时珍："鬼箭生山石间，小株成丛。春长嫩条，条上四面有羽如箭羽，视之若三羽尔。青叶状似野茶，对生，味酸涩。三四月开碎花，黄绿色。结实大如冬青子。"[2]山中卫矛，于乱石中兀然耸立，枝干黑色虬生，附有剑刃，有凌厉逼人之感。卫矛之用，取其剑刃锋利之象。

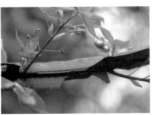

一把锋利的四刃剑，上长着柔嫩枝芽。

《名医别录》："主中恶腹痛，去白虫，消皮肤风肿毒，

《名医别录》："主中恶腹痛，去白虫，消皮肤风肿毒，令阴中解。"

《药性论》："能破陈血，能落胎。主中恶腰腹痛及百邪鬼魅。"

令阴中解。"《药性论》："能破陈血，能落胎。主中恶腰腹痛及百邪鬼魅。"[3]

中恶释义，《诸病源候论》："中恶者，是人精神衰弱，为鬼神之气卒中之也。夫人阴阳顺理，荣卫调平，神守则强，邪不干正。若将摄失宜，精神衰弱，便中鬼毒之气。其状猝然心腹刺痛，闷乱欲死。"[4] 卫矛之羽翅，锋锐凌厉，堪挡煞气，如今齐地仍把卫矛种在家里，杀鬼辟邪。古人十二精之说：天精巴戟，地精芍药，人精人参，日精乌头，月精官桂，鬼精鬼箭，山精桔梗，兽精狼毒，水精泽泻，松精茯苓，木精杜仲，石精远志。古人认为鬼箭为鬼精，故可除邪，杀鬼毒蛊注；主中恶腰腹痛及百邪鬼魅。其羽如锋刃，故可杀虫；破癥结，通月经；破陈血，能落胎。《日华子》："通月经，破癥结，止血崩带下，杀腹脏虫及产后血咬肚痛。"[5] 其羽为皮上所附，若鸟羽而有风飞之象，故消皮肤风肿毒。其性善破坚积，故能消前阴之坚挺，即令阴中解。

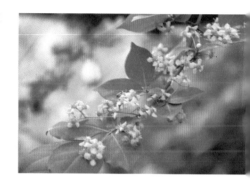

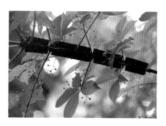

哪里是树上生箭羽，分明是刃上生树枝。

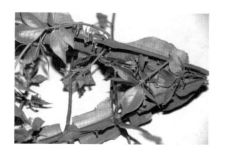

[1] 李时珍. 本草纲目 [M]. 北京：人民卫生出版社，2002:2104.

[2] 李时珍. 本草纲目 [M]. 北京：人民卫生出版社，2002:2104.

[3] 唐慎微. 证类本草 [M]. 北京：华夏出版社，1993:393.

[4] 巢元方. 诸病源候论 [M]. 北京：人民卫生出版社，2000:669.

[5] 唐慎微. 证类本草 [M]. 北京：华夏出版社，1993:393.

黄檗

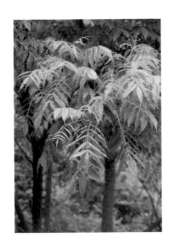

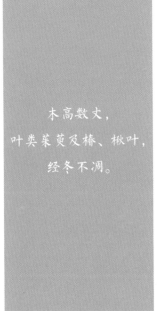

木高数丈，
叶类茱萸及椿、楸叶，
经冬不凋。

黄檗：为芸香科落叶乔木黄檗的树皮。又名檗木、檗皮。黄檗树皮、果实作为黄色染料，染纸可以防蠹鱼吃书。古代称书为黄卷，有些书发黄并不一定时间久，是防虫染的黄色。为防书蠹，古人用黄檗、雄黄染黄治书。贾思勰："檗熟后，漉汁捣而煮之，布囊压讫，复捣煮之，凡三捣三煮，添和纯汁者，其省四倍，又弥

明净。写书，经夏然后入潢，缝不绽解。其新写者，须以熨斗缝缝熨而潢之；不尔，入则零落矣。"[1]黄檗叶似臭椿，但果圆坚硬。《本草图经》："木高数丈，叶类茱萸及椿、楸叶，经冬不凋。皮外白里深黄色。根如松下茯苓作结块。"[2]黄檗叶苦、果苦、

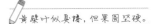

黄檗叶似臭椿，但果圆坚硬。

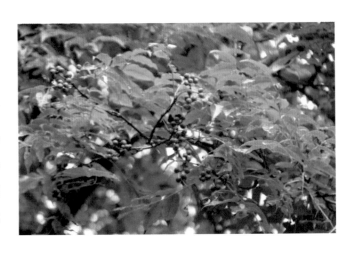

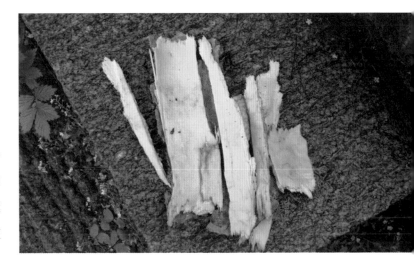

皮苦，全株味苦甚。其外皮黑色，松软似海绵；内皮色金黄，韧实，嚼之涎滑。将皮置于水中，水液很快即成黄色。

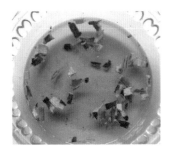

《神农本草经》:"檗木:味苦，寒。主五脏肠胃中结热，黄疸，肠痔，止泄痢，女子漏下赤白，阴伤蚀疮。根，一名檀桓。"《名医别录》:"黄檗也，无毒。疗惊气在皮间，肌肤热赤起，目热赤痛，口疮。久服通神。根：主心腹百病，安魂魄，不饥渴。久服轻身延年，通神。"[3]

从经验知道黄檗能杀虫，虫生湿热地而存活，故能燥湿除热，许多树根杀虫，治人体下部、湿气为病。陈藏器:"檗皮：主热疮疱起，虫疮，痢下血，杀蛀虫。煎服主消渴。"《日华子》:"安心除劳，治骨蒸，洗肝明目，多泪，口干心热，杀疳虫，治蛔心痛，疗癣。"苦寒燥湿，泻火解毒，退虚热。燥湿杀虫外用，治疗癣，疳疮，阴伤蚀疮，肌肤热赤起，目热赤痛多泪，口疮等。黄疸成因，湿热熏蒸成黄，清热燥湿即可除黄，以黄治黄。其根名檀桓，于道家入木芝品。根的形状如松根下结的茯苓，为木芝，木芝之气感应，去邪气，治惊气在皮间，主心腹百病，安魂魄。服木芝可不饥渴。久服轻身延年，通神。《神农本草经》言檗木与根，后世但用皮。

[1] 贾思勰.齐民要术[M].北京：中国农业出版社，2009:226.
[2] 唐慎微.证类本草[M].北京：华夏出版社，1993:353.
[3] 唐慎微.证类本草[M].北京：华夏出版社，1993:353.

杜仲

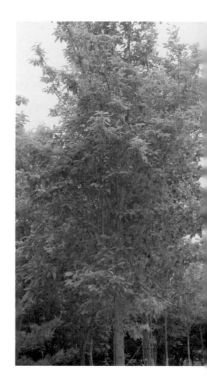

春天芽吐鹅黄时，微风拂落细长的黑针，是杜仲的雄花。

杜仲： 为杜仲科落叶乔木杜仲的树皮。杜仲的树皮枝叶果实内都含有胶质，尤其树皮断面有银白色粗大的胶丝相连，故南方人称杜仲为"檰"。山东中医药大学有几株杜仲树在教学楼下、在宿舍楼外，大叶长枝，婆娑可爱。春天芽吐鹅黄时，微风拂落细长的黑针，是杜仲的雄花。杜仲雌雄异株，夏秋时节，有的树上结满一穗穗纸片样果实。抠一下树皮，密密的白丝，拔丝山药样。轻轻掰断叶片，也是细丝连缀，"猜一猜，啥树叶？"很多人说"桑叶。"蚕食桑而吐丝，桑叶无丝。轻轻掰断果实，还是饱含白丝。杜仲浑身是丝啊，丝绵树呢，故有檰名。掰断的叶、果与皮干燥后均呈黑色。失掉树皮的部分，后来又爬上了一层薄薄的皮，像人受伤后愈合的样子。

《神农本草经》："味辛，平。主腰脊痛，补中，益精气，坚筋骨，强志，除阴下痒湿，小便余沥。久服轻身耐老，一名思仙。"

古人认为杜仲为木精，而能补中，益精气，强志，久服轻身耐老，得思仙之名。其皮内白丝缠联，紧相牵引，随处折之，随处密布，是其能使筋骨相著，皮肉相贴，为独有之貌，非他物所能及，所以能强筋骨。若象形，如络如绵，能使筋骨相着。《神农本草经百种录》："杜仲，木之皮，木皮之韧且厚者，此为最，故能补人之皮。又其中有丝连属不断，有筋之象焉，故又能续筋骨。因形以求理，则其效可知矣。"[1] 后世总结其功效为补肝肾，强筋骨，安胎。杜仲多筋，其色黑，故入下焦肝肾。盖肝主筋，肾主骨，肝充则筋强，肾充则骨健，而屈伸利用，所以能补肝肾。故能坚筋骨，除痿痹，定腰膝痛，及脊背僵直，俯仰不利，屈伸不便。前阴为宗筋所聚，故杜仲补肾坚阴，而治小便余沥，阴汗湿痒。小便余沥，阴汗湿痒，为男子七伤。《武威汉简·东海白水侯所奏方》：治男子有七疾及七伤。何谓七伤？ 一曰阴寒，二曰阴痿，三曰阴衰，四曰囊下湿而痒，黄水出辛痛，五曰小便有余，六曰茎中痛如淋状，七曰精自出，空居独怒，临事不起。白水候方中即有杜仲。

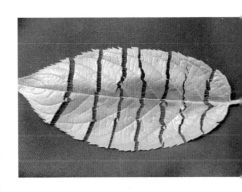

安胎的功效也是取象于丝丝相连，不易断开，取象比类胎儿就不易堕掉。《本草备要》："肝充则筋健，肾充则骨强，能使筋骨相着。皮中有丝，有筋骨相着之象。治腰膝酸痛，《经》曰：腰者肾之府，转移不能，肾将惫矣。膝者筋之府，屈伸不能，筋将惫矣。……惯坠胎者，托住胎元，则胎不坠。"[2] 故杜仲为达下焦，补肝肾，壮腰膝，固胎元之药。

[1] 徐大椿. 神农本草经百种录 [M]. 北京：学苑出版社，2011:37.

[2] 汪昂. 本草备要 [M]. 天津：天津科学技术出版社，1999:127.

松脂

松脂:为松科植物马尾松或其同属植物树干中取得的油树脂,经蒸馏除去挥发油后的遗留物。松树长青,凌冬不凋,为辟谷上品食之可以长生。量腹而进松术,度形而衣薜萝,方外之人仙袂飘然。或刀斧破其皮,断其枝干,均可得流脂。松树皮皴,气盛者,其膏脂破皮而出,滴沥而下,澄澈晶莹。以其自溢出者为佳。《本草图经》

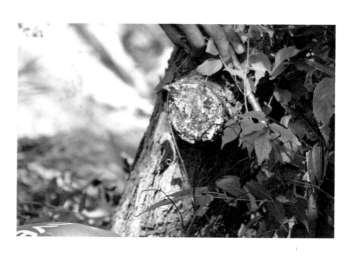

炼松脂:用大釜加水置甑,用白茅藉甑底,又加黄砂于茅上,厚寸许可矣。然后布松脂于上,炊以桑薪,汤减即添热水,长令满。候松脂尽入釜中,乃出之,投入冷水,既凝又蒸,如此三过,其白如玉,然后入药,亦可单服。

《神农本草经》:"味苦,温。主疽,恶疮,头疡,白秃,疥瘙风气。安五脏,除热。久服轻身,不老延年,一名松膏,一名松肪。"

松脂之用,取其质,取其气,取其皴皮流脂之

松树皮皴,
气盛者,
其膏脂破皮而出,
滴沥而下,
澄澈晶莹。

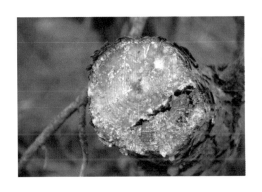

满满地都是油，分明是油做的树，我的眼里只有油。

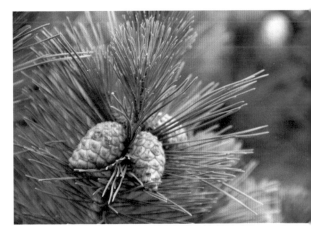

象。《神农本草经百种录》："松之精气在皮，故其脂皆生于皮。其质黏腻，似湿而极燥，故凡湿热之在皮肤者，皆能治之。凡痈疽疮疥之疾，皆皮肤湿火所郁，必腐肉、伤皮、流脓、结痂而后愈。松之皮日易月新，脂从皮出，全无伤损。感其气者，即成脓脱痂而愈，义取其象之肖也。"[1] 松柏多脂千岁不死，可安五脏，轻身不老延年。老松余气结为茯苓，千年松脂化为琥珀。松皮皲裂，状如癣疥，松脂外溢，若皮肤流脓流水，故主疽，恶疮，头疡，白秃，疥瘙风气。松树枝叶常茂，青青相承，天寒既至，霜雪既降，而不凋零，故气禀寒凉而除热。"松脂得风木坚劲之气，其津液流行皮干之中，积岁结成，芳香燥烈，允为方士辟谷延龄之上药。……松节：质坚气劲，久亦不朽，故筋骨间风湿诸病宜之。"[2]

[1] 徐大椿.神农本草经百种录[M].北京：学苑出版社，2011:37.

[2] 张璐.本经逢原[M].北京：中国中医药出版社，2007:165.

干漆

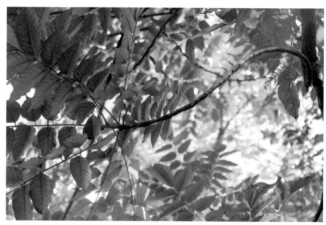

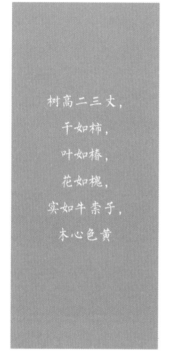

树高二三丈，

干如柿，

叶如椿，

花如槐，

实如牛奈子，

木心色黄

干漆：为漆树科落叶乔木漆树树脂的干燥品。"树高二三丈，干如柿，叶如椿，花如槐，实如牛奈子，木心色黄，六七月刻取滋汁，或以斧凿取干漆。不加日曝，乃自然干者，状如蜂房孔。"[1] 可割破树皮使之流汁，像割橡胶一样。刚割出的漆液乳白色，接触空气变成黑褐色。不割漆汁亦自溢而出，成为黑色的干漆，黏于树干上。"在燥热及霜冷时，则难干；得阴湿，虽寒月亦易干。"[2] 凿取滋汁而为漆，日曝则反润，阴湿则易干。漆可防腐、防锈、耐高温，叶根作土农药。《试漆诀》"微扇光如镜，悬丝急似钩，撼成琥珀色，打着有浮沤。"[3] 俗语如胶似漆，

庄子为漆园小吏，每日和我作伴。

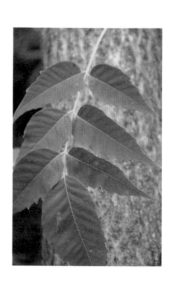

质黏性粘。

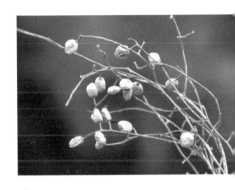

《神农本草经》："干漆：味辛温，无毒。主绝伤，补中，续筋骨，填脑髓，安五脏。五缓六急，风寒湿痹。"

漆有胶粘之性，故主绝伤，补跌打损伤，续筋骨，使五脏安稳坚固。胶为树之髓、膏脂，可补中，填脑髓。漆用作漆器，得寒反坚，得湿反燥，故治五缓六急，风寒湿痹。生漆：去长虫，久服轻身耐老。生漆着人肌肤即腐烂，可去长虫。漆入地不朽，其质耐久，两千多年前的出土漆器光洁照人。《神农本草经百种录》："此以质为治。漆，树脂也。凡草木之脂，最韧而不朽者，莫如漆。人身中非气非血而能充养筋骨者，皆脂膏也。气血皆有补法，而脂膏独无补法，则以树之脂膏力最厚者补之。而脂膏之中，凡风寒湿热之邪留而不去者，得其气以相助，亦并能驱而涤之也。"[4]

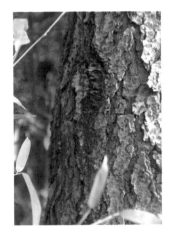

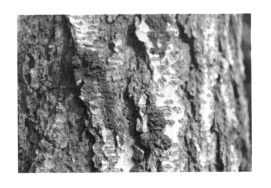

[1] 张志聪.本草崇原[M].北京：中国中医药出版社，2008:44.

[2] 缪启愉，缪桂龙.农书译注[M].济南：齐鲁书社，2009:353.

[3] 黄宫绣.本草求真[M].北京：中国中医药出版社，1999:316.

[4] 徐大椿.神农本草经百种录[M].北京：学苑出版社，2011:37.

吴茱萸

吴茱萸：为芸香科落叶灌木或小乔木吴茱萸将近成熟的果实。8～11月果实尚未开裂时，将果枝晒干或低温干燥，除去枝叶、果梗，用甘草汤制过用。吴茱萸

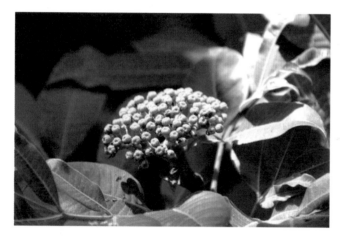

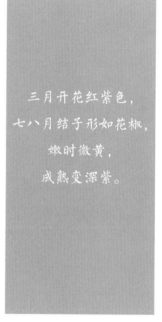

三月开花红紫色，
七八月结子形如花椒，
嫩时微黄，
成熟变深紫。

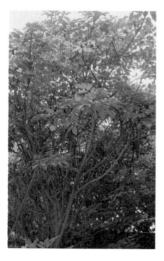

木高丈余，皮青绿色，叶似椿而阔厚，紫色，三月开花红紫色，七八月结子形如花椒，嫩时微黄，成熟变深紫。气味俱厚，气辛臭，有毒，用以辟恶气。九月九日，气烈色熟，故头插茱萸，饮菊花酒，相约登高以辟邪而御初寒。端午饮雄黄酒，重阳插吴茱萸，意义相同。其味辛热，一粒入口咀嚼后，几个小时内，满口及唇感觉又热又麻。

《神农本草经》："味辛，温。主温中下气，止痛，咳逆寒热，除湿血痹，逐风邪，开腠理。根，杀三虫。"

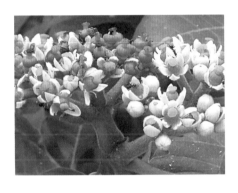

对此，徐大椿有确解："味辛，温。主温中下气，风寒上逆。止痛，散寒湿之痛。咳逆寒热，寒邪入肺。除湿血痹，辛能燥湿，温能行血也。逐风邪，开腠理，辛香散风通窍。吴茱萸味极辛，辛属金，金平木，故为驱逐肝风之要药。但肝风有二，一为挟寒之风，一为挟火之风。吴茱萸性温，于挟寒之风为宜，此又不可不审也。"[1] 其气臭，能杀鬼疰气，祛除中恶中邪祟而致的猝然心腹疼痛，逆气。《名医别录》："大热，有小毒。去痰冷，腹内绞痛，诸冷实不消，中恶，心腹痛，逆气，利五脏。"[2] 并杀三虫，古人认为虫由湿生，故用下部处湿之根皮。道家去三尸虫亦用之。恶气，臭气，入下部，浊阴之窍，吴茱萸及根皮均可熏洗治肠痔，大便出血，下部痒痛如虫咬者。外用可引火下行，咽喉口舌生疮者，以吴茱萸末醋调，贴两足心，一夜便愈。其性虽热，而能引热下行。阴毒伤寒，四肢逆冷，亦用其熨脚心。又可熨癥散结，贴痛消肿。

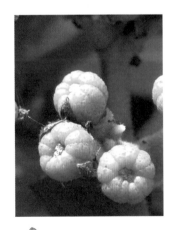

看就叶上的油点，像橘子吧，我们是亲戚。

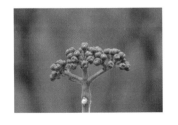

[1] 徐大椿.神农本草经百种录[M].北京：学苑出版社，2011:35.

[2] 唐慎微.证类本草[M].北京：华夏出版社，1993:376.

山茱萸

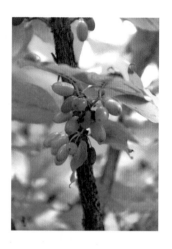

山茱萸：为山茱萸科落叶小乔木山茱萸除去果核的果肉。《本草图经》："木高丈余，叶似榆，花白。子初熟未干，赤色，似胡颓子，有核，亦可啖。既干，皮甚薄。"[1] 山茱萸去核以后，肉很少，看上去只有一层红皮，故又名枣皮。果实未成熟时色绿，味极酸涩，秋天随着果实变红涩味稍减，早冬季节果实完全成熟后，涩少甜多，采摘应在农历九月酸涩为主稍带甜味时。

《神农本草经》："味酸，平。主心下邪气，寒热，

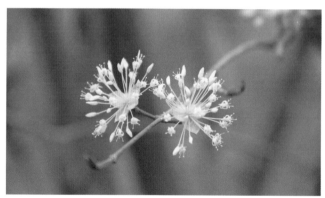

我的花其实是黄色的，未叶先花时，我就是棵金树。

温中，逐寒湿痹，去三虫。久服轻身。一名蜀枣。"《名医别录》："微温，无毒。肠胃风邪，寒热疝瘕，头风，风气去来，鼻塞，目

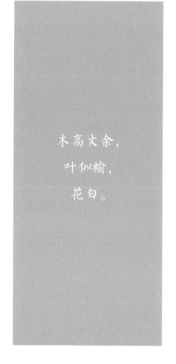

木高丈余，
叶似榆，
花白。

《神农本草经》："味酸，平。主心下邪气，寒热，温中，逐寒湿痹，去三虫。久服轻身。一名蜀枣。"

黄，耳聋，面疱，温中下气，出汗，强阴益精，安五脏，通九窍，止小便利。明目，强力长年。一名鸡足，一名魁实。"[2]

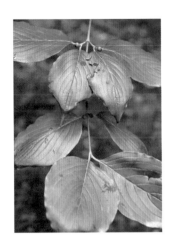

　　三五个果子一簇，状如鸡足而得名。山茱萸树散发强烈的臭味，如汽车尾气味道，古人认为这种不为人喜爱的臭味可祛除邪祟，名其实曰魁实，故用于突然发作的心下疼痛，畏寒高热等来势急骤，又说不清病因的疾病，驱邪气，安五脏；以及肠胃风邪，寒热疝瘕，头风，风气去来，诸如此类来去快速疾病，并用以祛除三虫。味甘酸，生津益精，收敛止小便多遗尿。《日华子》："暖腰膝，助水脏，除一切风，逐一切气，破癥结，治酒齇。"[3]后世偏重其酸涩收敛。《本经逢原》："滑则气脱，涩以收之，山茱萸止小便利，秘精气，取其酸涩以收滑也。"[4]酸入肝，子入肾，故能补肝肾，强阴，强力长年，明目，是六味地黄丸主药之一。《景岳全书》："味酸涩，主收敛，气平微温，阴中阳也。入肝肾二脏。能固阴补精，暖腰膝，壮阴气，涩带浊，节小便，益髓兴阳，调经收血。"[5]此外，还可用于虚汗不止等。

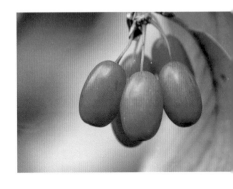

[1] 唐慎微. 证类本草 [M]. 北京：华夏出版社，1993:387.

[2] 唐慎微. 证类本草 [M]. 北京：华夏出版社，1993:387.

[3] 唐慎微. 证类本草 [M]. 北京：华夏出版社，1993:387.

[4] 张璐. 本经逢原 [M]. 北京：中国中医药出版社，2007:189.

[5] 张景岳. 景岳全书 [M]. 上海：上海科学技术出版社，1996:944.

金樱子

金樱子：为蔷薇科常绿攀援灌木植物金樱子的干燥成熟果实。又名金罂子、刺梨子、刺榆子、山石榴、山鸡头子。金罂子为成熟假果，里面包裹有带羽毛的多数种子，果实呈梨形或椭圆形，如腹大口小的罂，表面布满小刺，果皮橙黄色，故名刺梨子、金罂子。山石榴，山鸡头子（山茨）亦是对其涩象的比喻。"云是今之刺梨子。形似榲桲（wēn po）而小，色黄有刺，花白。"[1]《本草图经》："大类蔷薇，有刺，四月开白花，夏秋结实，亦有刺，黄赤色，形似小石榴。……服食家用和鸡头实作水陆丹，益气补真甚佳。"[2]金罂子生熟异味，但涩味不变。

《本草求真》："生者酸涩，熟者甘涩，用当于其将

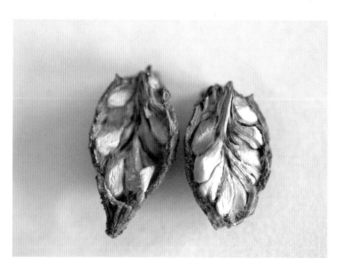

四月开白花，
夏秋结实，
亦有刺，
黄赤色，
形似小石榴。

292

《本草求真》："生者酸涩，熟者甘涩，用当于其将熟之际，得微酸甘涩之妙，取其涩可止脱，甘可补中，酸可收阴，故能善理梦遗、崩带、遗尿。"

熟之际，得微酸甘涩之妙，取其涩可止脱，甘可补中，酸可收阴，故能善理梦遗、崩带、遗尿。"[3]

　　捣后色黑，古人染发用，因其黑，故入下焦，收敛下部，归肾膀胱大肠，能固精缩尿，涩肠止泻。用于遗精，滑精，遗尿，尿频，白带过多，久泄久利。《蜀本草》："味酸涩，平温，无毒。疗脾泄下利，止小便利，涩精气。久服令人耐寒，轻身。方术多用。"[4]方术用此，与同是浑身生刺的芡实，成水陆二仙，盖取其整株多芒，具风之象。除果实外，金罂子的花萼、枝条也布满小刺，种子表面被覆一层厚绒毛，全株有涩象，故能收敛，还可用于下焦滑脱之脱肛、子宫下垂、崩漏等症。

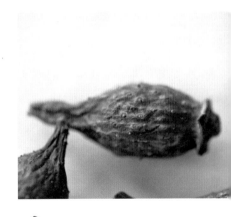

果实上生满刺，尖尖的小嘴，像芡的果子，芡名鸡头，故名山鸡头。

[1] 唐慎微.证类本草[M].北京：华夏出版社，1993:367.
[2] 唐慎微.证类本草[M].北京：华夏出版社，1993:367.
[3] 黄宫绣.本草求真[M].北京：中国中医药出版社，1999:82.
[4] 唐慎微.证类本草[M].北京：华夏出版社，1993:367.

花椒

花椒：为芸香科灌木或小乔木植物花椒或青椒的果皮。花椒古人单称一个"椒"字，很容易让人与辣椒联系在一起。辣椒原来生长在中南美洲热带地区，率先传入欧洲，后传入日本。中国最早关于辣椒的记载是明代高濂

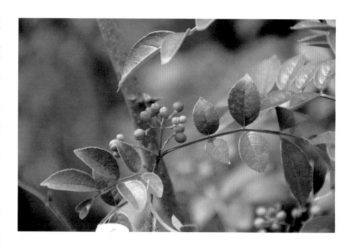

《遵生八笺》(1591年)，其中：番椒丛生，白花，果俨似秃笔头，味辣色红，甚可观。故通常认为辣椒是明朝末年传入中国。《诗经·椒聊》："椒聊之实，蕃衍盈升。彼其之子，硕大无朋。椒聊且！远条且！椒聊之实，蕃衍盈匊。彼其之子，硕大且笃。椒聊且！远条且！"[1]聊，聚也。草木结子成一串，古人叫聊，今日叫嘟噜。花椒多子味香，古人以椒喻妇人子孙多。一串花椒难计数，结子两手捧不住，那个女人

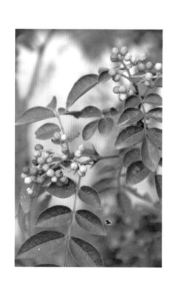

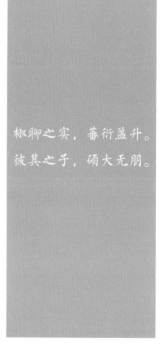

椒聊之实，蕃衍盈升。
彼其之子，硕大无朋。

身大魁梧有风度。一串一串花椒啊，香味飘得真远！因以椒和泥涂墙壁，取温暖、芳香、多子之义，西汉未央宫皇后所居宫殿，名椒房，亦称椒室。泛指后妃居住的宫殿及后妃。

《五十二病方》有椒、蜀椒、秦椒之称。治癃、痂、疽，补中益气。

李时珍："秦椒，花椒也。始产于秦，今处处可种，最易蕃衍。其叶对生，尖而有刺。四月生细花，五月结实，生青熟红，大于蜀椒。"[2]椒味辛辣，气温，麻唇辣舌。

《神农本草经》列秦椒、蜀椒。"秦椒：味辛，温。主风邪气，温中除寒痹，坚齿发，明目。久服，轻身，好颜色，耐老增年，通神。""蜀椒：味辛，温。主邪气咳逆，温中，逐骨节皮肤死肌、寒湿痹痛，下气。久服之，头不白，轻身增年。"

因其味辛气热，可逐在表之风寒，主风邪气，邪气咳逆；又可温中，下气；逐筋骨皮肤之寒，治死肌，寒湿痹痛。驱寒兴阳，则轻身，好颜色，耐老增年，坚齿发，明目，通神。后世功用虽有变化，《本草纲目》："散寒除湿，解郁结，消宿食，通三焦，温脾胃，补右肾命门，杀蛔虫，止泄泻。"[3]总因椒为纯阳之物，其味辛而麻，其气温以热。入肺散寒治咳嗽；入脾除湿，治风寒湿痹、水肿泻痢；入右肾补火，治阳衰溲数、足弱久痢诸证。

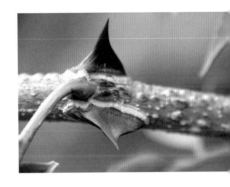

花椒干上的刺，扁阔坚实，是一枚看刺呢。

[1] 诗经 [M]. 北京：长城出版社，1999:185.

[2] 李时珍. 本草纲目 [M]. 北京：人民卫生出版社，2002:1849.

[3] 李时珍. 本草纲目 [M]. 北京：人民卫生出版社，2002:1852.

栗实

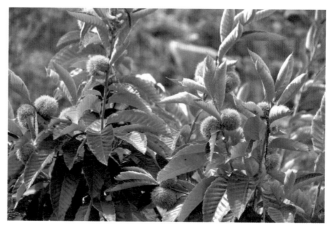

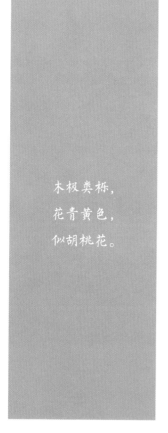

木极类栎，
花青黄色，
似胡桃花。

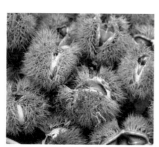

栗实：为壳斗科乔木栗的果实。南山多古木，苍松翠柏自不必说，一道道山沟里，古山楂、古栗树遮天蔽日的，大有空谷桃源，远离尘世之感。春日古栗树吐出长长的白色花穗，与青翠的栗叶映衬。山谷中满是栗子花的气息，莫名类似精液的味道。中秋之月，果实成熟，一行人于山谷中，静听栗梂炸裂之音，栗子落地之声。或许那离巢的硬蛋正好砸在头上。《本草图经》："木极类栎，花青黄色，似胡桃花。实有房猬若拳，中子三五，小者若桃李，中子惟一二，将熟则罅（xià）拆子出。"[1] 栗子之外壳为壳斗，芒刺丛生，刺猬一般，熟则裂开，栗子脱落。以其外壳生刺，栗子又名风栗、毛栗。

《名医别录》："味咸，温，无毒。主益气，厚肠胃，补肾气，令人耐饥。"[1]

五果李杏枣桃栗，分属五脏，栗子为五果之一，与肾脏相配。《素问·五常政大论》："静顺之纪，藏而勿害，治而善下，五化咸整。其气明，其性下，其用沃衍，其化凝坚，其类水，其政流演，其候凝肃，其令寒，其脏肾，肾其畏湿；其主二阴，其谷豆，其果栗，其实濡，其应冬，其虫鳞，其畜彘，其色黑，其养骨髓，其病厥，其味咸，

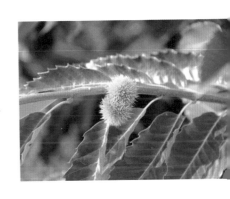

其音羽，其物濡，其数六。"冬令属水，性藏敛。肾应冬季，主二阴，其果栗，与藏敛之气相应。较之李杏枣桃，栗子有与肉分离的三层皮，即蓬壳、硬皮、软皮，更具包藏之性，而应藏令入肾，故栗子入肾补肾。栗味甘甜，故主益气，厚肠胃。栗子性属水，能去火热，嚼生者涂疮上，疗筋骨断碎，疼痛肿瘀血。其毛壳如刺猬般生有长长的芒针，内服后，其尖锐之气可由内向外，透脓愈疮。栗子甘甜，为何云咸？故栗入肾的真正原因是与肾脏、冬季一样，因闭藏之性而以类相从。五谷为食，五果为助，栗子入肾补肾。栗子生食熟食均味甘，此言味咸，正是入肾之义。

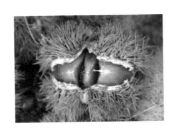

栗子熟了，咧着嘴直笑。

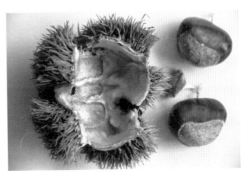

[1] 唐慎微.证类本草[M].北京：华夏出版社，1993:556.

芜荑

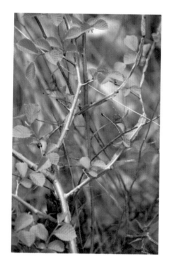

芜荑：为榆科落叶小乔木或灌木植物大果榆的果实。李时珍："《尔雅》云：无姑，其实荑。又云莁荑（wú yí），蒴蘠。则此物乃莁树之荑，故名也。郭璞注'无姑，姑榆也。生山中，荚圆而厚，剥取皮合渍之，其味辛香，所谓芜荑也。'"[1] 大果榆状如榆荚，气臭，果仁有杏仁味，取皮合渍之则味辛香。芟刈（shān yì）曰荑，从莁荑、蒴蘠这样具有杀气的名字，不难看出古人对它的认识。其锋芒凌厉之性，当源自其象。其树皮黑褐色，纵裂。小枝灰褐色，幼时有毛，两侧常有扁平木栓翅，状如羽翼、剑刃。

《神农本草经》："味辛。主五内邪气，散皮肤骨节中淫淫温，行毒，去三虫，化食。一名无姑。"《名医别录》："味平，无毒。逐寸白，散肠中嗢嗢（wà），喘息。"《日华子》："治肠风痔漏，恶疮疥癣。"[2]

其幼树及萌枝的对生扁平木栓翅，状如剑刃，故能治邪气，行毒，杀

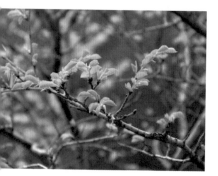

山树吐芽，分明是榆，为何枝上长出了剑刃。

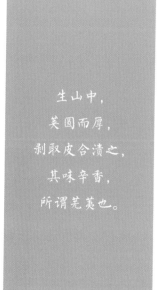

生山中，荚圆而厚，剥取皮合渍之，其味辛香，所谓芜荑也。

《神农本草经》："味辛。主五内邪气，散皮肤骨节中淫淫温，行毒，去三虫，化食。一名无姑。"

虫，化食积。叶上面有硬毛，下面有粗毛。翅果两面及边缘有毛。其毛、其羽翼状栓翅均为风象，故能散风邪，散皮肤骨节中

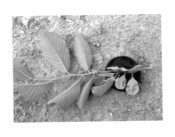

淫淫温，行毒，除肌肤骨节中风，淫淫如虫行，并治风邪所致治肠风痔漏，恶疮疥癣。《药性论》："能主积冷气，心腹癥痛，除肌肤节中风，淫淫如虫行。"[3]与《本经》同义。积冷气，心腹癥痛，此即五内邪气的表现之

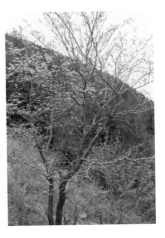

一。果仁气味如杏仁，其味辛，辛则开散，能散积冷气，开心腹癥痛。其栓翅如剑刃，故能散五内邪气，去三虫，化食。芜荑之用，取其锋利之象，取其辛散之气。

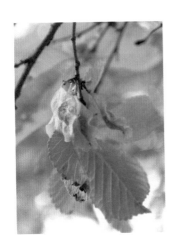

[1] 李时珍.本草纲目[M].北京：人民卫生出版社，2002:2043.
[2] 唐慎微.证类本草[M].北京：华夏出版社，1993:382.
[3] 唐慎微.证类本草[M].北京：华夏出版社，1993:382.

枳实

枳实：为芸香科小乔木植物枸橘（枳）的未成熟果实。《考工记》："橘逾淮而北为枳，鸲鹆（gōu yù）不逾济，貉逾汶则死，此地气然也。"[1] 枳树如橘而小，高亦五六尺，叶如橙，而茎干多刺。春生白花，芬芳雄烈，至秋成实，如橘子样先青后黄。七八月采为实，九十月采为壳。皮厚而小为枳实，完大者为枳壳。枳实气辛臭，芳烈胜橘，味酸苦。果实臭苦不堪食，又名臭橘。其枝叶间生大刺如针棘，气又芬芳，多种植为篱，又名铁篱笆。

《神农本草经》："味苦，寒。主大风在皮肤中如麻

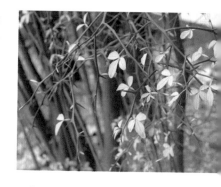

这塑篱笆，黑黑的，铁做的一样，近前看，是落叶的树枝啊。

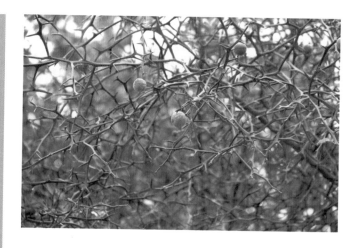

春生白花，
芬芳雄烈，
至秋成实，
如橘子样先青后黄。

豆苦痒，除寒热结，止痢，长肌肉，利五脏，益气轻身。"《名医别录》："酸，微寒，无毒。除胸胁痰癖，逐停水，破结实，消胀满，心下急痞痛逆气，胁风痛。安胃气，止溏泻，明目。"[2]

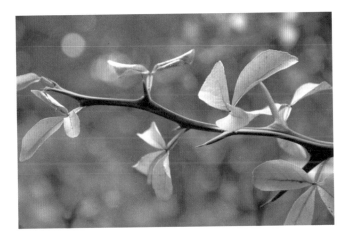

　　枳实之用，取其芳烈之气，取其芒刺锐利之象。凡生芒着刺者，与风气感应，故治大风在皮肤中如麻豆苦痒，治胁风痛，治肠风止溏泻止痢。风性轻飚升举，故能益气轻身。益气轻劲多力，有飞轻之感，故曰长肌肉，利五脏，明目。其气辛散，其刺通利，故治不通结满之症，除寒热结，除胸胁痰癖，逐停水，破结实，消胀满，心下急痞痛逆气。

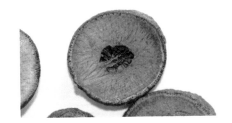

[1] 周礼[M].长沙：岳麓书社，2001:388.

[2] 唐慎微.证类本草[M].北京：华夏出版社，1993:383.

枳壳

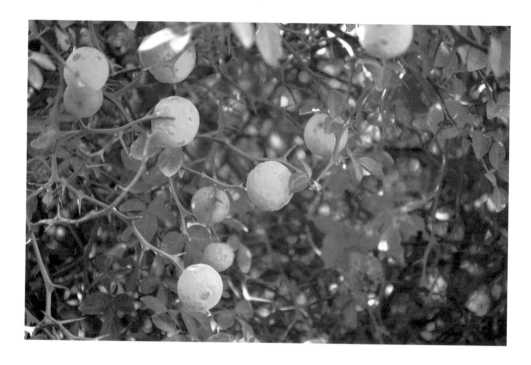

枳壳：为枳近成熟的果实去瓤而成。

《开宝本草》："主风痒麻痹，通利关节，劳气咳嗽，背膊闷倦，散留结胸膈痰滞，逐水，消胀满，大肠风，安胃，止风痛。"[1]

此时果实皮壳薄而中虚，作用同枳实而缓和，

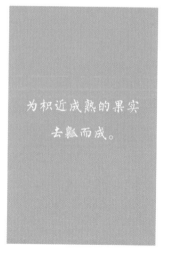

为枳近成熟的果实去瓤而成。

《开宝本草》："主风痒麻痹，通利关节，劳气咳嗽，背膊闷倦，散留结胸膈痰滞，逐水，消胀满，大肠风，安胃，止风痛。"

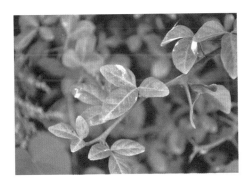

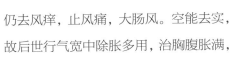

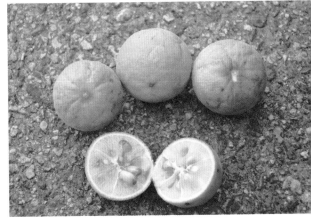

仍去风痒，止风痛，大肠风。空能去实，故后世行气宽中除胀多用，治胸腹胀满，消痰去水。正如寇宗奭："枳实枳壳一物也。小则其性酷而速，大则其性详而缓。故张仲景治伤寒仓卒之病，承气汤中用枳实，此其意也，皆取其疏通决泄破结实之义。他方但导败风壅之气可常服者，故用枳壳，其意如此。"[2]

[1] 卢多逊，李昉等.开宝本草[M].合肥：安徽科学技术出版社，1998:275.
[2] 寇宗奭.本草衍义[M].北京：中国医药科技出版社，2012:57.

榆树皮

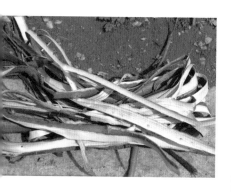

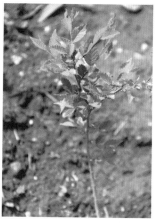

榆树皮：为榆科植物家榆的白皮。陶弘景："此即今榆树，取剥皮，刮除上赤皮，亦可临时用之，性至滑利。"[1]味甘，气寒，性滑利，无毒。其木高大，未生叶时，枝条间先生榆荚，形状似钱而小，俗呼榆钱。三月采榆钱，可作羹；或洗过晒干，可为酱；或生收晒干，收贮，至冬可酿酒。榆叶黏滑，嫩叶焯浸淘洗后，和油酱食，可作蔬，使其爽滑，故《礼记·内则》侍奉父母公婆："枣、栗、饴、蜜以甘之，堇、荁（huán）、枌（fén）、榆、免（wèi）、薧（kǎo）、瀙瀡（xiǔ suǐ）以滑之。"[2]其白皮晒干磨成面，可煮糊、掺入各种面食中，爽滑适口。性极黏固，胜过胶漆，可作粘合剂，焚烧的香柱即用榆树皮作糊和成；修理陶器的人用榆树皮湿捣成糊，粘合破损的瓦陶器石器，非常牢固。榆钱、榆叶、榆皮均涎滑清香味美，榆皮尤滑，为滑药。

《神农本草经》："味甘，平。主大小便不通，利水道，除邪气。久服轻身不饥，其实尤良。"

《十剂》曰滑可去着，冬葵子榆白皮是也，一切火

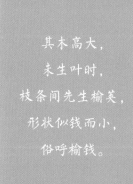

其木高大，
未生叶时，
枝条间先生榆荚，
形状似钱而小，
俗呼榆钱。

《神农本草经》："味甘，平。主大小便不通，利水道，除邪气。久服轻身不饥，其实尤良。"

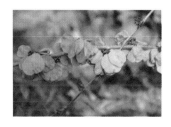

滞、气滞、痰滞，胎滞难产，诸有形之物，均可奏效。久咳痰嗽，煮水饮之；胎孕月足不产，榆皮焙为细末，临月开水调服，则临盆易产。以滑养窍，滑可通利，故治阴窍不利，大小便不通；通乳窍，治乳汁积滞肿痛。皮肤之疾为毛窍不利，可用榆皮外敷。如治一切痈肿诸毒、发背，用榆皮切细，捣烂，以香油调敷毒上，留顶，一日一换，即消散；治大人小儿身首生疮有虫者，榆白皮为细末，和白糖、猪脂调覆；治小儿秃疮，则和糖醋调敷。榆皮气寒性滑利，可解丹石毒发表现的热证。《本草便读》："性极黏滑，故香作用之胜于胶漆。其性甘平无毒，入脾胃。利二肠，滑胎导滞，无非皆取滑利之功。" [3]

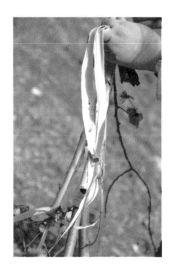

讲讲看看滑滑腻腻的榆树皮，晒干磨粉，搀到面里做面条吧。

[1] 唐慎微.证类本草 [M].北京：华夏出版社，1993:351.

[2] 礼记 [M].长沙：岳麓书社，2001:362.

[3] 张秉成.本草便读 [M].北京：学苑出版社，2011:129.

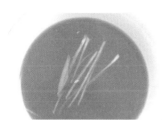

酿
造
类

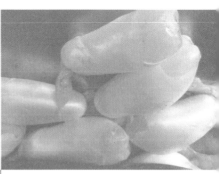

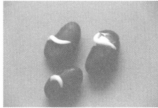

阿胶

阿胶：为马科动物驴的皮，经漂洗去毛后熬制而成的胶块。胶是农耕时期的粘合剂，在古代用途广泛，如粘物、绘画、制墨等，入药也在其中。《说文》："胶，昵（zhì）也。作之以皮，从肉。"[1] 可用各种动物皮煮成，如牛驴猪马骡骆皮，旧皮具皮鞋、动物骨头、含有胶质的鱼鳔亦可。但是生皮，均可煮胶。《齐民要术·煮胶》："沙牛皮、水牛皮、猪皮为上，驴马驼骡皮为次。破皮履、鞋底、破鞍靫（chāi），但是生皮，无问年岁久远，不腐烂者，悉皆中煮。"[2] 驴皮煮胶，其粘接力不在上乘。《考工记·弓人》："凡相胶，欲朱色而昔。昔也者，深瑕而泽，紾（tiǎn）而抟廉。鹿胶青白，马胶赤白，牛胶火

胶，昵也。
作之以皮，从肉。

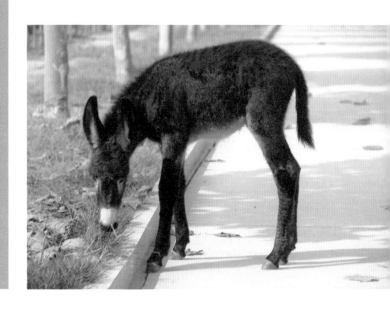

赤，鼠胶黑，鱼胶饵，犀胶黄，凡昵之美不能方。"[3]
此六种为上胶，其他任何粘接的东西都不能相比。上胶中有牛胶无驴胶，是因驴皮薄毛多，胶少费樵。药用其坚韧光亮者。

《神农本草经》："阿胶，味甘平。主心腹内崩，劳极洒洒如疟状，腰腹痛，四肢酸痛。女子下血，安胎。久服轻身益气。一名傅致胶。"

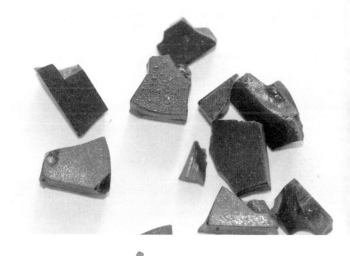

水火之恋的杰作，晶莹透亮的胶，琥珀一样。

胶性坚凝紧致。《本经》所疗病状均在《千金方》有具体体现，《千金方·备急·被打》用阿胶艾叶"治男子伤绝，或从高坠下伤五脏，微者唾血，甚者吐血，及金创伤经者。""兼治女人产后崩伤下血过多，虚喘，腹中绞痛，下血不止者。"[4]心腹内崩，不过是说被打得奄奄一息（伤绝），或从高处摔下，内伤到胸腹中的脏腑而出血，或唾或吐血。除内伤出血，刀剑外伤到大的经脉，也会大量出血，也用阿胶坚固收敛。而产后血崩与内伤出血类似。因心腹内崩而劳极洒洒如疟状，腰腹痛，四肢酸痛，亦为劳极表现。《千金方》治五劳六极七伤，强力行事举重，脏腑虚弱，及病后骨髓未满，饮食不下之类，劳极而酥软无力，浑身作痛之证，均取阿胶的紧致之性用以改变人体这一松散状态。虚弱无力则沉重，劳极松散恢复后，则感轻劲多力，故认为无病久服亦获轻身益气之功。《名医别录》："微温，无毒。丈夫小腹痛，虚劳羸瘦，阴气不足，脚酸不能久立，养肝气。"[5] 丈夫小腹痛，阴气不足指前阴虚弱，前阴为宗筋所聚；此病筋弱，脚之筋力不足故脚酸不能久立；因肝主筋，强筋力即能养肝气。即《药性论》"主坚筋骨"[6]之义。胶可胶着坚固，故安胎止血。不仅胶可坚固，与胶相似的膏剂亦有此作用，"取其如饴，力大滋补胶固，故曰膏者胶也"。[7]

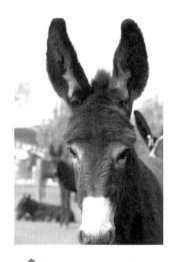

"我是驴，一头犟驴，我脾气偏，做出的胶坚固有劲。知道了这个秘密，我得改改脾气了，"

后世强调阿胶的补益作用，但在马王堆《养生方》《千金方》等早期方书中未见应用。《养生方》的各种补益方无胶，《千金方》之"虚损""杂补"方中亦无阿胶，而用鹿肉汤、羊肉汤之类。《本经》《别录》之益气除劳不过是对阿胶使人体坚凝固敛作用的描述。后世独贵阿胶之补益，在于"阿井水煎黑驴皮"。阿井为济水所注，济水清而重，其性沉下趋，以其清故煮胶则清，以其重而下趋，入下焦则补肝肾。阿胶最先用牛皮煮成，《名医别录》："生东平郡，煮牛皮作之。出东阿。"唐代已用驴皮做阿胶，驴较牛马的通灵处在于驴知时刻。驴，长颊广额，磔耳修尾，夜鸣应更，性善驮负。驴叫如歌唱，若两驴路遇则均叫，牡驴较牝驴善叫，故名叫驴。驴不仅夜鸣应更，且昼鸣协时，事实上，驴鸣在子午十分，故有"其鸣也协时刻"。驴知阴知阳，鸣在子午，驴胶则燮理阴阳。黑色属水入肾，如乌鸡、乌鸦、乌蛇之类，补肝肾壮筋骨。李时珍发明曰："阿胶大要只是补血与液，故能清肺益阴而治诸症。"还在《本草纲目》中强调成无己之"阿胶之甘以补阴血"[8]，至于今人把阿胶归为补血药。更有甚者，后世强调阿胶的补养作用，而在熬胶过程中加入大量补益药，《中国药学大辞典》：每年春季，选择纯黑无病健驴，饲以狮耳山之草，饮以狼溪河之水。至冬宰杀取皮，浸狼溪河内四五日，刮毛涤垢，再浸漂数日，取阿井水用桑柴火熬三昼夜，去渣滓滤清，再用银锅金铲，加参、芪、归、芎、桔、桂、甘草等药汁，再熬至成胶。从胶、皮胶到加有补药的阿胶，补益作用增强，而其药用理论逐渐局限。这样熬制出的阿胶，实际上是阿胶与补益药的一个配方，可称之为膏方之一，完全丧失了阿胶作为自由之身在组方中的应用价值，其补益作用如其说来自阿胶，毋宁说来自补益药，以客害主。

[1] 许慎.说文解字[M].北京：中华书局，1999:90.

[2] 贾思勰.齐民要术[M].北京：中国农业出版社，2009:679.

[3] 周礼[M].长沙，岳麓书社，2001:437.

[4] 孙思邈.千金要方[M].北京：中医古籍出版社，1999:792.

[5] 唐慎微.证类本草[M].北京：华夏出版社，1993:442.

[6] 唐慎微.证类本草[M].北京：华夏出版社，1993:442.

[7] 陈嘉谟.本草蒙筌[M].北京：中医古籍出版社，2009:21.

[8] 李时珍.本草纲目[M].北京：人民卫生出版社，2002:2793.

鳔

鳔:又名鱼泡。鱼体内可以涨缩的气囊。涨时鱼上浮,缩时鱼下沉,鱼靠它浮沉。作胶名鳔(biào)胶。《考工记》"鱼胶饵",其胶粘接力强。《本草纲目》:"鳔即诸鱼之白脬(pāo),其中空如泡,故曰鳔。可治为胶,亦名䏶(xuàn)胶。诸鳔皆可为胶,而海渔多以石首鳔作之。名江鳔,谓江鱼之鳔也。粘物甚固。此乃工匠日用之物,而记籍多略之。"[1] 鲤鱼草鱼之类,鳔为白脬,中空有大泡,海中之石首鱼,鳔如烂肉,

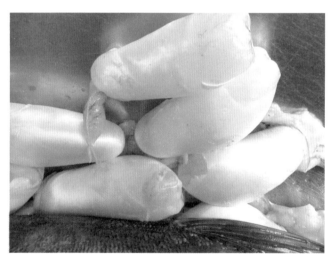

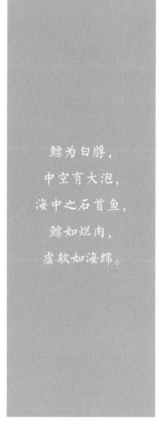

鳔为白脬,
中空有大泡,
海中之石首鱼,
鳔如烂肉,
虚软如海绵。

虚软如海绵。但海上渔人用它做的胶更坚紧,漆器制作必用。

《海药本草》:"阴疮、痿疮,月蚀疮。并烧灰用。"[2]

《本草新编》:"鱼鳔:味甘,气温,入肾经。专补精益阴,更能生子。近人多用此为种子之方。然过于润滑,必须同人参补阳之药同用为佳。鱼鳔胶,绝似人之精,其入

肾补精，不待言矣。恐其性腻滞，加入人参，以气行于其中，则精更易生，而无胶结之弊也。"[3]

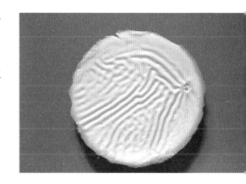

海鱼鳔状如烂肉，性黏，故取其烂肉之象，粘接之性。阴疮、瘘疮、月蚀疮皆湿烂，与鱼鳔同象，又性黏，故能合疮。鱼鳔煮冻作膏，切片，以姜醋食之，堪称美食。鱼鳔黏滑，似人之精，益阴补精，亦可种子。同阿胶一样，取象比类，一则性滑，一则胶结。李时珍："鳔胶：甘咸，平，无毒。烧存性，治妇人产难，产后风搐，破伤风痉，止呕血，散瘀血，消肿毒。"[4] 因其性滑，可养窍通利，治妇人产难，散瘀血，消肿毒；因其胶粘紧致，可治产后风搐，破伤风痉，止呕血。今日山东沿海，产后仍有煮食鱼鳔的习俗。后世独用石首鱼鳔入药，正如张璐："诸鱼之鳔皆可为胶，而石首鱼者胶物甚固。故涩精方用之合沙苑蒺藜名聚精丸，为固精要药。"[5]

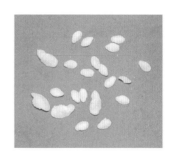

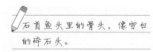
石首鱼头里的骨头，像雪白的碎石头。

[1] 李时珍 . 本草纲目 [M]. 北京：人民卫生出版社，2002:2483.

[2] 唐慎微 . 证类本草 [M]. 北京：华夏出版社，1993:503.

[3] 陈世铎 . 本草新编 [M]. 北京：中国中医药出版社，2004:295.

[4] 李时珍 . 本草纲目 [M]. 北京：人民卫生出版社，2002:2483.

[5] 张璐 . 本经逢原 [M]. 北京：中国中医药出版社，2007:222.

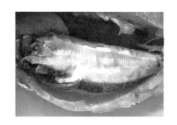

墨

墨：墨由松烟和（huò）胶而成。《齐民要术》："墨屑（筛好的松烟）一斤，以好胶五两，浸栌皮汁中。栌，江南樊鸡木皮也，其皮入水绿色，解胶，又益墨色。可下鸡子白，去黄，五颗。"[1] 墨用松烟和胶及秦皮水等做成。

《开宝本草》："味辛，无毒。止血，生肌肤，合金疮。主产后血晕，崩中，卒下血，醋磨服之。"[2]

墨之用，取烟之黑色，胶之坚凝之质。因其胶粘，故合金疮，生肌肤；又因其色黑，尤善止血，取水能灭火之义，故治产后血晕，崩中，卒下血。醋酸收敛，故以醋磨服。正如《本草便读》："烟煤合胶水所成，以松烟者为佳。用陈者取其胶性渐脱，火气渐退。然内服总宜煅用，方无胶滞之患。止血者，不过红见黑则止之意。"[3]

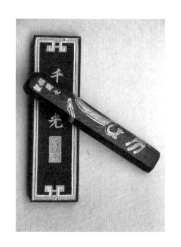

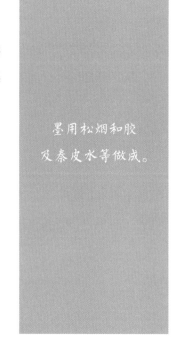

墨用松烟和胶及秦皮水等做成。

[1] 贾思勰.齐民要术 [M].北京：中国农业出版社，2009:683.

[2] 卢多逊，李昉等 .开宝本草 [M].合肥：安徽科学技术出版社，1998:285.

[3] 张秉成 .本草便读 [M].北京：学苑出版社，2011:226.

麹

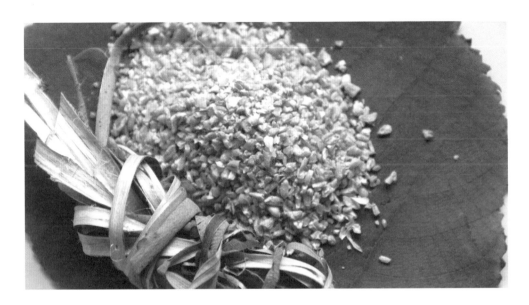

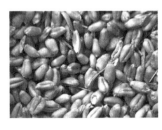

麹：又名酒母。麹以米、麦包罯而成，故"麹"字从米、从麦、从勹(bāo)，会意而成。酒非麹不生，因名酒母。《释名》："麹，朽也，郁使生衣败朽也。"《齐民要术》有多种做法，多种麹。总是麹腐米而成，生五色衣，中空轻虚，性宣发。20世纪八十年代前，五谷杂粮种的多，食品可

麹，朽也，
郁使生衣败朽也。

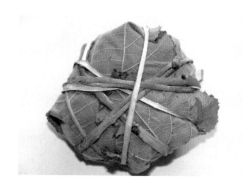
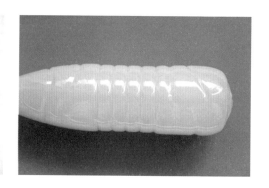

谓多种多样，家中可自酿酒酱等。黄酒是产后必备之品，孩子生的较多，每家每户都自行酿制。做酒三部曲，一是做浆水，二是作麹，三是酿酒。夏天容易发酵，一般在麦收时候做。做浆水很简单，在水中放入少量面粉，静候，天热时一日即成酸浆，其颜色不变，面粉沉淀在底部，水不浑浊，但闻之酸中带轻臭，尝之稍酸。其气其味放置三两年不变，它能杀死其他细菌，在整个酿麹酿酒过程中起作用。它的用途尚多，是旧年代夏日里的酸梅汤，防暑降温少不了，可以代替卤水点豆腐，可以煎药服药。有了浆水就可作麹。麦收之后，将新收的小麦碾碎，用浆水和，饽饽大小，用苘麻叶或楮树叶包裹，外面系以麻皮或楮树皮。那时人少地多，未开垦之地随处皆有，生态多样植物多样，这两样东西易得。楮树叶与苘麻叶模样大小相似，树干树枝的纤维也与苘麻一样，过去也是做纸的好材料，做的纸叫楮纸，繁殖快成片生长而易得。将包裹好的碎麦子放入瓮里罨盖，十天左右表面即有香气溢出，宛若酒香，掰开里面也熟透了。再放到阴凉处，等它干燥，麹就做成了。还有个简单法，把包好的生麹塞到麦穰垛里，夏日里面温度高，经过一个月时间，不仅熟透了，也已干燥好了。麹是酒魂，有了麹就可以酿酒了。麹为酒母，浸麹三日，泡起香溢，如鱼眼汤沸。浸麹发酵，气泡如鱼眼大，宣发沸腾。知麹性升而气香。投米作酒，则杀

《证类本草》："味甘，大暖。疗脏腑中风气，调中下气，开胃消宿食。主霍乱，心膈气，痰逆，除烦，破癥结及补虚，去冷气，除肠胃中塞不下食，令人有颜色，六月作者良。

热火焚。麹性热，其势如火，热盛而腐之，杀米成酒成糟。

《证类本草》："味甘，大暖。疗脏腑中风气，调中下气，开胃消宿食。主霍乱，心膈气，痰逆，除烦，破癥结及补虚，去冷气，除肠胃中塞不下食，令人有颜色，六月作者良。陈久者入药，用之当炒令香，六畜食米胀欲死者，煮麹汁灌之立消，落胎并下鬼胎。"[1]

从麹的制作过程可见，其发酵而产热，热蕴而腐败，生成五色衣，由于发酵产气，麹中留有许多气泡，麹块由坚实而变得疏松。古人所谓风，实指寒邪而言，麹性大暖，故能疗脏腑中风气（寒），去冷气。麹性开散，故能除肠胃中塞不下食，且破癥结。胎在人体为块磊，破癥结即能下胎。事实上，脾胃的腐熟功能即取象于酿麹腐熟的过程，故临床主要用作开胃消宿食。

[1] 唐慎微 . 证类本草 [M]. 北京：华夏出版社，1993:593.

酒

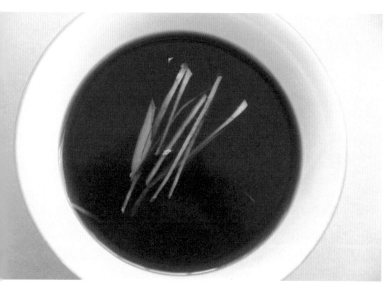

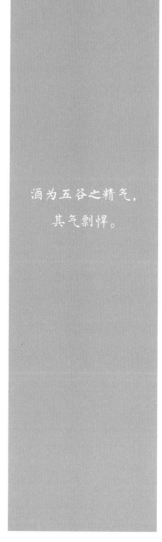

酒：黄酒。味苦甘辛，气大热，有毒。入周身脏腑经络诸处。能升发阳气，通行血脉，驱风雪之寒威，御暑湿之瘴气，通行一身之表，达极高之分。而酒为大热大毒之物，久服多饮，必伤冲和、耗精神、涸营卫、竭天癸而夭人寿。

从酒的酿造过程得以体会酒的生发之性。黄酒以黍米为原料，将黍米煮熟成稠粥，上下搅匀和，凉透后倒入干净的大瓮里。将麹碾压碎，撒入瓮里，搅匀罨好，静待三五日，粥的表面即出现霉变，成红黄黑绿白五色，十天左右霉层增厚如盖状，酒熟了，盖下的粥也酿透了。若要喝酒，将米粒过滤掉，煮开即可。喝酒时据口味喜好可加青梅、生姜、红枣等等，即所谓青梅煮酒。米酒质浊，一杯浊酒喜相逢。米酒酒精度数低易酸败，古人多加石灰，称灰酒。酒酸败成苦酒，即是醋，所谓酿酒不成反成醋，自己酿的苦酒自己喝。醋酸中带苦，仍有香气。从酿造过程可体会到酒醋之性的生发与开散。

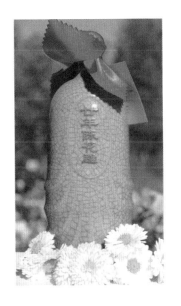

酒在医学中的应用，可从"医"字的变化看出。"医"原作"毉"，后作"醫"，前者用"巫"表示从业者的身份，后者用"酉"（酒的本字），表示酒与医疗工作的密切关系。

事实上，"中药内服剂型在汉代曾发生过一个重要转变，即从冶末吞服法过渡到煎煮饮汁法。在这一转变出现之前，煎煮饮汁法主要应用于食物类药物。"[1] 药末的消化流散与食物一样，而"卧"对于消化食物，就像火熔化青铜一样，即"譬卧于食，如火于金。"古人尚卧，吃饭吃药后要卧。马王堆《十问》："夫卧，使食糜消，散药以流行者也。"卧可消化药物，使之流布于形体。时至今日，民间仍有服药汤后行卧者。而酒可以代卧，"威王曰：'善，子之长酒者何也？'文挚答曰'酒者，五谷之精气也，其入中散流，其入理也彻而周，不胥卧而究理，故以为百药由。'"[2] 酒为五谷之精气，其气剽悍，饮酒后很快流散到全身，不待卧而深入肌理，百药可借酒流布全身。大寒凝海而酒不冰，知其性热于它物，所以后世制药多用之，以借其势。

[1] 廖玉群. 岐黄医道 [M]. 海口：海南出版社，2008:26.

[2] 周一谋，萧佐桃. 马王堆医书考注 [M]. 天津：天津科学技术出版社，1988:390.

米醋

米醋：《名医别录》："味酸，温，无毒。主消痈肿，散水气，杀邪毒。"《日华子》："醋，治产后妇人并伤损及金疮血晕，下气，除烦，破癥结。治妇人心痛，助诸药力，杀一切鱼、肉、菜毒。"[1]

醋的酿造过程与酒类似，用的是醋麹，酒曲含有霉菌，醋麹含有醋酸菌。酿酒不成反成醋，酒亦可酿成醋。陶隐居："酒醋之用，无所不入，逾以逾良，亦谓之醯。以有苦味，俗呼为苦酒。"[2] 从酒到醋，酿造过程中，发酵为升散，醋味虽酸而有香气，仍有酒之势力。陈藏器：醋，破血晕，除癥块坚积，消食，杀恶毒，破结气，心中酸水，痰饮。多食损筋骨。然药中用之，当取二三年米醋良。醋同酒一样，仍有破散之性，破血晕，破结气，除癥块坚积；消谷为酒为醋，醋可消食。内服

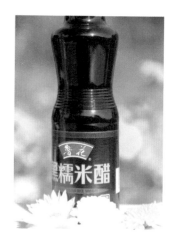

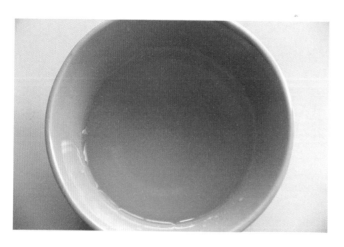

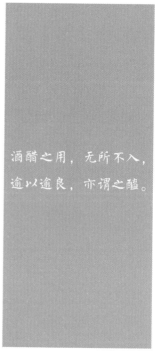

酒醋之用，无所不入，逾以逾良，亦谓之醯。

破癥结，如治疣癣，醋煎大黄。外用消痈肿，如大黄涂肿，米醋飞丹用之；治痈肿已有脓当坏，以苦酒和雀屎，敷痈头上如小豆大，即穿。其散水气，消肿，如治舌肿，以醋和釜底墨，厚敷舌上下，脱皮更敷，须臾即消；治身体手足卒肿大，则以醋和蚯蚓屎敷之。其杀恶毒，"诸恶狂妄，及产后血晕，烧炭淬醋，以辟恶气也。"[3] 其杀邪毒，外用治蝎螫人，以醋磨附子敷之；治蜈蚣、蜘蛛毒，以醋磨生铁敷之；治百节、蚰蜓并蚁入耳，以苦醋注之，起行即出。醋味酸，其功效不外酸性收敛，正

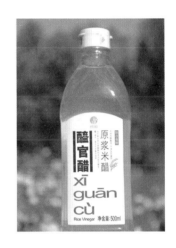

如《本草衍义》："醋，酒糟为之，乞邻者是此物。然有米醋、麦醋、枣醋。米醋最酽，入药多用。谷气全也，故胜糟醋。产妇房中常得醋气则为佳，酸益血也。磨雄黄涂蜂虿，亦取其收而不散也。今人食酸则齿软，谓其水生木，水气弱，木气盛，故如是。造靴皮须得此而纹皱，故如其性收敛，不负酸收之说。"[4] 醋的收敛之性，从手工制作中也可看到。李时珍："大抵醋治诸疮肿积块，心腹疼痛，痰水血病，杀鱼肉菜及诸虫毒气，无非取其酸收之义，而又有散瘀解毒之功。"[5] 为何既收又散，黄宫绣："至醋既酸，又云能散痈肿，以消则内散，溃则外散，收处即是散处故耳。"[6] 收敛内消即是散。

[1] 唐慎微.证类本草[M].北京：华夏出版社，1993:596.

[2] 唐慎微.证类本草[M].北京：华夏出版社，1993:596.

[3] 张璐.本经逢原[M].北京：中国中医药出版社，2007:133.

[4] 寇宗奭.本草衍义[M].北京：中国医药科技出版社，2012:86.

[5] 李时珍.本草纲目[M].北京：人民卫生出版社，2002:1555.

[6] 黄宫绣.本草求真[M].北京：中国中医药出版社，1999:281.

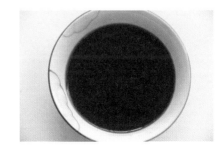

豆卷

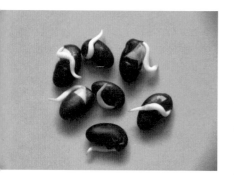

豆卷：黑大豆浸水湿润发芽，晒干而成。即豆蘖，又名清水豆卷。黑大豆为蘖芽，生长五寸，干之即成。

《神农本草经》："味甘，平。主湿痹，筋挛膝痛。"《名医别录》："主五脏胃气结积，益气，止毒，去黑皯，润泽皮毛。"[1]

豆为肾之谷，黑色入下焦肝肾，肝肾主筋骨，补肝肾即壮筋骨。豆芽升发伸展，舒筋骨止筋挛疼痛。疼痛止则轻劲有力，故曰益气。大豆解毒，豆芽亦止毒。豆芽性升伸展散发，故散五脏胃气结积。大豆、豆腐均可美白肌肤，豆芽更走皮毛，故去黑皯，润泽皮毛。《本草便读》："豆卷，即黑豆浸水中生芽者也。其性味功用，与黑豆大同，然其浸水生芽，则有生发之气，故亦能解表。黑豆本入肾，肾者主水，再以水浸生芽，宜乎治上下表里水湿之邪，无遗蕴矣。至于宣风解毒，乃豆之本性；能舒筋者，亦因水湿所困耳。"[2]大豆消肿除湿，豆芽亦同。

黑大豆为蘖芽，生长五寸，干之即成。

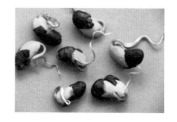

[1] 唐慎微.证类本草[M].北京：华夏出版社，1993:587.
[2] 张秉成.本草便读[M].北京：学苑出版社，2011:182.

麦芽

麦芽：为禾本科植物大麦的颖果经水湿生芽的干燥品。又名麦蘖、穬麦蘖、大麦蘖、大麦芽。大麦蘖既可酿酒，又可酿造饴糖，均是将熟饭酿成液汁。

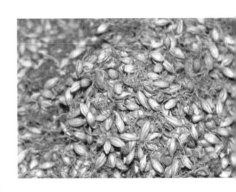

李时珍曰："麦蘖、谷芽、粟蘖，皆能消导米、面、诸果食积。观造饧者用之，可以类推矣。但有积者能消化，无积而久服，则消人元气也。"[1]

因能化坚为软，化五谷为精华，故能化食积，消坚积。《中药亲试记·大麦芽解》："能入脾胃，消化一切饮食积聚。……盖肝于时为春，于五行为木，原为人身气化之萌芽，麦芽与肝为同气相求，故善舒之。夫肝主疏泄，为肾行气，为其力能舒肝，善助肝木疏泄以行肾气，故又善于催生。至妇人之乳汁为血所化，因其善于消化，微兼破血之性，故又善回乳。"麦蘖性温，破冷气，去心腹胀满，饮食积聚。乳汁积聚则痛硬成包块，化积即可回乳；胎儿为寄生之包块，行积化积之药均可催生下胞。《本草求原》："凡麦谷大豆浸之发芽，皆得生升之气达肝以制化脾土，故能消导。麦尤得木火之气，凡怫郁致成膨膈等症用之甚妙。人知其消谷，而不知其疏肝也，故化一切米面果食积，下胎，通乳消肿。"[2]

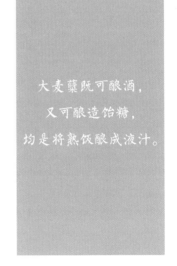

大麦蘖既可酿酒，又可酿造饴糖，均是将熟饭酿成液汁。

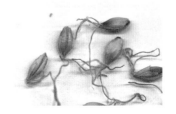

[1] 唐慎微.证类本草[M].北京：华夏出版社，1993:587.

[2] 张秉成.本草便读[M].北京：学苑出版社，2011:182.

石碱

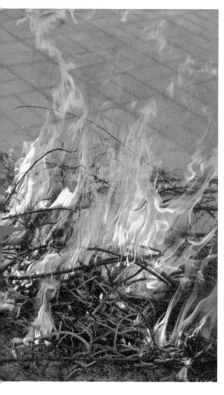

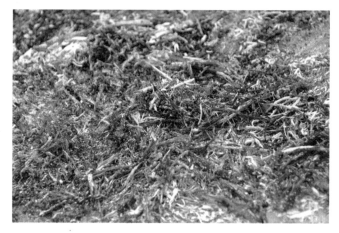

百草园的香蒿臭蒿，还有萎
蒿，被付之一炬，就只在于
那灰。

石碱：采集蒿蓼之类的植物，挖窖浸水，漉起晒干烧成灰，用原浸水淋灰取汁，加入适量面粉，久则凝淀如石。古时连汁货之四方，浣衣发面，获利甚多。或者以灶灰淋浓汁，也可去垢发面。

《本草纲目·石碱》："去湿热，止心痛，消痰，磨积块，去食滞，洗涤垢腻。"[1]

石碱能洗涤衣垢、头

去湿热，止心痛，
消痰，磨积块，
去食滞，洗涤垢腻。

《本草纲目·石碱》："去湿热，止心痛，消瘦，磨积块，去食滞，洗涤垢腻。"

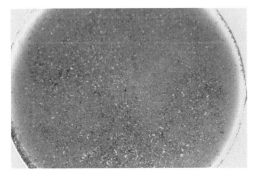 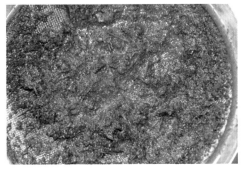

垢、体垢，内服自然能洗涤体内痰浊垢腻，洗去目中云翳。石碱能像酵母一样，使硬面团变得蓬松宣软，故能磨积块，去食积。生活经验告诉我们，发过的面比死面容易消化，不伤胃，石碱能发面，即能健胃，此处心痛即胃脘当心而痛。许多药物的作用，就是这样简简单单地取象于日常生活。

水淋灰汁，传统的洗涤剂，还可以发面。

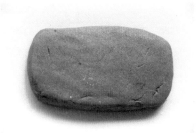

[1] 李时珍.本草纲目[M].北京：人民卫生出版社，2002:452.

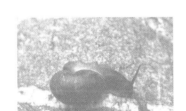

虫 类

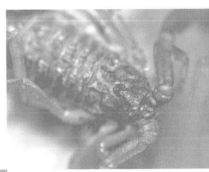

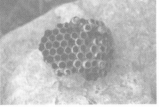

鸡内金

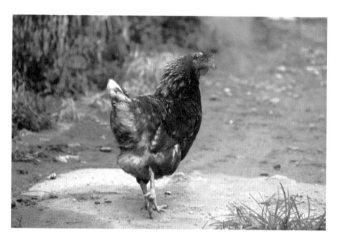

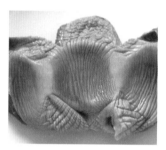

鸡内金：为雉科动物家鸡的干燥砂囊内壁。鸡为阳鸟，落地凤凰。黑夜里，鸡鸣阳气升。养过鸡就知道，其栖知阴阳，其鸣知时刻。鸡又饮水又吃食，但人们但见鸡拉屎，见不到鸡撒尿。鸡有两个胃，一个是鸡嗉子，另一个是胃，鸡还爱吃碎石沙子瓦片之类。

《神农本草经》："膍胵里黄皮：主泄利。"《名医别录》："微寒。主小便利，遗尿，除热止烦。"《日华子》："诸鸡膍胵，平，无毒。止泄精并尿血，崩中带下，肠风泄利，此即是肫内黄皮。" [1]

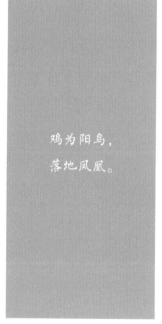

鸡为阳鸟，
落地凤凰。

鸡为阳鸟，与日俱兴，能饮能食，但有屎无尿。大肠主屎，小肠主尿，鸡无小便，古人认为，缺外肾短小肠。鸡无小肠不生尿水，故治泻利、遗尿、小便多等水湿之证。泄精并尿血，崩中带下，亦是水湿外泄之象。其收敛之性，鸡内金凹凸不平，大有涩象，所谓涩能收敛。

《神农本草经》："膍胵里黄皮：主泄利。"《名医别录》："微寒。主小便利，遗尿，除热止烦。"《日华子》："诸鸡膍胵，平，无毒。止泄精并尿血，崩中带下，肠风泄利，此即是肫内黄皮。"

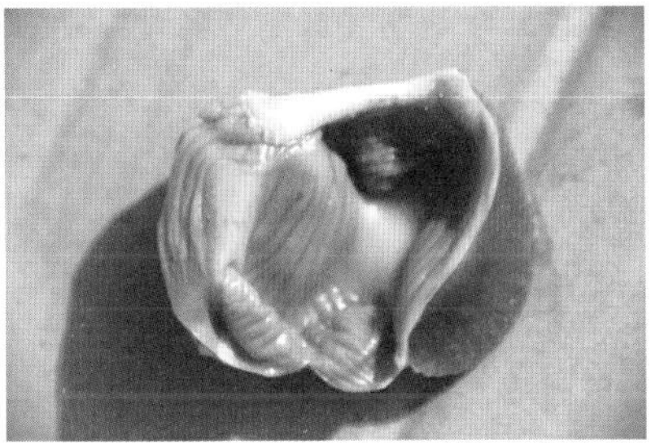

"这是鸡胃，鸡没有牙，靠这藏纳的石头沙子磨碎食物。"

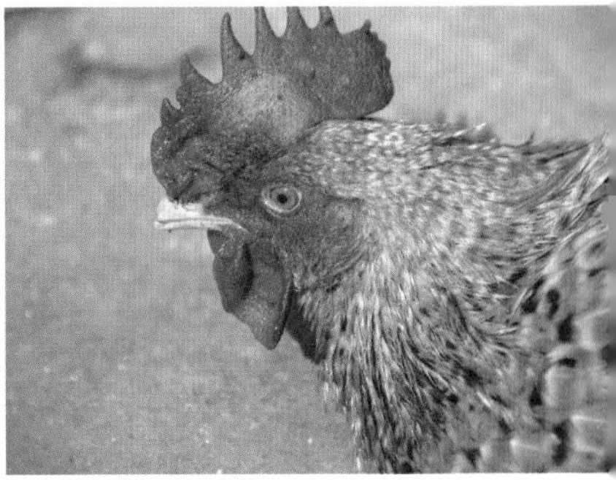

鸡内金为鸡胃，能运脾消食，消积滞瘀血，尚有化坚消石之功。《神农本草经疏》："此即肫内黄皮，一名鸡内金是也。肫是鸡之脾，乃消化水谷之所。"[2] 故鸡内金运脾消食。鸡除吃食物外，还吃砖瓦碎石，故内金消食之外，又能化有形积滞，消石。张锡纯："鸡内金：鸡之脾胃也，……中有瓷、石、铜、铁皆能消化，其善化瘀积可知。……不但能消脾胃之积，无论脏腑何处有积，鸡内金皆能消之，是以男子痃癖、女子癥瘕，久久服之皆能治愈。又凡虚劳之证，其经络多瘀滞，加鸡内金于滋补药中，以化其经络之瘀滞而病始可愈。"[3]

[1] 唐慎微．证类本草[M]. 北京：华夏出版社，1993:475.
[2] 缪希雍．神农本草经疏[M]. 北京：中国医药科技出版社，2016:269.
[3] 张锡纯．中药亲试记[M]. 北京：学苑出版社，2008：155-156.

刺猬皮

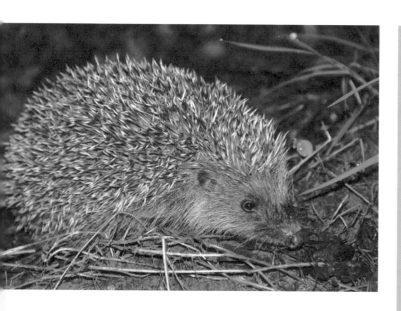

刺猬皮：为刺猬科动物刺猬的皮。《本草图经》："生楚山川谷田野，今在处山林中皆有之。状类猯（tuān）、豚，脚短多刺，尾长寸余，人处近便藏头足，外皆刺不可向尔。"[1] 刺猬长鼻圆眼，像缩小版的猪头、猪獾，远看其形，更像老鼠，故又名刺鼠。刺猬于下湿之地，除捕食昆虫，尚能捕食鼠蛇。其屎尿之气味，与老鼠无异。

《神农本草经》："猬皮：味苦，平。主五痔，阴蚀，下血赤白五色，血汁不止，阴肿痛引腰背，酒煮杀之。"《药性论》："治肠风泻血，痔病有头，多年不瘥，炙末，白饮服方寸匕。烧灰吹鼻，止衄血。甚解一切药力。"[2]

刺猬之用，取其形，取其习性，取其所生之地。刺猬生活于下湿之地，故入人体下部阴湿之处，刺猬食虫而生，故主治下部虫所致病，如五痔，阴蚀，下血赤白五色，血汁不止，阴肿痛引腰背。入下焦，引气下行，治胃气上逆、鼻衄。刺猬蜷缩则变小，治下部肿胀脱出之疾，如痔病有头、阴肿疼痛。刺猬居下湿之地，故肥人下焦；可缩骨，而使人瘦小；可缩骨，亦可消五金八石。故孟诜释其肉"食之肥下焦，理胃气。其脂可煮五金八石。又煮汁服止反胃。不可食骨，令人瘦小。"[3]《食疗》："不得食其骨也，其骨能瘦人，使人缩小也。"[4] 刺猬吃虫，治虫病或虫钻洞之类的病。《简要济众》："治肠痔，下部如虫噬，猬皮烧末，生油和敷之，佳。"李时珍："其脂：涂秃疮疥癣，杀虫。心肝：治蚁瘘蜂瘘，瘰疬恶疮，烧灰，酒服一钱。"[5] 刺猬入下焦而性收敛，痔疮出血，崩漏带下，遗精遗尿等浊阴之窍滑脱之疾，均可治疗。取象比类是中药理论中重要的部分，"刺猬皮散：治遗精，梦而后遗，不梦而遗，虚实皆效。刺猬皮一个，瓦上焙干，为末，黄酒调，早服（实在效，真难吃）。……刺猬皮治遗精，抽葫芦治鼓症，义同。明此义，方可以学医。"[6]

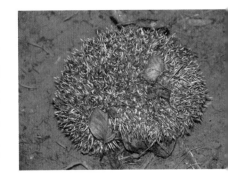

"我蜷起来，你就看不见我了，我是个刺球，来抓我吧。"

[1] 唐慎微 . 证类本草 [M]. 北京：华夏出版社，1993:506.

[2] 唐慎微 . 证类本草 [M]. 北京：华夏出版社，1993:506.

[3] 唐慎微 . 证类本草 [M]. 北京：华夏出版社，1993:506.

[4] 唐慎微 . 证类本草 [M]. 北京：华夏出版社，1993:506.

[5] 李时珍 . 本草纲目 [M]. 北京：人民卫生出版社，2002:2915.

[6] 王清任 . 医林改错 [M]. 北京：中国中医药出版社，1995:68.

猪肉

猪肉：猪在畜属水，在卦属坎，在色应黑。《素问·五常政大论》："静顺之纪，藏而勿害，……其令寒，其脏肾，肾其畏湿；其主二阴，其谷豆，其果栗，其实濡，其应冬，其虫鳞，其畜彘，其色黑，其养骨髓，其病厥，其味咸，其音羽，其物濡，其数六。"猪为水畜应北方，又名黑面郎。古人认为猪与男女之事、生殖有关，故《周易》用发情的母猪解释男女交媾的姤卦。姤，通媾。"初六：系于金柅（nǐ），贞吉。有攸往，见凶。羸豕孚蹢躅。"[1] 被拴住的母猪，因发情而躁动不安、以足击地。《左传·定公十四年》卫灵公夫人南子与宋朝在卫国公然私通，卫太子过宋，宋国百姓作歌讥讽，"既定尔娄猪，盍归吾艾豭"，杜预注："娄猪，求子猪，以喻南子。艾

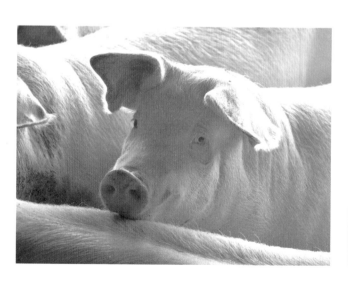

猪为水畜应北方，又名黑面郎。

猳喻宋朝。"[2]"求子猪",发情期母猪。另有"将色迷迷的淫邪不正之视称为'豕视',将男女淫乱之事称'豕祸'"[3]。《西游记》中的猪八戒正是这一思想的真实写照。

《名医别录》:"豭猪肉,味酸,冷。疗狂病。"《本草拾遗》:"主压丹石,解热,宜肥热人食之。"[4]

药用豭猪肉。豭猪即公猪,又名牡猪、牙猪。五行五方与五畜相配,水、北方与猪相配,见于《礼记》《素问》等多种古代文献。北方属水,故猪为水畜,肉性冷。因其性冷,所以用疗狂病久不愈。又用其压丹石,解热毒。宜肥热之人食之。因北方属水,肾为水脏,故猪肉尚可补肾气虚竭。李时珍曰:"按钱乙治小儿疳病麝香丸,以猪胆和丸,猪肝汤服。疳渴者,以猪肉汤或燖(xún,又 qián)猪汤服。其意盖以猪属水而气寒,能去火热耶。"[5]

猪尾血:猪尾尖之处剖刮而出者。用于痘疮毒盛见干红涩滞,紫艳干燥之象。"猪本属阴物,血亦更属阴味,以至阴之物而治至阴之血,则热自得阴化而热以解,然必得一活动以为流剔,则血不为热凝。惟猪通身皆窒,食饱即卧,其活止在一尾,而活尖则又活中之至活也。"[6]猪身上常动的是尾巴,猪尾巴棍上都是瘦肉。民间小孩说话含混不清晰,流口水,就让他含着猪尾巴、啃猪尾巴,寄希望舌头灵活,语言清晰。

[1] 周易 [M]. 贵阳:贵州人民出版社,1994:237.

[2] 左传 [M]. 贵阳:贵州人民出版社,1996:1478.

[3] 臧守虎 . 周易读本 [M]. 北京:中华书局,2007:255.

[4] 唐慎微 . 证类本草 [M]. 北京:华夏出版社,1993:464.

[5] 李时珍 . 本草纲目 [M]. 北京:人民卫生出版社,2002:2686.

[6] 黄宫绣 . 本草求真 [M]. 北京:中国中医药出版社,1999:304.

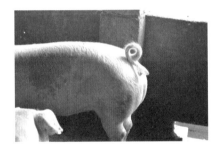

猫头骨

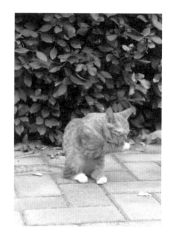

猫头骨：为猫科动物猫的头骨。"其睛可定时，子午卯酉如一线，寅申巳亥如满月，辰戌丑未如枣核也。其鼻端常冷，惟夏至一日则暖，性畏寒而不畏暑。能画地卜食，随月旬上下噬鼠首尾，皆与虎同，阴类之相符如此。"[1] 猫性冷，其睛可盈亏，夜视捕，为阴类。

李时珍："猫头骨：治鬼疰蛊毒，心腹痛，杀虫治疳，及痘疮变黑，瘰疬鼠瘘恶疮。"[2]

猫骨所治诸病，总属阴性，如鬼疰，猝然心腹痛；阴处的虫类，如蛊毒，虫疳，鼠瘘；阴性疮疡，如瘰疬恶疮；痘疮由阳转阴。"总以取其猫善搜穴捕鼠，故凡病鼠类，有在隐僻鬼怪之处，而药难以入者，无不藉此以为主治。犹之虎啸风生，风痹肿痛之症，必赖虎骨以治之意。"[3] 猫头骨之所以治鼠瘘幽僻鬼怪之疾，张璐："予尝以格物之理论物类，猫之体阳而用阴，性禀阴贼机窃地支，故其目夜视精明而随时收放，善跳跃而嗜腥生，不热食而能消化血肉生物，一皆风火用事，得雪水则蠢动，以雪之体阴而用阳，物类相感之应。"[4]

[1] 李时珍. 本草纲目 [M]. 北京：人民卫生出版社，2002:2872.

[2] 李时珍. 本草纲目 [M]. 北京：人民卫生出版社，2002:2872.

[3] 黄宫绣. 本草求真 [M]. 北京：中国中医药出版社，1999:386.

[4] 张璐. 本经逢原 [M]. 北京：中国中医药出版社，2007:257.

水蛭

水蛭：为环节动物水蛭科蚂蟥、水蛭及柳叶蚂蟥的全体。夏天是最容易见到蚂蟥的季节，此时河水充沛，水面上飞舞的是大小各色蜻蜓，水黾在水上划桨，水草上黏着蛤蟆珍珠般的黑卵，小孩子们在水中摸鱼捉虾，嬉戏打闹。要回家了，兴尽悲来，常见的情景是：从河里上来，大腿小腿被水蛭叮上，流血不止，水蛭的头已钻到肉里，半截身子还在外面，一块蠕动的黑肉处，鲜血直往下流。此时并不疼痛，怕硬拽将蚂蟥断在肉里，就用鞋底使劲拍打蚂蟥和它叮咬的腿，连疼带吓，小孩这才哇哇地哭起来。

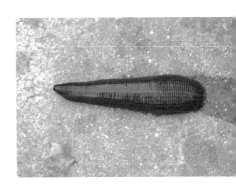

《神农本草经》："味咸，平。主逐恶血，瘀血血闭，破血瘕积聚，无子。利水道。"

水蛭锐而善入，又能吮血，故能攻血积，逐恶血，破瘀血血闭。瘀血留于胞宫则难孕，逐恶血破瘀血则能疗无子之疾。《神农本草经百种录》："水蛭最喜食人之血，而性又迟缓善入，迟缓则生血不伤，善入则坚积易破。借其力以攻积久之滞，自有利而无害也。"[1] 昔楚惠王食寒菹得蛭，恐监食当死，遂吞之。楚惠王宿因腹中有疾不能食，因食水蛭反而病愈。汉代王充说水蛭乃食血之虫，楚惠王大概有积血之疾，所以食水蛭而病愈。可见水蛭药用理论的久远。水蛭生于水中，"感水中生动之气"，[2] 故又能却水而利水道。

水蛭锐而善入，又能吮血，故能攻血积，逐恶血，破瘀血血闭。

[1] 徐大椿. 神农本草经百种录 [M]. 北京：学苑出版社，2011:66.
[2] 张志聪. 本草崇原 [M]. 北京：中国中医药出版社，2008:163.

龟板

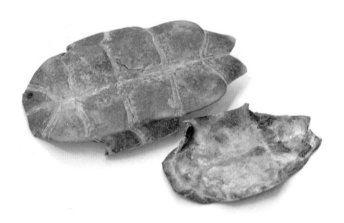

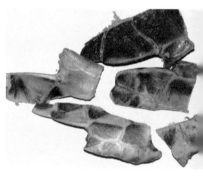

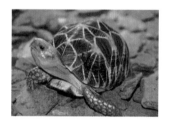

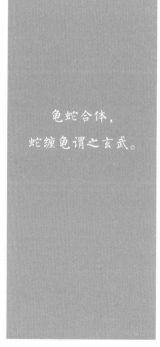

千年的王八万年的龟，我还很年轻，是个龟娃娃。

龟蛇合体，
蛇缠龟谓之玄武。

龟板：为龟科动物乌龟的腹甲。有出于水中者，有出于山中者，入药宜用水龟。龟蛇合体，蛇缠龟谓之玄武。玄武为北方水神，入药多用水龟。龟有灵，故用其板占卜，又名漏天机。占卜时钻灼成孔成裂，故又名败龟板。龟通灵神而多寿，介虫三百六十，而龟为之长。

《神农本草经》："龟甲：味咸，平。主漏下赤白，

《神农本草经》："龟甲：味咸，平。主漏下赤白，破癥瘕痎疟，五痔阴蚀，湿痹四肢重弱，小儿囟不合。久服，轻身不饥。一名神屋。"

破癥瘕痎疟，五痔阴蚀，湿痹四肢重弱，小儿囟不合。久服，轻身不饥。一名神屋。"

龟色黑，为北方之神，入肾，应人体下部。"龟居水中，性能胜湿，甲属甲胄，质主坚强，故湿痹而四肢重弱者可治也。小儿囟不合者，先天缺陷，肾气不充也，龟藏神于阴，复使阴出于阳，故能合囟。"[1]龟居水中，性能胜湿，五痔阴蚀，虫所生病，而湿处生虫，故治五痔阴蚀。《本草便读》："龟为北方之神，色黑，味甘咸，

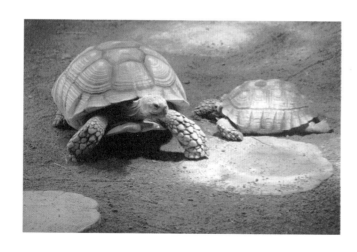

性寒，能入肾经。其首常藏在腹，故又通任脉。能导引胎息，故灵而多寿。以龟板为柔中之刚，有解脱之义，故能破癥瘕，治难产。至于崩淋、痔漏、阴蚀等证，皆任脉为病。"[2]

[1] 张志聪.本草崇原[M].北京：中国中医药出版社，2008:65.
[2] 张秉成.本草便读[M].北京：学苑出版社，2011:248.

鳖甲

鳖甲：为鳖科动物鳖的背甲。又名团鱼、神守。"鳖，甲虫也。水居陆生，穿脊连胁，与龟同类，四缘有肉裙。故曰：龟，甲里肉；鳖，肉里甲。无耳，以目为听。"[1] 鳖与龟极相似，均有硬壳，头伸伸缩缩。

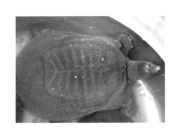

《神农本草经》："味咸，平。主心腹癥瘕，坚积，寒热。去痞，息肉，阴蚀，痔，恶肉。"《别录》："疗温疟，血瘕，腰痛，小儿胁下坚。"[2]

《本草图经》："道家云：可辟诸厌秽死气，画像亦能止之。无裙而头足不缩者名鲡（nà），食之令人昏塞。"[3] 其头足缩而成块，感应癥瘕坚积，从头足不缩者令人昏

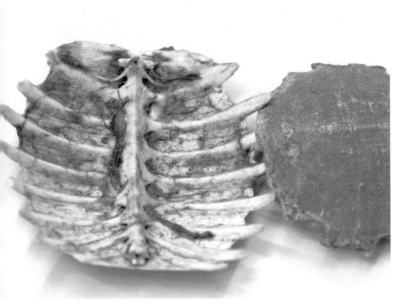

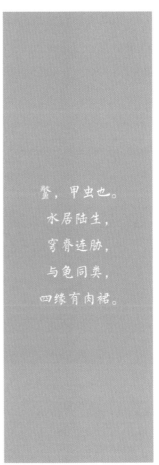

鳖，甲虫也。水居陆生，穿脊连胁，与龟同类，四缘有肉裙。

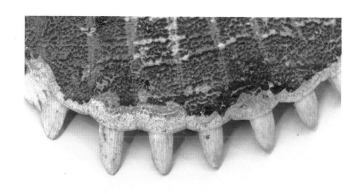

背甲的肋骨像刺一样，像铁齿耙一样，好锋利啊。

塞可知，其去痞消坚之功，在于鳖头足的伸缩。因其通痞塞，故治人心孔昏塞，多忘喜误，丙午日取鳖甲，着衣带上。鳖头缩而颈短，《千金方》妊娠勿食鳖肉，令子颈短。脱肛像鳖头的伸缩，治脱肛历年不愈，死鳖头一枚，烧令烟绝，杵末，以敷肛上，手按挪之。头血亦可涂脱肛。丈夫阴茎伸缩亦若龟鳖之头，《千金翼方》治丈夫阴头痈，师所不能医，鳖甲一枚，烧令末之，以鸡子白和敷之，良。鳖水生性冷。《本草图经》："其肉，食之亦益人，补虚，去血热。但不可久食，则损人，以其性冷耳。"《药性论》："鳖甲，能主宿食，癥块痃癖气，冷瘕劳瘦。下气，除骨热，骨节间劳热，结实拥塞。"[4] 龟色黑入肾，鳖色青入肝，醋炒鳖甲为背甲。其背甲肋骨如刺，治胁肋之疾。"鳖以七肋九肋者佳，以其得阳之数耳。其用必取乎肋，以肋属肝故耳。"[5]

[1] 李时珍.本草纲目[M].北京：人民卫生出版社，2002:2503.

[2] 唐慎微.证类本草[M].北京：华夏出版社，1993:507.

[3] 唐慎微.证类本草[M].北京：华夏出版社，1993:508.

[4] 唐慎微.证类本草[M].北京：华夏出版社，1993:508.

[5] 黄宫绣.本草求真[M].北京：中国中医药出版社，1999:282.

牡蛎

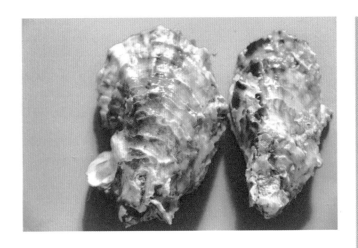

牡蛎：为牡蛎科动物长牡蛎、大连湾牡蛎或近江牡蛎的贝壳。又名蠔。古人认为牡蛎之结，缘水沫为潮所荡而依于石，因是渐渐生长，假无成有，幻泡作坚，块然不动。于海中堆积成山，曰蠔山。然潮涨则开，潮落则合。牡蛎为蚌蛤之属，其壳粗糙，其质若石。天下万物皆有雌雄，行雌雄和合之事以繁衍，牡蛎附着石上，无法移动，何由而生。故古人认为是海水结成，均为雄性，即牡的。蚌蛤之属，皆有胎生、卵生，独此属化生，由海水化成，如蝉由木之余气化生。牡蛎在石上，均以口向上，而其开口端歪向一侧，将牡蛎之腹（平面）向南，背面（弓面）向北，口歪向东方者名左顾牡蛎。东方

牡蛎虽为蚌蛤，表面环形突起，层层相叠的，抚之硌手，是为涩泉。

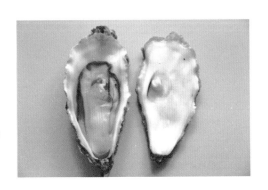

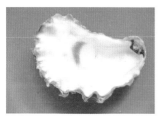

具生生之气，入药用左顾者。

《神农本草经》："味咸，平。主伤寒寒热，温疟洒洒，惊恚怒气，除拘缓，鼠瘘，女子带下赤白。久服强骨节，杀邪鬼，延年。一名蛎蛤。"

牡蛎肉多汁嫩滑，性寒凉，故主伤寒寒热，温疟洒洒。牡蛎沉重如石，镇惊压恚。拘缓为风木之象，牡蛎亦可镇压之。

牡蛎虽为蚌蛤，表面环形突起，层层相叠的，抚之碍手，是为涩象。涩可收敛，故治脓水淋漓之鼠瘘，及女子带下赤白。正如《本草便读》："咸，寒，入肾。能益阴潜阳，退虚热，软坚痰。煅之则燥而兼涩，又能固下焦，除湿浊，敛虚汗。具咸寒介类之功，有重镇摄下之意。外用内用，均可推想耳。"[1]

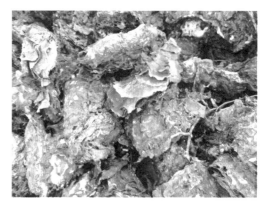

牡蛎纯雄无雌，纯阳无阴，故可杀鬼邪。《本草崇原》："具坚刚之质，故久服强骨节。纯雄无雌，故杀邪鬼。骨节强而邪鬼杀，则延年矣。"[2]

[1] 张秉成.本草便读[M].北京：学苑出版社，2011:248.
[2] 张志聪.本草崇原[M].北京：中国中医药出版社，2008:67.

龙骨

龙骨：为古代哺乳动物如三趾马、犀类、鹿类、牛类、象类等的骨骼化石。甲骨文的发现，就是因为王懿荣所服中药中有龙骨。传说王懿荣派人到宣武门外的达仁堂抓药，王懿荣开包验药时发现龙骨上有类似篆文的文字，于是大量收购龙骨，并据《尚书·多士》："惟殷先人，有典有册" [1]，断定为殷人的典册、商代的档案、商人的卜骨。甲骨出土，当地人即当作龙骨。陶隐居："骨欲得脊脑，作白地锦文，舔之著舌者良。" [2] 考古工作者在挖到骨头时，会下意识地用舌头舔，以判断骨头的时间。生活经验告诉我们，新鲜的骨头即使煮过，也会表面光泽，触口光滑。如果粘舌则时间久远。

《神农本草经》："味甘，平。主心腹鬼疰，精物老魅，咳逆，泄痢脓血，女子漏下，癥瘕坚结，小儿热气惊痫。"

龙者，天地纯阳之气以生，能治阴邪，心腹鬼疰，

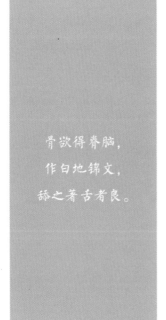

骨欲得脊脑，
作白地锦文，
舔之著舌者良。

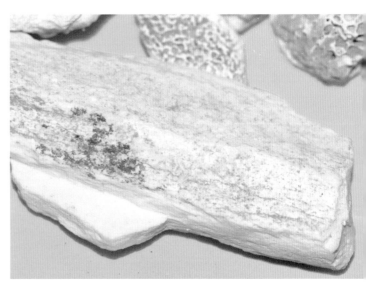

精物老魅，皆阴气作祟，或曰以其神灵能辟恶气；龙骨质重如石，能降逆而止咳逆，镇静而止惊痫；龙骨味涩，性能收敛，故治泄痢脓血，女子漏下。徐大椿："龙者，正天地元阳之气所生，藏于水而不离乎水者也。故春分阳气上，井泉冷，龙用事而能飞，秋分阳气下，井泉温，龙退蛰而能潜。"[3] 龙性善出善入，故能穿积破滞，而治癥瘕坚结。

　　张仲景用龙骨牡蛎。《伤寒论》"伤寒八九日，下之，胸满烦惊，小便不利，谵语，一身尽重，不可转侧者，柴胡加龙骨牡蛎汤主之。"成无己注："与柴胡汤以除胸满而烦，加龙骨牡蛎铅丹，收敛神气而镇惊。"[4] "伤寒脉浮，医以火迫劫之，亡阳，必惊狂，起卧不安者，桂枝去芍药加蜀漆牡蛎龙骨救逆汤主之。"成无己注："阳气亡脱，加龙骨牡蛎之涩以固之。《本草》云：涩可去脱。龙骨牡蛎之属是也。"[5] "火逆，下之，因烧针烦躁者，桂枝甘草龙骨牡蛎汤主之。"成无己注："涩可去脱，龙骨牡蛎之涩，以收敛浮越之正气。"[6]《金贵要略》："夫失精家少腹弦急，阴头寒，目眩，发落，脉极虚芤迟，为清谷、亡血、失精。脉得诸芤微紧，男子失精，女子梦交，桂枝加龙骨牡蛎汤主之。"本条清谷、亡血、失精、梦交，前三者为有形，后者为无形之神魂。《日华子》："龙骨：健脾，涩肠胃，止泻痢，渴疾，怀孕漏胎，肠风下血，崩中带下，鼻洪，吐血，止汗。"[7]收敛有形，上下诸窍、毛窍开泄之疾，均取涩则收敛。

[1] 尚书 [M]. 贵阳：贵州人民出版社，1995:332.

[2] 唐慎微. 证类本草 [M]. 北京：华夏出版社，1993:436.

[3] 徐大椿. 神农本草经百种录 [M]. 北京：学苑出版社，2011:39.

[4] 成无己. 注解伤寒论 [M]. 北京：人民卫生出版社，1994:94.

[5] 成无己. 注解伤寒论 [M]. 北京：人民卫生出版社，1994:97.

[6] 成无己. 注解伤寒论 [M]. 北京：人民卫生出版社，1994:99.

[7] 唐慎微. 证类本草 [M]. 北京：华夏出版社，1993:437.

白僵蚕

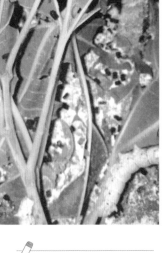

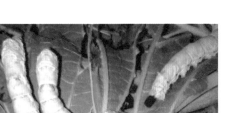

小蚕蚁吃了睡，睡了吃，脱皮后成了四眠蚕，又白又胖。排出的黑便就是蚕砂，也入药啊。

白僵蚕：为蚕蛾科昆虫家蚕的幼虫在未吐丝之前，因感染白僵菌而发病致死的僵化虫体。又名殭蚕、天虫。

一张布满蚕卵的蚕纸，在初夏时节被捂暖，蚕宝宝像黑色的蚂蚁样纷纷破壳而出，在蚕纸上爬来爬去。此时嫩桑鹅黄初展桑枝上，剁成细碎的渣滓摊开来，将蚕纸盖在碎桑上，蚕蚁纷纷下来吃桑，此谓收蚁。小蚂蚁吃呀吃，蜕了一层皮又蜕一层皮，慢慢长大长胖，由黑变白，蜕掉四层皮后，就成了透明色，好像体内都是丝呢。蚕食桑叶而不饮水，有屎无尿，蚕屎也可入药。

《神农本草经》："味咸。主小儿惊痫夜啼，去三虫，灭黑䵟（gǎn），令人面色好，男子阴疡（音亦）病。"《日华子》："僵蚕，治中风失音，并一切风疾，小儿客忤，男子阴痒痛，女子带下。"[1]

古人认为，蚕畏风，

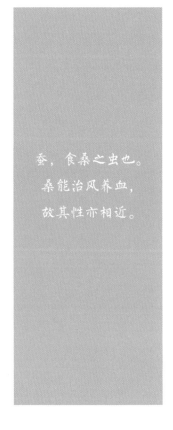

蚕，食桑之虫也。桑能治风养血，故其性亦相近。

《日华子》："僵蚕，治中风失音，并一切风疾，小儿客忤，男子阴痒痛，女子带下。"

蚕室透风则蚕病，故蚕室密不透风。将室之严密不透风者称为蚕室。蚕畏风，感风则僵，霉成斑斓之色，入药用白色者。蚕感风而僵，可治风病，治中风失音，并一切风疾。蚕为灵虫，传说当蚕理麻线纳鞋底，或言污秽死人消息，当晚蚕在筐边吐丝绞颈而死，故养蚕之家忌讳多。蚕有灵性，僵蚕治小儿客忤，惊痫夜啼与此有关。僵蚕治风，还与其所食之物有关。《神农本草经百种录》："蚕，食桑之虫也。桑能治风养血，故其性亦相近。僵蚕感风而僵，凡风气之疾皆能治之，盖借其气以相感也。"[2] 蚕为阳虫，食而不饮，屎而无尿，故可祛湿，湿生虫，故僵蚕去三虫。下湿则男子阴痒痛，女子带下，僵蚕祛湿，故治此类下湿之疾。古代面药多用白香滑之品，白僵蚕可灭黑䵟（gǎn），令人面色好，去黑美容。

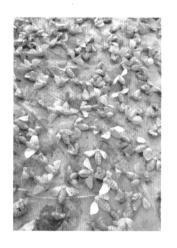

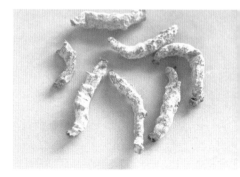

---

[1] 唐慎微. 证类本草 [M]. 北京：华夏出版社，1993:514.

[2] 徐大椿. 神农本草经百种录 [M]. 北京：学苑出版社，2011:60.

桑螵蛸

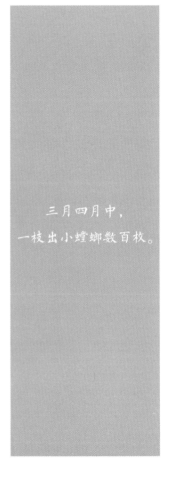

三月四月中，
一枝出小螳螂数百枚。

桑螵蛸：为螳螂科昆虫大刀螂、小刀螂、薄翅螳螂，或巨斧螳螂的卵鞘。螳螂产卵，不辨桑榆。韩宝昇："此物多在小桑树上，丛荆棘间，并螳螂卵也。三月四月中，一枝出小螳螂数百枚。"[1] 以桑麻为织的时代，桑树众多，桑上多见，又有桑所蕴含的文化，故取桑上者。《名医别录》："桑螵蛸生桑枝上，螳螂子也。二月三月采，蒸过火炙用。不尔令人泄。"[2] 使用时，除蒸、火炙，还可熬制，即在锅里干炒。雷斅："凡使，勿用诸杂树上生者，螺螺不入药中用。凡采须觅桑树东畔枝上者。采得去核（hú）子，用沸浆水浸淘七遍，令水遍沸，于瓷锅中熬令干用。"[3] 核子即螵蛸包裹的树枝之类。螵蛸还可在灰中炮制，韩宝昇："以热浆水浸一伏时，焙干，于柳木灰中炮黄

一只螳螂要生产，爬上了并蒂的蓝刺头，脚踩两只，唉，猜，说是选这个还是选那个。

346

《神农本草经》："味咸，平。主伤中疝瘕，阴痿，益精生子，女子血闭腰痛，通五淋，利小便水道。
一名蚀肬。生桑枝上。"
《名医别录》："疗男子虚损，五脏气微，梦寐失精遗溺。久服益气养神。"甄权："炮熟空心食之，止小便利。"

用。"[4] 总之要使它成为熟品。

　　螳螂扑蝉时，躲在树叶后，能隐身，故古代术士取下使蝉隐身的树叶，作法隐身。
李时珍："螳螂，骧首奋臂，修颈大腹，二手四足，善缘而捷，以须代鼻，喜食人发，
能翳叶捕蝉。或云术家取翳作法，可以隐形。深秋乳子作房，粘着枝上，即螵蛸也。
房长寸许，大如拇指，其内重重有隔房，每房有子如蛆卵，至芒种节后一齐出。故《月
令》有云，仲夏螳螂生也。"[5]

　　《神农本草经》："味咸，平。主伤中疝瘕，阴痿，益精生子，女子血闭腰痛，通
五淋，利小便水道。一名蚀肬。生桑枝上。"《名医别录》："疗男子虚损，五脏气微，
梦寐失精遗溺。久服益气养神。"甄权："炮熟空心食之，止小便利。"[6]

　　螳螂之子房曰螵蛸，因其状轻飘如绡而得名，一枝出小螳螂数百枚。子能补肾，
益精生子，疗男子虚损。男子虚损，肾虚，外可表现为阴痿。桑螵蛸，桑上螳螂所

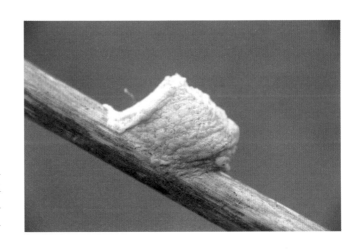

草梗上这一小块海绵里，睡
着上百个小宝宝，芒种节时，
它们就睡醒了。

生之子。螳螂为虫中大力士，产子最多，故主伤中疝瘕，阴痿，益精生子。螳螂亦并非仅于桑上产子，而桑具生生之气，且东方主生，故须觅桑树东畔枝上者。生生之气，可治伤中，五脏气微，久服益气养神。李时珍："桑螵蛸，肝肾命门药也，古方盛用之。"[7] 甄权："男子肾衰精自出，及虚而小便利者，加而用之。"寇宗奭："男女虚损，肾衰阴痿，梦中失精遗溺，白浊疝瘕，不可缺也。"[8] 男女虚损，下窍不固，均可补肾固关窍。固关窍也与螵蛸表面粗糙涩象有关，涩能收敛，螵蛸之象涩，故能收敛，治梦寐失精遗尿。

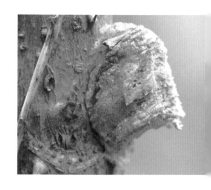

这个螳螂有点笨有点懒，给孩子做的房子不够精致，像块屎坨坨。

《诸病源候论》："妇人疝瘕，为血实气虚也。其发腹痛逆满，其上行，此为妇人胞中绝伤，有恶血，久成结瘕。"[9] 则《神农本草经》所治，一为男子伤中疝瘕，阴痿，肾虚无子，二为女子胞中绝伤导致的疝瘕，血闭腰痛。妇人胞中绝伤即伤中之义。肾司二便，肾强则开合有度。"螳螂子，一名懒尿郎。以桑上者为佳。甘咸，平，无毒，入肾经血分。益肾固精，是其本功。故凡小儿肾气不足，夜多遗尿者，每每炙研服之。懒尿郎之名，即此之意。性能行血活血，故内服又能治女子血闭，淋漓，外敷可消痈肿、痔漏也。《本经》又称其利小便，似与固小便之说相反，或者亦如车前子之固者固其精气、利者利其邪水耳。"[10] 螵蛸行血活血，及通利之性，与身

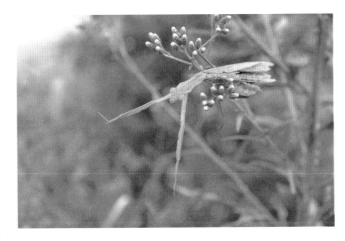

生巨斧，行动敏捷相关，
螳螂性怒，善斗，锋锐之
象，故通利，破癥瘕，通
淋利水道。小便不通和遗
溺均用桑螵蛸，治妇人胞转，小便不通，妇人遗溺，产后遗溺，妊娠遗溺。正如黄宫绣言："肾得所养则膀胱自固，气化则能出，故利水道通淋也。女子疝瘕，血闭腰痛，皆肝肾二经为病。……书既言功专收涩，又言利便，能涩能利，义由是矣。"[11]

桑螵蛸亦可治风。李时珍："螳螂，主治小儿急惊风搐搦，又出箭簇。生者，能食疣目。螳螂，古方不见用者，惟《普济方》治惊风，吹鼻定搐法中用之，盖亦蚕蝎定搐之义。古方风药多用螵蛸，则螳螂治风，同一理也。"[12]古方用螵蛸治风，用桑上者，取桑为风伯箕星之精，亦假其气耳。

[1] 唐慎微.证类本草[M].北京：华夏出版社，1993:496.

[2] 唐慎微.证类本草[M].北京：华夏出版社，1993:496.

[3] 唐慎微.证类本草[M].北京：华夏出版社，1993:496.

[4] 唐慎微.证类本草[M].北京：华夏出版社，1993:496.

[5] 李时珍.本草纲目[M].北京：人民卫生出版社，2002:2243.

[6] 唐慎微.证类本草[M].北京：华夏出版社，1993:495.

[7] 李时珍.本草纲目[M].北京：人民卫生出版社，2002:2244.

[8] 唐慎微.证类本草[M].北京：华夏出版社，1993:496.

[9] 巢元方.诸病源候论[M].北京：人民卫生出版社，2000:1109.

[10] 张秉成.本草便读[M].北京：学苑出版社，2011:259.

[11] 黄宫绣.本草求真[M].北京：中国中医药出版社，1999:55.

[12] 李时珍.本草纲目[M].北京：人民卫生出版社，2002:2244.

蝎

蝎：为钳蝎科昆虫东亚钳蝎的全体。蝎形如水黾（mín），八足长尾，有节色青。"人人都说沂蒙山好，沂蒙山上好风光，沂蒙山的蝎子十条腿哎。"沂蒙山深处的费县南坡村，传说有十条腿的蝎子，故来探望。苍松翠柏下，是叠瓦样的石块，石下就是蝎子蜈蚣的窝。果然，随便翻开一块石头，就见大蝎子一只，还有土元的

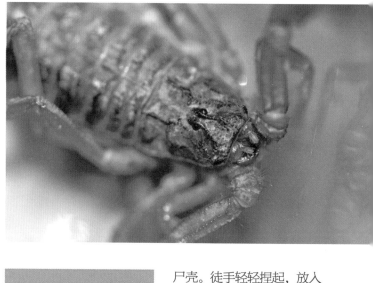

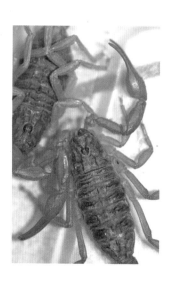

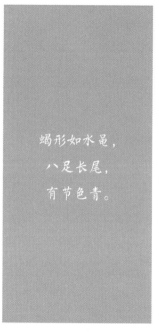

蝎形如水黾，
八足长尾，
有节色青。

尸壳。徒手轻轻捏起，放入盆里。仔细观看，这毛嘴这两只鳌钳，就像螃蟹。两只小眼生于头顶，加上青黑色甲锉的躯干，感觉它又像鳄鱼的亲戚。尾针上翘，威风凛凛。今日可逗毒蝎呢，戳戳你的嘴，戳戳你的鳌，戳戳你的大毒钩。伸伸拳拳的蝎尾渐生露珠，晶莹剔透呢。"蝎子拉屎，毒一份啊。""黄鸡啄蝎如啄黍"，再厉害也

有天敌。

《开宝本草》："味甘、辛，有毒。疗诸风瘾疹，及中风半身不遂，口眼歪斜，语涩，手足抽掣。"[1]

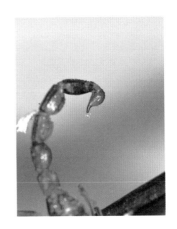

生气了，弯曲的尾针末端冒出了晶莹的露滴，这就是毒液。

蝎子止风，取象在其身上生有环形纹，状如旋风之句象，其尾针为芒，且其尾卷曲如句，故句芒兼具。而黄宫绣以其色青黑与肝、风相感应作解。《本草求真》："色青属木，故专入肝祛风。因诸风掉眩，皆属于肝。凡小儿胎风发搐，大人半边不遂，口眼㖞斜，语言謇涩，手足抽掣，疟疾寒热，耳聋带下，皆因外风内客，无不用之。"[2]疟疾之病，寒热交作，其恶寒之甚则浑身颤抖，有风之象，与一般风邪内客不同。诸风瘾疹，亦为风邪所致。风之象有句有芒，蝎子之环节如句，而其尾刺如芒。有句有芒，得风之全象，故治内外之风。"古语云：蜂虿垂芒，其毒在尾。今入药有全用者，谓之全蝎；有用尾者，谓之蝎梢，其力尤紧。"[3]蝎子有毒，毒即药，故其尾梢力大。

被蝎蜇后疼痛难忍，红肿而为热象，故用井底冷泥敷之，温则易，或用冷水渍之，即不痛，小暖则易。性寒凉之蜗牛涂于患处，亦可止痛，故用蝎子时忌蜗牛。《五十二病方》治疗蝎螫方法体现了古人治法的朴素思想。除局部用薤、盐、蒺藜、白蒿外敷，还用禁法。"唾之，喷：'兄父产大山，尔居□谷下，□□□不而□□□□而凤鸟□□□□□寻寻豙（yì）且贯而心。'"[4]唾、喷气均为禁法，加上禁语，可使蝎毒尽早离去。禁语的意思是：你的父兄生在大山上，你却住在山谷下，你赶快离去吧，否则你的天敌落地的凤凰就要寻寻觅觅来找你，用嘴啄你的心。至《本草纲目》仍用禁咒之法。

[1] 卢多逊，李昉等．开宝本草[M]．合肥：安徽科学技术出版社，1998:367.

[2] 黄宫绣．本草求真[M]．北京：中国中医药出版社，1999:121.

[3] 李时珍．本草纲目[M]．北京：人民卫生出版社，2002:2282.

[4] 周一谋，萧佐桃．马王堆医书考注[M]．天津：天津科学技术出版社，1988:89.

蟾酥

蟾酥：为蟾蜍科动物中华大蟾蜍或黑眶蟾蜍的干燥分泌物。蟾蜍俗称癞蛤蟆，形似蛙而大，背上黑绿色，有大小疙瘩。水陆两栖，大腹多产，面目可憎。"小蟾徐行腹如鼓，大蟾张颐怒于虎。"（金元好问）蟾蜍栖息于河水，岸边水草上黏着圆而黑亮的蟾子，一网撒下，除了小鱼，还有几只潜伏的大蟾蜍。蟾蜍栖息于山中润泽

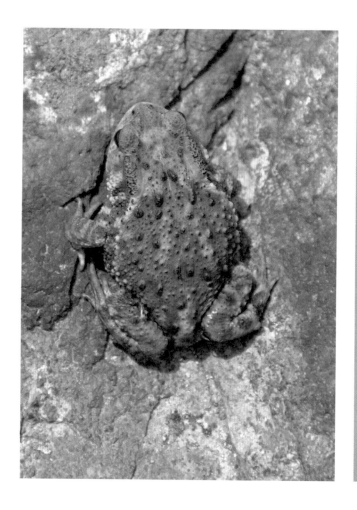

小蟾徐行腹如鼓，
大蟾张颐怒于虎。

《神农本草经》："虾蟆，味辛，寒。主邪气，破癥坚血，痈肿，阴疮。服之不患热病。生江湖池泽。"

之地，行动缓慢，正可一戏，戳其头则鼓胀其腹，戳其腹则疙瘩怒张，白胶流溢，眼睛后方最为显著。少许置于肌肤，顿时起泡蚀烂，嗅之则喷嚏不止。五毒蝎子蜈蚣壁虎蜘蛛蟾蜍，于谷雨日或端午日，画五毒符咒之形，以禳虫毒。

《神农本草经》："虾（há）蟆：味辛，寒。主邪气，破癥坚血，痈肿，阴疮。服之不患热病。生江湖池泽。"

蟾蜍为月中之精，蟾酥令人喷嚏，故曰味辛，寒。蟾蜍性毒，可以禳虫毒邪气，故曰主邪气，开窍辟恶搜邪。蟾酥性蚀，故破癥坚血，痈肿。蟾蜍生阴湿处而食虫，故入人身下湿之处，治湿䘌阴疮。正如李时珍："蟾蜍，土之精也。上应月魄而性灵异，穴土食虫，又伏山精、制蜈蚣，故能入阳明经，退虚热，行湿气，杀虫䘌，而为疳病痈疽诸疮要药也。"[1]

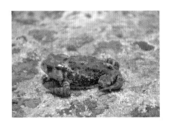

这个生气的癞蛤蟆，肚皮鼓胀，毛孔大开，癞疙瘩上冒出白汁，眼睛后面冒得格外多。

[1] 李时珍.本草纲目[M].北京：人民卫生出版社，2002:2337.

蜗牛

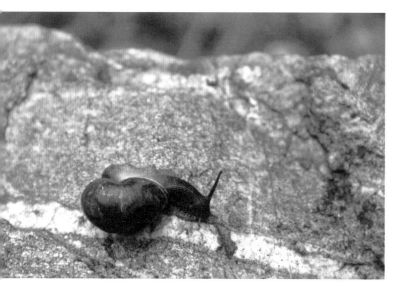

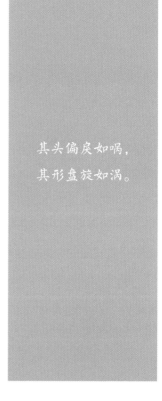

其头偏戾如㖞,
其形盘旋如涡。

蜗牛：又名山蜗、蚹（fù）螺、蜗螺、蜓蚰螺、土牛儿。"蜗"字读音有"瓜""娲""涡"三音。李时珍："其头偏戾如㖞,其形盘旋如涡。"[1] 其行延引,故名蜓蚰,其负螺壳而行,故名蚹螺。蜗牛生池泽草树间,形似小螺,头有四黑角,行则头出,惊则首尾俱缩入壳中。李时珍："蜗身有涎,能制蜈、蝎。夏热则自悬叶下,往往升高,涎枯则自死也。"[2] 蜗牛行走,头角探路,左歪右摆,形如筋挛,而治贼风㖞僻,踠跌,筋急。

《名医别录》："味咸,寒。主贼风㖞僻,踠跌,大肠下脱肛,筋急及惊痫。"[3]

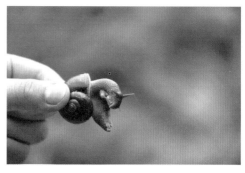

脐风撮口，惊痫，亦为筋挛。蜗牛一身涎液，故涎滑养窍通利，利小便，消喉痹，通耳聋。《本草纲目》："治小儿脐风撮口，利小便，消喉痹，止鼻衄，通耳聋，治诸肿毒痔漏，制蜈蚣、蝎虿毒，研烂涂之。"[4] 蜗牛行则头出，惊则首尾俱缩入壳中，而与痔漏，脱肛之疾同象。蜗牛"皆生湿土，阴雨即出。"[5] 故蜗牛涎滑性寒凉，止鼻衄，消肿毒，制蜈蚣、蝎虿毒。正如《本草便读》："生于阴湿处，咸寒有小毒，入肺肾，有清热润下之功，故能治一切喉证，与夫实热消渴，以及火邪小便不通者，皆可服之。至于搽痔疮，点脱肛，取其咸寒清润而性又善缩入也。敷瘰疬疮痈等证，皆取寒清虫动之意耳。阴晦之物，止可外治，不宜内服。"[6]

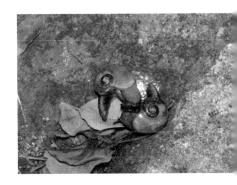

相亲相爱中的小可爱，交配方式好特别哎。

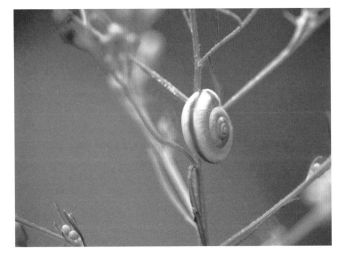

[1] 李时珍.本草纲目[M].北京：人民卫生出版社，2002:2359.

[2] 李时珍.本草纲目[M].北京：人民卫生出版社，2002:2359.

[3] 唐慎微.证类本草[M].北京：华夏出版社，1993:517.

[4] 李时珍.本草纲目[M].北京：人民卫生出版社，2002:2360.

[5] 朱晓光.岭南本草古籍三种[M].北京：中国医药科技出版社，1999:390.

[6] 张秉成.本草便读[M].北京：学苑出版社，2011:266.

蛞蝓

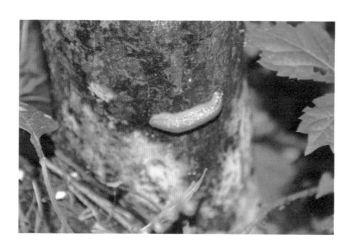

蛞蝓：俗名托胎虫、鼻涕虫。蛞蝓一身涎滑，像蜗牛而无壳。寇宗奭"蛞蝓蜗牛二物矣。蛞蝓其身肉止一段。蜗牛，背上别有肉，以负壳行，……蛞蝓有二角，蜗牛有四角。"[1] 山中蛞蝓，有灰白色浅黄橘黄色。吃涎滑的黏蛾（黏蘑菇，即牛肝菌），俗名黏蛾客。涎滑甚过蜗牛，所过之处遗留涎液。

《神农本草经》："味咸,寒。主贼风㖞僻,轶筋及脱肛,惊痫挛缩。一名陵蠡。"《本草纲目》："蜈蚣畏蛞蝓,不敢过所行之路,触其身即死,故人取以治蜈蚣毒。"[2]

与蜗牛相似而功用相同。所治之证与蛞蝓之象、习性有关，其行则筋驰长复挛短，尤其惊则挛缩成团。《神农本草经》多处"轶筋""跌筋"，《本草纲目》"㖞，苦乖切，口戾也。轶，音跌，车转也。"[3] 口歪，转筋，口歪则筋有软短驰长，转筋则筋硬而短。蛞蝓如筋，而伸缩自如，软短驰长。脱肛、惊痫挛缩与蛞蝓同象，故以此治之。

蛞蝓一身涎滑，像蜗牛而无壳。

[1] 寇宗奭.本草衍义 [M].北京：中国医药科技出版社，2012:80.

[2] 李时珍.本草纲目 [M].北京：人民卫生出版社，2002:2364.

[3] 李时珍.本草纲目 [M].北京：人民卫生出版社，2002:2363.

蚯蚓

蚯蚓：为巨蚓科环节动物参环毛蚓和缟蚯蚓的干尸。又名曲蟺（shàn）、土蟺、土龙、地龙子、寒蚓、歌女。李时珍："蚓之行也，引而后伸，其塿如丘，故名蚯蚓。……曲蟺，像其状也。东方虬赋云：乍逶迤而鳝曲，或宛转而蛇行。任性行止，物击便曲是矣。术家言蚓可兴云，又知阴晴，故有土龙、龙子之名。其鸣长吟，故曰歌女。"[1]（曲蟺是古音，家乡就这样称呼，有点变音叫"出产"。）蚯蚓孟夏始出土，仲冬则蛰结，雨则先出，晴则夜鸣，故曰知阴晴。

《神农本草经》："味咸，寒。主蛇瘕，去三虫，伏尸，鬼疰，蛊毒，杀长虫，仍自化作水。"《日华子》："治中风并痢疾，去三虫，治传尸，天行热疾，喉痹，蛇虫伤。"[2]

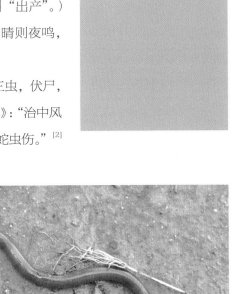

乍逶迤而鳝曲，
或宛转而蛇行。

蚯蚓涎滑，终化为水，性阴寒，去火热。蛇虫之伤红肿热痛属热毒，传尸，天行热疾，亦为温热之邪。《诸病源候论》："蛇瘕候：人有食蛇不消，因腹内生蛇瘕也。亦有蛇之精液误入饮食内，亦令病之。其状常苦饥，而食则不下，喉噎塞，食至胸内即吐出。

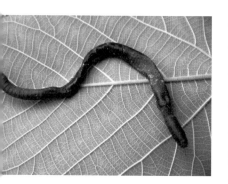

其病在腹，揣摩亦有蛇状，谓蛇瘕也。"[3] 长虫即蛇，能杀长虫故治蛇瘕。《本经续疏》："水土合德曰蚓，以其食水土而生也。然其始也，便土而不溺水，其竟也，化水而不化土。则是资气于土，资形于水，无怪乎其似水之曲折，似土之迟滞矣。"[4] 蚯蚓食土粪土，名六一泥（河图十数，北方一六，东方三八，南方二七，西方四九，中五十。蚯蚓应水，故粪名六一）。不饮水而化为水，可下行利水。《本草便读》："此物蛰于土，且所食者亦土，善钻穴下行。咸寒无毒，入脾胃二经。凡一切大热狂乱、大腹水肿、小便不通等证，皆可用此下导。"[5] 蚯蚓之功，因其下饮黄泉，知阴晴冷暖，故治阴邪及虫类之疾。蚯蚓性寒，能化为水，故治热邪为病。因其善钻下行，故通经脉利小便。"究其所以致治，则因此物伏处洼处，钻土饮泉，是其本性，故能除其鬼疰，解其伏热，且味咸主下，处湿而以入湿为功，故于湿热之病、湿热之物遇之即化，停癥蓄水，触着即消，而使尽从小便而出。蚯蚓本有钻土之能、化血之力，而凡跌仆受伤，血瘀经络，又安有任其停蓄而不为之消化乎。"[6]

蚯蚓的娄丘，吃土粪土，泥土穿肠过，变成六一泥。

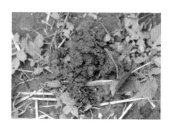

[1] 李时珍.本草纲目[M].北京：人民卫生出版社，2002:2353.
[2] 唐慎微.证类本草[M].北京：华夏出版社，1993:533.
[3] 巢元方.诸病源候论[M].北京：人民卫生出版社，2000:587.
[4] 吴昌国.中国历代要论选[M].北京：中国中医药出版社，2008:356.
[5] 张秉成.本草便读[M].北京：学苑出版社，2011:260.
[6] 黄宫绣.本草求真[M].北京：中国中医药出版社，1999:344.

斑蝥

斑蝥：为芫青科昆虫南方大斑蝥或黑小斑蝥的虫体。主产于山东、河南、辽宁、江苏。七八月大豆盛时，此虫多在叶上，长五六分，甲上黄黑斑纹，乌腹尖喙。捕获时尾后有恶气射出，臭不可当。斑言其色，蝥言其毒如矛刺。

《神农本草经》："味辛，寒。主寒热鬼疰，蛊毒，鼠瘘，恶疮疽，蚀死肌，破石癃。一名龙尾。"

长五六分，
甲上黄黑斑纹，
乌腹尖喙。

不仅芳香之气可以辟秽，大恶极臭之气亦可驱除鬼疰之类。斑蝥为发泡剂，接触皮肤即致红肿起水疱，能蚀肌肉，故蚀死肌，外用治鼠瘘，恶疮疽。以毒攻毒，又可解疔毒、猘犬毒、沙虱毒、蛊毒、轻粉毒等。《本草便读》："辛咸，性寒，有大毒。走达下窍，至精溺之处，能蚀下败物，如血块烂肉粉片之属，从小便而出，故《本经》称其能破石淋，极能堕胎腐胎。至于拔瘰疬根，治疯犬毒，服后能使病根从小便出。虽有方法，然终未免假借大毒之物，只可外用蚀死肌、溃痈肿、搽疯涂癣，确有奇功，不堪内服耳。"[1]

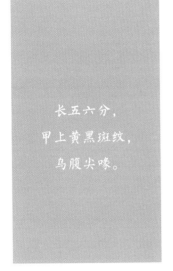

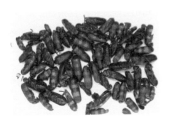

---

[1] 张秉成.本草便读[M].北京：学苑出版社，2011:261.

虻虫

虻虫：为虻科动物复带虻的雌性全虫。又名蜚虻、牛虻、牛蚊子。其嘴锐利如芒刺，雄虫吸食植物汁液，雌虫吸食人畜之血，得名虻虫。

《神农本草经》："味苦，微寒。主逐瘀血，破

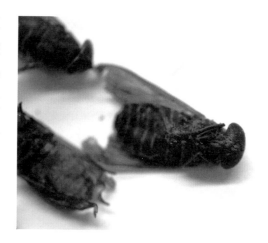

下血积，坚痞癥瘕，寒热，通利血脉及九窍。"《名医别录》："主女子月水不通，积聚，除贼血在胸腹五脏者，及喉痹结塞。"[1]

虻虫吸血，可以散血，"善啮牛马猪血，因其性以为用，故以之治一切血结诸病。"[2] 虻虫口含芒针，锐利通透，故主不通闭塞之证，女子月水不通，喉痹结塞，通利血脉及九窍。正如张志聪言，"一名蜚虻，大如蜜蜂，腹凹扁，微黄绿色，性啖牛马血。虻乃吮血之虫，性又飞动，故主逐瘀血积血，通利血脉、九窍。"[3]

> 其嘴锐利如芒刺，雄虫吸食植物汁液，雌虫吸食人畜之血，得名虻虫。

[1] 唐慎微 . 证类本草 [M]. 北京：华夏出版社，1993:519.

[2] 黄宫绣 . 本草求真 [M]. 北京：中国中医药出版社，1999:324.

[3] 张志聪 . 本草崇原 [M]. 北京：中国中医药出版社，2008:125.

䗪虫

　　䗪虫：为鳖蠊科昆虫地鳖或冀地鳖的雌虫体。即地鳖，又"名土鳖，以其形扁如鳖也，又名簸箕虫，亦以其形相似也。陆农师云：蟅逢申日则过街，故又名过街。生人家屋下土中湿处及鼠壤中，略似鼠妇而圆，大寸余，无甲有鳞。"[1] 其生于土中湿处，或山中石下，性善钻。雌虫似鳖而圆，雄虫则生有长长的羽翼。

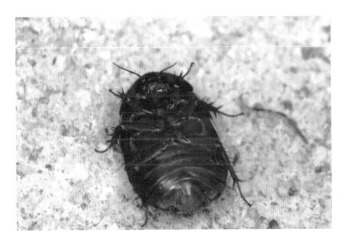

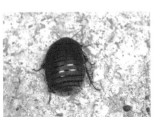

　　《神农本草经》："味咸，寒。主心腹寒热洗洗，血积癥瘕。破坚，下血闭，生子大良。一名地鳖。"

　　像龟和鳖一样，身为块垒，又善钻槁壤，故破坚积癥瘕，治血闭无子。"其物生于土中，伏而不出，善攻隙穴。以刀断之，中有汁如浆，汁接即连，复能行走。故书载跌扑损伤，续筋接骨，义由此耳。"[2] 后世又以其破积软坚接骨。

名土鳖，
以其形扁如鳖也，
又名簸箕虫，
亦以其形相似也。

---

[1] 张志聪.本草崇原[M].北京：中国中医药出版社，2008:124.

[2] 黄宫绣.本草求真[M].北京：中国中医药出版社，1999:325.

萤火

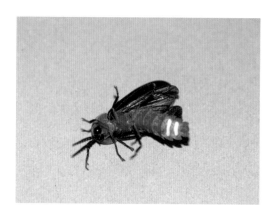

凉草散萤色，
夏树敛蝉声。

萤火：又名夜光、夜照、景天、据火、挟火、宵烛、丹鸟等。李时珍："萤从荧省。荧，小火也，会意。"[1]古人认为，萤火得大火之气而化，故夜晚明亮。寇宗奭："萤，常在大暑前后飞出，是得大火之气而化，故如此明照也。"[2]蝉儿昼鸣，萤火夜光，初秋来临，七月流火，故"凉草散萤色，夏树敛蝉声。"（南朝梁 江淹）

《神农本草经》："味辛，微温。主明目，小儿火疮，伤热气，蛊毒，鬼疰，通神精。一名夜光。"

萤火为黑夜火光，照幽辟邪，故治蛊毒，鬼疰，通神精。李时珍："萤火能辟邪明目，盖取其照幽夜明之义耳。"[3]萤火夜明，自可明目。古人认为腐草化萤，"腐草为萤，禀水气也。萤为火宿，名曰萤火，禀火气也。生于七月，其时大火流行。"[4]禀水气与大火星清凉之气，治小儿火疮，伤热气。

[1] 李时珍. 本草纲目 [M]. 北京：人民卫生出版社，2002:2317.

[2] 寇宗奭. 本草衍义 [M]. 北京：中国医药科技出版社，2012:84.

[3] 李时珍. 本草纲目 [M]. 北京：人民卫生出版社，2002:2318.

[4] 张志聪. 本草崇原 [M]. 北京：中国中医药出版社，2008:164.

露蜂房

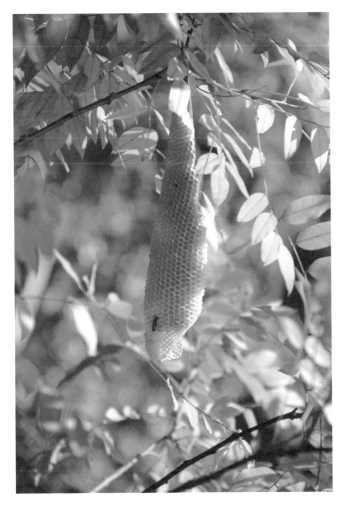

槐树上的蜂巢，远观像挂着一个丝瓜瓢。

大蜂结房于山林间，
大如巨钟，
其中数百层。

露蜂房：为胡蜂科昆虫大黄蜂的巢，或连蜂蛹在内的巢。又名蜂巢、蜂肠、百穿。《本草图经》："大黄蜂子，即人家屋上作房及大木间㼿瓠蜂子也。……大蜂结房于山林间，大如巨钟，其中数百层。土人采时，须以草衣

《神农本草经》："味苦，平。主惊痫瘈疭，寒热邪气，癫疾，鬼精蛊毒，肠痔，火熬之良。一名蜂肠。"
《名医别录》："咸，有毒。又疗蜂毒，毒肿。一名百穿。"

蔽体，以捍其毒螫，复以烟火熏散蜂母，乃敢攀缘崖木，断其蒂。"[1]人家屋间亦往往有之，但小而力慢，不堪用，不若山林中得风露气者佳，故曰露蜂房。蜂巢之孔若肠，故曰蜂肠，其巢孔洞百穿，又曰百穿。

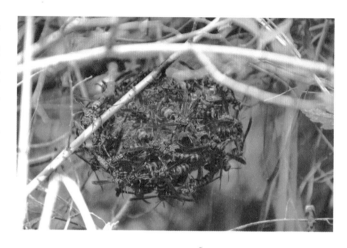

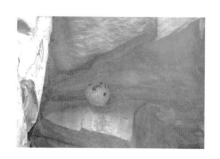

要建房子，一家子齐上阵，你拥我挤，啧啧有声。

《神农本草经》："味苦，平。主惊痫瘈疭，寒热邪气，癫疾，鬼精蛊毒，肠痔，火熬之良。一名蜂肠。"《名医别录》："咸，有毒。又疗蜂毒，毒肿。一名百穿。"[2]

大黄蜂大毒，螫人螫牛马致死，其巢亦毒，以毒攻毒，治鬼精蛊毒，疗蜂毒，毒肿。其象如肠，多孔而百穿，又治肠风脏毒、肠病痔疮。肛门之疾统称痔疮，其中肛门漏疮，有管从肛门出，流脓流水，时时红肿，其毒肿更似肠穿。露蜂房又治瘰疬成漏作孔，亦同象。又得雾露清凉之气，故主解毒，清热。蜂尾垂芒，为风象，于山林崖木间得风之气，镇惊故主惊痫瘛疭，寒热邪气，癫疾之类风疾。《本草求原》：蜂，黄黑，能螫人致死，故房有小毒，而能攻毒。且房悬树上，得风露阴阳交蒸之气，以治阴阳分离之病。惊痫癫疾为阴虚而阳离上逆，阴阳和合则邪气鬼精自退。露蜂房之用，取其毒性，取其露于山林间所得之风气、雾露之气，取其尾针风芒之象。

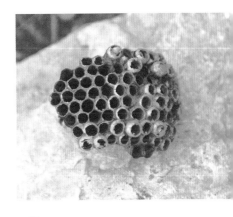

野蜂的巢穴，秋风里从树顶掉落，问野蜂，你去了哪里。

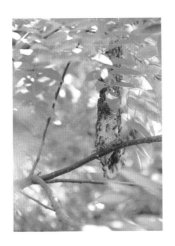

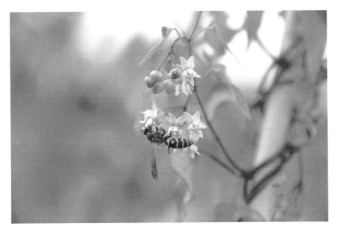

[1] 唐慎微.证类本草[M].北京：华夏出版社，1993:491.
[2] 唐慎微.证类本草[M].北京：华夏出版社，1993:491.

蜡

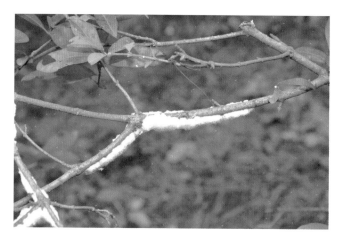

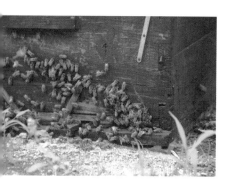

忙碌的小蜜蜂，家里藏着甜蜜和蜜蜡。

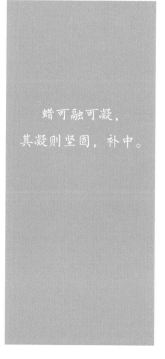

蜡可融可凝，其凝则坚固，补中。

蜡：蜡有两种，一种为蜜蜂科昆虫中华蜜蜂或意大利蜂分泌的蜡，另一种为介壳虫科昆虫白蜡虫雄虫群栖于木犀科植物白蜡树、女贞或女贞属他种植物枝分泌的蜡。

《神农本草经》："蜜蜡：味甘，微温。主下痢脓血，补中，续绝伤，金疮，益气，不老，耐饥。"《名医别录》："白蜡：疗久泄澼后重见白脓，补绝伤，利小儿。久服轻身不饥。生武都山谷，生于蜜房，木石间。"

陶氏所言亦为蜜蜡。蜡的来源有两种，后世将虫白蜡入药。"蜜蜡乃蜜脾底也，取蜜后将底炼过，滤入水中候凝，取之即成蜡矣。今人谓之黄蜡，以

366

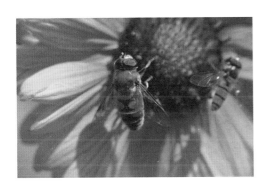

其生自蜜中，故名蜜蜡。黄蜜之底，其色则黄，白蜜之底，其色则白，但黄者多而白者少，故又名黄蜡。汪机《本草汇编》：一种虫白蜡，乃是小虫所作，其虫食冬青树汁，吐涎黏嫩茎上，化为白蜡，至秋刮取，以水煮溶，滤置冷水中，则凝聚成块，此虫白蜡也，与蜜蜡之白者不同。"[1] 其一为蜂蜜之滓，色有黄白两种；其二为树之蜡，由木之虫而得，名虫白蜡。来源不同，气味性质有别。蜜蜡本由蜜成，蜜为润物，蜡亦润，能润脏腑经络，续绝补伤生肌，蜡为蜜粕，性涩，故止泄利。作药丸衣。虫蜡产于蜡树，蜡树性坚强，蜡条杆子做多种农具，经久不坏。虫食其叶产蜡，止痛生肌，补虚续绝。"蜜蜡本于蜂蜜之气，仅得甘之余气而成，而所主在胃。虫蜡得树收敛坚强之气，而所治专在筋肉骨血也。"[2] 蜡可融可凝，其凝则坚固，补中，与体表相对言，使人脏腑结实紧致；续绝伤，金疮，亦取其坚凝之性。有收敛之性，故止泻痢。可融可凝，久置不腐，有不朽长生之象，神仙家服食，不老，益气，耐饥。

蜡虫吐在树枝上的蜡，水煮溶掉渣滓，就可以做蜡烛了。

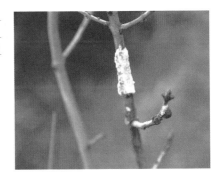

[1] 张志聪. 本草崇原 [M]. 北京：中国中医药出版社，2008:68.
[2] 黄宫绣. 本草求真 [M]. 北京：中国中医药出版社，1999:29.

蚱蝉

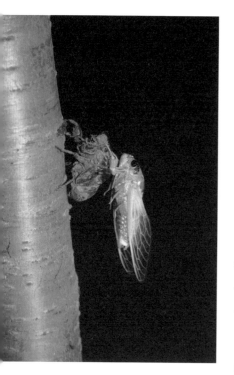

蚱蝉：为蝉科动物黑蚱蝉的全虫。《本草衍义》："蚱蝉，夏月身与声皆大者是。始终一般声，仍皆乘昏夜方出土中，升高处，背壳坼蝉出。所以皆夜出者，一以畏人，二畏日炙，干其壳而不能蜕也。至寒时则坠地，小儿蓄之，虽数日亦不须食。古人以谓饮风露，信有之，盖不粪而溺，亦可见矣。"[1]

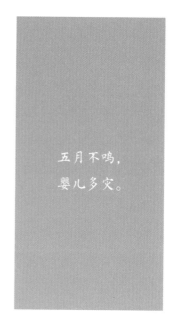

五月不鸣，
婴儿多灾。

《神农本草经》："味咸，寒。主小儿惊痫，夜啼，癫病，寒热。生杨柳上。"《名医别录》："甘，无毒。惊悸，妇人乳难，胞衣不出，又堕胎。五月采，蒸干之，勿令蠹。"[2]

五月蝉鸣，俗云"五月不鸣，婴儿多灾"，故《本经》专治小儿病，《别录》言五月采。《诗经》有"菀彼柳斯，鸣蜩嘒嘒（huì）"[3]，故《本经》言生杨柳上。知了鬼从地下钻出，登上树枝，蜕壳羽化，古人崇拜其羽化登仙，死后握玉蝉、肛塞口塞用玉蝉皆此义，礼冠之饰附蝉者，亦黑而大。人们只见蝉撒尿，未见蝉拉屎，蝉又高处，故认为餐风饮露。蚱蝉之用，取其登高蜕化、餐风饮露、昼鸣夜息等生活习性。蝉感风气，故治惊痫风疾，《圣惠方》治风头旋，《集验方》治风气客皮肤，瘙痒不已。西川有蝉花，是蝉在壳中不出而化为花，自顶中出。亦治小儿天吊，惊痫瘈疭，夜啼心惊等风疾。蝉所蜕之壳，名枯蝉，又名蝉蜕。《本草求原》："吸风饮露，不食而生，得清阳以化，故治形气不化诸病。退目翳，催生下胞，皆形气不化。治目痛赤肿，发疮疹痘痒疔肿，皆气结不化，更用壳以行皮也。"[4] 唐代医

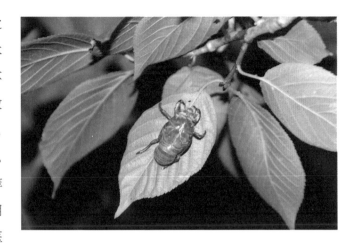

方已多用其蜕，至明代李时珍感叹"今人只知用蜕，而不知用蝉也"[5]。为何古人用身，今人用蜕。大抵治脏腑经络，当用蝉身，治皮肤疮疡风热，当用蝉蜕，各从其类也。蝉方首广额，两翼六足，以胁而鸣，故治小儿夜啼，状若鬼祟者，去前截，用后截。而蝉声响亮，故治中风失音，哑病。蝉性退，故治夫人生子不下，目昏翳障。蝉饮露气，其性凉，故治热病。总结蝉蜕主治："治头风眩晕，皮肤客热，痘疹作痒，破伤风及疔肿毒疮，大人失音，小儿噤风天吊，惊哭夜啼，阴肿。"[6]

古人用药治病，对药物的生境生性熟悉，对身体的感受与体验深刻。蚱蝉与蝉蜕的主治取自蝉的生活习性及古人对蚱蝉的文化解读，故张隐庵："古人用身，后人用蜕。蜕者，褪脱之义。故眼膜翳障，痘瘄（cù 麻疹）不起，皮肤瘾疹，一切风热之证，取而用之。学者知蝉性之本原，则知蝉蜕之治疗矣。"[7] 以此种思维方式，张锡纯用蝉蜕调理二便，"蝉之性，饮而不食，有小便无大便，故其蜕，又能利小便，而止大便也"。[8]

[1] 寇宗奭. 本草衍义[M]. 北京：中国医药科技出版社，2012:79.

[2] 唐慎微. 证类本草[M]. 北京：华夏出版社，1993:510.

[3] 诗经[M]. 北京：长城出版社，1999:356.

[4] 朱晓光. 岭南本草古籍三种[M]. 北京：中国医药科技出版社，1999:286.

[5] 李时珍. 本草纲目[M]. 北京：人民卫生出版社，2002:2307.

[6] 李时珍. 本草纲目[M]. 北京：人民卫生出版社，2002:2308.

[7] 张志聪. 本草崇原[M]. 北京：中国中医药出版社，2008:122.

[8] 张锡纯. 屡试屡效方[M]. 北京：学苑出版社，2008:263.

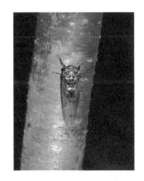

蛇蜕

蛇蜕：为游蛇科动物黑眉锦蛇、锦蛇或乌梢蛇等蜕下的干燥表皮。又名蛇皮、蛇壳、龙退、龙子衣、蛇符等。蛇蝉之类，脱皮则谓之蜕。古人认为蛇易成精成怪，志怪小说故事，多有记载。蛇有变化之性灵，故得"龙"名。蛇性善窜，屈曲而行。喜阴凉，藏于草丛或石隙，或挂于树上。入有毒蛇之山，下穿长靴，上系领口戴帽，瞪大鹰一样的眼睛，手执山杖以打草惊蛇。草丛中的一条蛇蜕，也可把人吓得不轻。

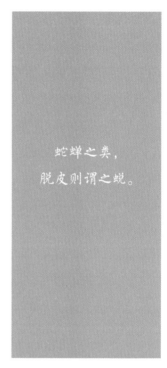

蛇蝉之类，
脱皮则谓之蜕。

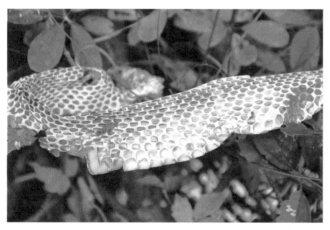

《神农本草经》："味咸，平。主小儿百二十种惊痫，瘛疭癫疾，寒热，肠痔，虫毒，蛇痫。火熬之良。一名龙子衣，一名蛇符，一名龙子单衣，一名弓皮。"《名医别录》："小儿弄舌摇头，大人五邪，言语僻越，恶疮，

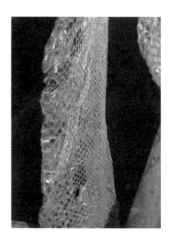

《神农本草经》："味咸，平。主小儿百二十种惊痫，瘈疭癫疾，寒热，肠痔，虫毒，蛇痫。
火熬之良。一名龙子衣，一名蛇符，一名龙子单衣，一名弓皮。"

呕咳，明目。"[1]

蛇可成精化灵，故疗
邪魅之疾，如各种小儿惊
痫、蛇痫，大人五邪，言
语僻越，这些疾病原因不
明，发病迅速，治疗棘手，
蛇蜕如符可镇压之，故有
"蛇符"之名。蛇性窜如
风，故治小儿弄舌摇头，

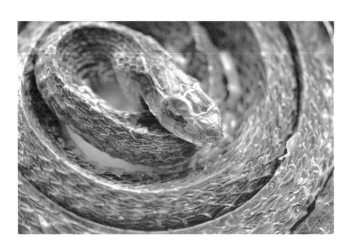

瘈疭癫疾。蛇食虫杀虫，故治肠痔，虫毒，恶疮之类。其性蜕，可明目，治皮肤诸疾。
蛇蜕之功效，从蛇的生活习性会意而成，正如李时珍言："入药有四义，一能辟恶，
取其变化性灵也，故治邪辟、鬼魅、蛊疟诸疾。二能去风，取其属巽性窜也，故治
惊痫、瘈疭、喉舌诸疾。三能杀虫，故治恶疮痔漏疥癣诸疾，用其毒也。四有蜕义，
故治翳膜胎产皮肤诸疾，会意从类也。"[2]

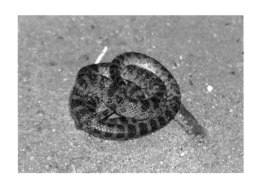

[1] 唐慎微 . 证类本草 [M]. 北京：华
夏出版社，1993:531.

[2] 李时珍 . 本草纲目 [M]. 北京：人
民卫生出版社，2002:2394.

伏翼、夜明砂

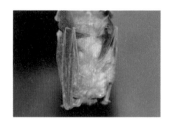

蝙蝠形似鼠，
灰黑色，
翅膀如薄肉，
连合四足及尾。

伏翼、夜明砂：伏翼即蝙蝠，又名天鼠、仙鼠、飞鼠、夜燕；夜明砂即蝙蝠屎，又名天鼠屎、黑砂星。蝙蝠形似鼠，灰黑色，翅膀如薄肉，连合四足及尾。其性夏出冬蛰，昼伏夜飞，食蚊蚋（ruì）。

《神农本草经》："伏翼：味咸，平。主目瞑。明目，夜视有精光。久服，令人喜乐，媚好无忧。又名蝙蝠。天鼠屎：味辛，寒。主面痈肿，皮肤洗洗时痛，腹中血气，破寒热积聚，除惊悸。一名鼠法，一名石肝。"

蝙蝠夜行，故可明目，使人夜视有精光，治目瞑。鼠而善飞，有翅非羽，加之昼伏夜飞，均为异象，仙经称为肉芝，故久服，令人喜乐，媚好无忧。"蝙蝠，俗所谓偷油老鼠也。其鼠善食蚊而睛不化，故屎皆蚊眼也。蚊为食血之物，故能入肝破血。此鼠昼伏夜飞，其目夜明，故能治雀目、退翳膜。"[1] 蝙蝠屎为蚊蚋之睛，自可治眼疾。而蚊蚋噬血，故蝙蝠屎治血积之疾。《本草求原》："行腹中血气，破寒热积聚，皮肤洗洗时痛，下死胎，治瘰疬，人马扑损，无辜病，溃肿排脓。取其幽夜不迷，入腹不化，不为阴邪所转，故主惊痫，治气血之阴邪也。"[2] 明目理血，又与肝脏相关。《神农本草经百种录》："凡有翼能飞之物，夜则目盲。伏翼又名天鼠，即鼠类也，故日出则目瞑而藏，日入则目明而出，乃得阴气之精也。肝属厥阴而开窍于目，故资其气以养肝血而济目力，感应之理也。物有殊能，必有殊气，皆可类推。"[3]

[1] 张秉成.本草便读 [M].北京：学苑出版社，2011:233.

[2] 朱晓光.岭南本草古籍三种 [M].北京：中国医药科技出版社，1999:400.

[3] 徐大椿.神农本草经百种录 [M].北京：学苑出版社，2011:59.

虎骨

虎骨：为猫科动物虎的干燥骨骼，雄虎前胫骨佳。如今虎为国家保护动物，虎骨已不入药，但通过古人对虎骨的认识，可体验传统的本草理论。古人认为，虎铜头铁额，钩爪锯牙，弭耳昂鼻，目光如电，声吼如雷。日走五百里，为毛虫之长。

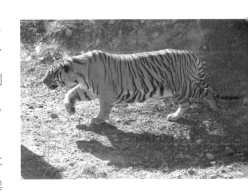

《名医别录》："虎骨：主除邪恶气，杀鬼疰毒，止惊悸，主恶疮鼠瘘。头骨尤良。"《药性论》："治筋骨毒风挛急，屈伸不得，走注疼痛。主尸疰，腹痛。治温疟，疗伤寒温气。"[1]

虎为百兽之王，毛虫之长，其怒则威在齿，喜则威在尾。每一吼则百兽辟易，马皆溺血。虎夜行，目光如电，故除邪恶气，杀鬼疰毒，止惊悸，治尸疰、疟疾；为毛虫之长，治鼠瘘恶疮。《本草便读》："虎为诸兽之长，诸兽见之皆震恐，故能辟邪魅，安魂魄，定惊悸。虎之强悍，皆在于胫，虽死犹立不仆，故能强筋骨，益气力。所谓风从虎者，风木也，虎金也，木受金制，焉能不从，故能追风毒，治骨节痹着等证。"[2] 所谓云从龙，风从虎。虎声吼如雷，风从而生，即虎啸生风，故能治风邪致病，强筋骨，追风毒。"号为西方之兽，通气于金。风从虎，虎啸风生，风属木，虎属金，木为金制，故可入骨搜风。"[3]

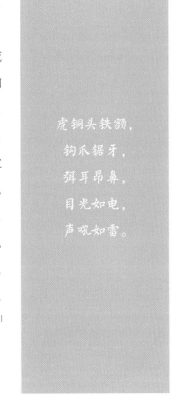

虎铜头铁额，
钩爪锯牙，
弭耳昂鼻，
目光如电，
声吼如雷。

[1] 唐慎微. 证类本草 [M]. 北京：华夏出版社，1993:458.

[2] 张秉成. 本草便读 [M]. 北京：学苑出版社，2011:241.

[3] 黄宫绣. 本草求真 [M]. 北京：中国中医药出版社，1999:118.

鳝鱼

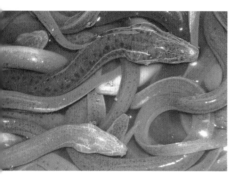

鳝鱼：鳝鱼生水岸泥窟中，似蛇而无鳞，黄质黑章，体多涎沫，大者长二三尺，夏出冬蛰。

鳝鱼肉：甘，大温，无毒。逐十二经风邪，兼补肝肾之气，强筋壮骨。除腹中冷气肠鸣，及湿痹气，产后恶露淋漓。鳝鱼血：疗口眼歪斜，用尾血同麝少许，右涂左，左涂右，止即洗去。滴血治耳痛、鼻衄、疹后生翳，治赤疵，涂赤游风。

李时珍："鳝善穿穴，无足而窜，与蛇同性，故能走经脉疗十二风邪，及口㖞、耳目诸窍之病。风中血脉，则口眼㖞斜，用血主之，从其类也。"[1] 鳝鱼性窜，如风之善行数变，与风相感应，内走脏腑经络，外彻皮肤，内除脏腑冷气、经络风邪、湿痹之气，外除皮肤风气。鳝鱼善钻泥窟，故治诸窍之疾。鳝鱼体多涎滑之液，故滑则通利、滑则养窍，以上治疗亦从此着意。鳝鱼筋强力锐，"且能通力壮筋，故大力丸取此同熊筋虎骨当归人参等分以进。阳道不长，不能续嗣，用此血同蛤蚧等药以入。皆以借其性力相助。"[2]

鳝善穿穴，
无足而窜，
与蛇同性。

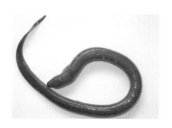

[1] 李时珍．本草纲目 [M]．北京：人民卫生出版社，2002:2456.
[2] 黄宫绣．本草求真 [M]．北京：中国中医药出版社，1999:390.

泥鳅

泥鳅：又名鳛鱼。泥鳅生于淡水中，长三四寸，沉于泥中，水虽干涸，泥鳅不死。状似鳝鱼而小，锐首圆身，青黑色，无鳞，以涎自染，极滑难握。

李时珍："味甘平，无毒。暖中益气，醒酒，解消渴。同米粉煮羹食，调中收痔。"[1]

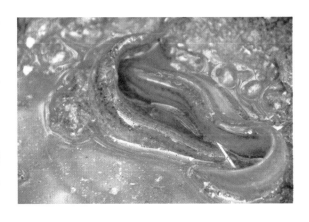

药用取象为，泥鳅含津，水干涸伏于泥中而不死，故解消渴。治消渴饮水，用泥鳅阴干，干荷叶等分为末，名沃焦散。酒为热毒，酒后焦渴烦躁，为伤津所致，可以解酒消醒。泥鳅含津，身涎滑难握，属滑药可以滑养窍，同米粉煮羹食，调中收痔。泥鳅筋坚力锐，可以益气力而补筋，而前阴为宗筋所聚，故可坚阴强筋，用于阳事不起。其色青黑，伏泥中性下趋，入下焦肝肾，肾主骨齿为骨之余，肾之华在须发，古人亦用其揩牙乌髭须，补肝肾而使齿坚髭黑。正如《本草求真》："得水则浮而出，涸则入泥而不见，故能下入而治病。书言同米粉煮羹，下入而收痔者，义由斯也。它鱼水涸即毙，惟鳅常自染涎以自养，伏泥而不涸，故人服之而津生。书言醒酒消渴者，义亦由兹起也。阳事不起，如何用之立应，以其筋强力锐，故能入骨以乌须，入肝与肾以起阳也。"[2]

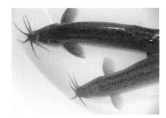

状似鳝鱼而小，
锐首圆身，
青黑色，无鳞，
以涎自染，极滑难握。

[1] 李时珍.本草纲目[M].北京：人民卫生出版社，2002:2457.

[2] 黄宫绣.本草求真[M].北京：中国中医药出版社，1999:392.

海蜇

海蜇：又名水母、石镜。为水母之一种，海蜇状如凝结的羊血，大者如床，小者如斗。无眼目腹胃，以虾为目，虾动蜇沉，故有水母目虾之说。"水母形浑然凝结，其色红紫，无口眼，腹下有物如悬絮，群虾附之，咂其涎沫，浮泛如飞。为潮所拥，则虾去而蜇不得归。"[1] 实际海蜇与虾的关系式是海蜇食虾。捕获后，以灰、矾

刚从海里捞上来的海蜇，头顶皮帽，像个大蘑菇。

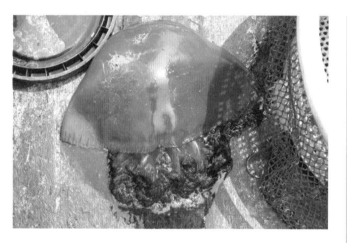

浸之，去其血汁，体积变小，颜色变白。海蜇蜇人，如蜂蝎子蜇人一样，局部红肿疼痛，甚则呕吐腹泻，头晕心慌，面色苍白。

《本草纲目》："咸，温，无毒。主治妇人劳损，积血带下，小儿风疾丹毒，汤火伤。疗河鱼之疾。"[2]

海蜇多水，大如斗者矾去血汁，则仅剩薄皮一张，

水母形浑然凝结，
其色红紫，
无口眼，
腹下有物如悬絮，
群虾附之，
咂其涎沫，
浮泛如飞。

《本草纲目》："咸，温，无毒。
主治妇人劳损，积血带下，小儿风疾丹毒，汤火伤。疗河鱼之疾。"

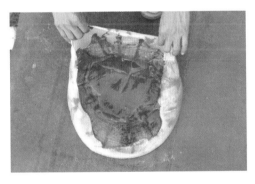

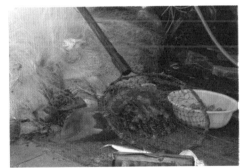

又其性浮泛，飘然若絮，故走皮肤，去热毒，疗小儿风
疾丹毒，汤火伤。色红紫，入血分，主治妇人劳损，积
血带下。"究其主治，大约多能下血消瘀，清热解毒，
而气亦不甚温。盖缘此属血类，血味多咸，咸则能入肾；
血藏于肝，海蜇形如血胳（kàn 羊血羹、凝结的羊血），
则蜇多入于肝；蜇产于水，肾属水，则蜇又多入于肾故
也。是以劳损积血，得此则消，小儿丹疾火伤，得此则
除，河鱼之疾（中毒），得此则疗。"[3]

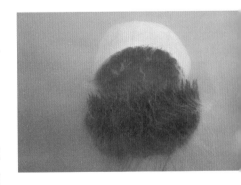

[1] 李时珍.本草纲目[M].北京：人民卫生出版社，2002:2477.

[2] 李时珍.本草纲目[M].北京：人民卫生出版社，2002:2478.

[3] 黄宫绣.本草求真[M].北京：中国中医药出版社，1999:394.

石决明

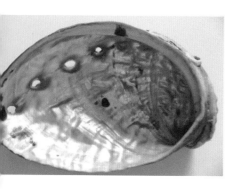

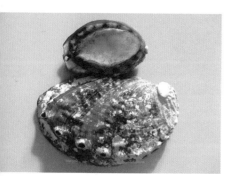

石决明：为鲍科动物杂色鲍、皱纹盘鲍、羊鲍、澳洲鲍、耳鲍或白鲍的贝壳。又名千里光、九孔螺。决明、千里光以功名，九孔螺，以形名。李时珍：石决明形长如小蚌而扁，外皮甚粗，细孔杂杂，内则光耀，背侧一行有孔如穿成者。生于石崖之上，海人泅水，乘其不意，即易得之，否则紧黏难脱也。鲍鱼生海中石上，登州莱州海边甚多。属螺而不旋，如蛤而壳单，肉黏石上，宛如吸盘。其壳有孔，外糙内光，其肉滑而有涎，熟则宛若眶中之珠。

《名医别录》："味咸，平，无毒。主目障翳痛，青盲。久服益精轻身。"[1]

从取象比类而言，鲍鱼壳像眼眶，肉像眼珠，煮熟了更像，故入目治目疾。其壳内滑而明亮光耀，故明目。生品涎滑，有滑利之性，鲍鱼滑利，壳与肉均具滑利之气。滑可去着，故磨翳消障，内服疗青盲内障，外点散赤膜外障。

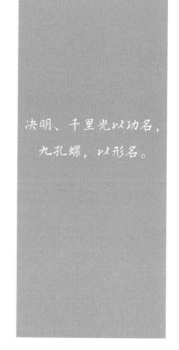

决明、千里光以功名，九孔螺，以形名。

---

[1] 唐慎微.证类本草[M].北京：华夏出版社，1993:496.

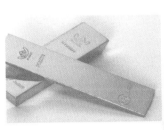

金
石
类

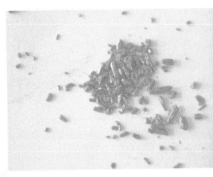

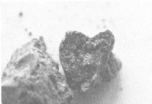

丹砂

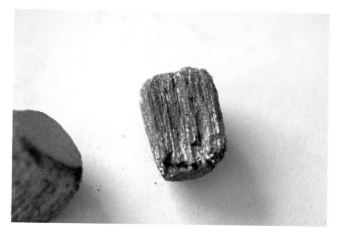

丹砂：为六方晶系辰砂的矿石。又名朱砂。《本草图经》："丹砂，生符陵山谷，今出辰州、宜州、阶州，而辰州者最胜，谓之辰砂。生深山石崖间，土人采之，穴地数十尺，始见其苗，乃白石耳，谓之朱砂床。砂生石上，其块大者如鸡子，小者如石榴籽，状若芙蓉头、箭簇。"[1] 石类结实耐用，寿命无限长，古人认为服食后人可长寿。朱砂为古人炼丹最常用，因为朱砂冶炼后有固体、液体与气体（升华）的转化，这种有无间的缥缈幻化，后走向内丹之炼精化气，炼气化神。

《神农本草经》："味甘，微寒。主身体五脏百病，养精神，安魂魄，益气明目，杀精魅邪恶鬼。久服，通神明，不老。能化为汞。"《名医别录》："通血脉，止烦满，消渴，益精神，悦泽人面。除中恶腹痛，毒气，疗

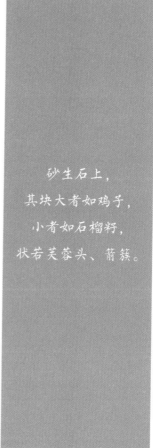

砂生石上，
其块大者如鸡子，
小者如石榴籽，
状若芙蓉头、箭簇。

瘘诸疮。"[2]

古人认为，动植之物，性皆不镇静，唯金石性本镇静，故凡安魂魄，定精神，填塞镇静，又以金石为要。朱砂色红，与心同归南方属火，故直归于心，以填补之而镇补心神，定惊悸，通血脉。朱砂明目是因为，凡石药皆能明目，石者金气凝聚而成，目之所以能鉴物亦金气所成。朱砂是古代最常用的防腐剂，用朱砂涂木门窗，不怕日晒雨淋，防虫防蛀，三四百年木料如新；人死后用其防腐，古代墓葬的棺木位置多有朱砂；外伤用其防止化脓去除腐烂。《周礼·天官·疡医》凡疗疡，以五毒攻之，郑玄说汉代将石胆、丹砂、雄黄、礜石、磁石烧炼升华，敷于疮上，以除腐肉，几十年前还用红汞外涂伤口，外科至今仍用含有朱砂的升丹降丹祛腐生新，故朱砂治疗瘘诸疮。所以古人认为口服朱砂可以长寿不腐不老。服丹砂后飘飘然，身轻如神仙，甚者致幻，即通于神明，由此认为丹砂服食可使人不老神仙。朱砂用于安魂魄，与杀精魅邪恶鬼、除中恶毒气相羽翼，除口服外，常用朱砂画符，或佩戴朱砂，而起到安魂魄杀精魅邪恶鬼作用。故《神农本草经百种录》说朱砂："养精神：凡精气所结之物，皆足以养精神。人与天地同此精气，以类相益也。安魂魄：亦入心，重镇怯。明目：凡石药皆能明目。石者，金气所凝，目之能鉴物，亦金气所成也。杀精鬼，辟邪恶：大赤为天地纯阳之色，故足以辟阴邪。……此因其色与质，以知其效者。丹砂正赤，为纯阳之色，心属火，色赤，故能入心而统治心经之证。其质重，故又有镇坠气血之能也。"[2]

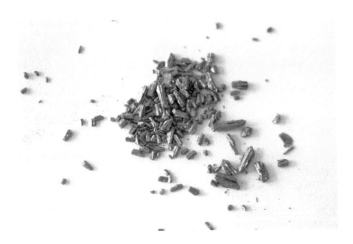

[1] 唐慎微.证类本草 [M].北京：华夏出版社，1993:67.

[2] 唐慎微.证类本草 [M].北京：华夏出版社，1993:67.

朴消

朴消：为含硫酸钠的天然矿物结晶体。又名消石、朴消、盐消、皮消。味咸苦，性寒。能泻下，软坚，清热。李时珍："此物见水即消，又能消化诸物，故谓之消。生于盐卤之地，状似末盐，凡牛马诸皮，须此治熟，故今俗有盐消、皮消之称。"[1] 朴，木皮也，以此熟皮，得名朴消。从皮革制作过程，就能清楚地看到朴消软坚散结的作用。制作过程大致是：先削掉新鲜动物皮内面残存的大块皮下组织，将整张皮泡在石灰水

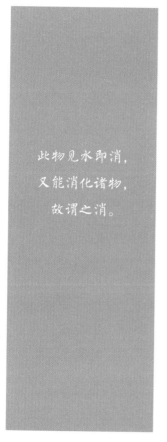

此物见水即消，
又能消化诸物，
故谓之消。

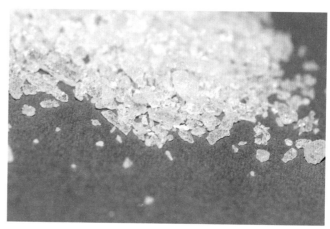

中两天，附在皮上的毛就掉了，再用皮铲铲成所需的厚度，在清水中摆洗过，生皮就做好了，这种皮较硬，耐拉，用于编织农耕具与马车上耐拉的相当于绳索的东西。生皮做好后，从整张皮的中心部位挖个洞，按照所需皮索的宽度，由内到外转圈式将整张皮切成一根皮索，再按需编织。如果我们需要柔软的皮子做鞭子或腰带等，将三四斤皮消在大铁锅内加热溶化，放进一张生皮，如不

急需，泡两天翻几次，皮消就被吸收了，生皮就变成了柔软的熟皮。如急需，则用小火在锅底加热，不断翻动，两个小时后，同样地得到熟皮。熟皮从整张皮的一边切割。我们的老羊皮袄、狗皮褥子，因为保存毛，需要另一种熟

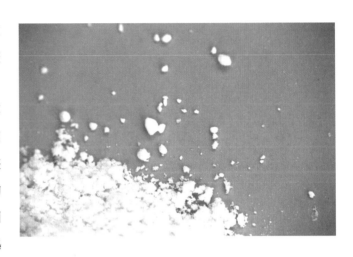

制过程：制作多在夏季，在大缸中放入水、皮消，将熬好的黏稠的小米粥倒入缸中，搅匀，把铲掉皮下组织的硬邦邦的毛皮浸泡其中，共泡两周时间，期间翻动三五次，捞出，清水摆净，将内皮铲薄些，就得到了雪白柔软的小羊皮。从皮匠的制皮过程中，我们可以亲眼见证朴消能软坚，当身上长了硬块时，人们也用朴消敷在外面，硬块随即变软消失了；当大便干硬时，人们自然也想到了朴消。消的消解作用在熬胶过程也体现出来，《齐民要术·煮胶》："但是生皮，无问年岁久远，不腐烂者，悉皆中煮。"[2]

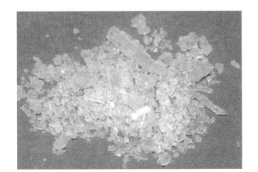

因熟皮中有消，使胶液不得固锁坚凝。

《神农本草经》将其列为上品："味苦，寒。主百病，除寒热邪气，逐六腑积聚，结固留癖，能化七十二种石。炼饵服之，轻身，神仙。"《名医别录》用其治疗胃中饮食热结，破留血闭绝，停痰痞满，推陈致新。甄权用其治腹胀，大小便不通。

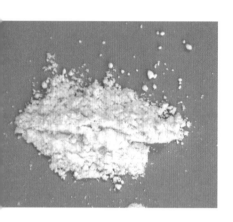

芒消置炼丹炉中，文火试文煅之，脱水火去光泽，名玄明粉。是道士的科研成果。

女子月候不通。《大明本草》用其通泄五脏百病及癥结，治天行热疾，消肿毒及头痛，排脓，润毛发。

上述主治病症的病机多为闭结不通，消坚破结通利是朴消的核心作用。矿物是方士炼丹的主要原料，烧炼后能改变形状颜色者最受推崇，如丹砂炼制后生成水银，水银又可蒸发从有变无，正与方士们追求的逆炼成仙，从有到无一致，故《神农本草经》将其列为上品首位。朴消见水即化，烧炼复出，与丹砂相似，故方士认为炼饵服之，可以轻身神仙。"消尽人身之滓秽，以存其精华，故有此效。"[3] 消生于盐卤之地，扫刮水煮取汁，经宿结成，状如盐末，犹有沙土掺杂，为朴消。再以水煎化，澄去渣滓，加入数枚萝卜同煮，去萝卜倾入盆中，经宿则结成白消，如冰如蜡，称为盆消。上面生细芒刺如锋者为芒消，生牙如圭角者名马牙消。后二者生芒生角，通利作用更强，又能通经脉，散恶血，堕胎。纯净的芒消、牙消大寒无毒，尚能筛末点眼赤，去赤肿障翳涩泪痛，亦入点眼药中用。芒消尚可装入黄瓜、西瓜等中，挂于通风处，消即可从瓜皮析出，称作黄瓜霜、西瓜霜，吹入口中治口齿咽喉肿痹之疾。消的炼制尚未结束，用芒消一斤，甘草一两，同煎去滓，露一夜取出。以大砂罐一个，筑实盛之，盐泥固济厚半寸，不盖口，置炉中，以炭火十斤，从文至武火煅之。待沸定，以瓦片盖口，

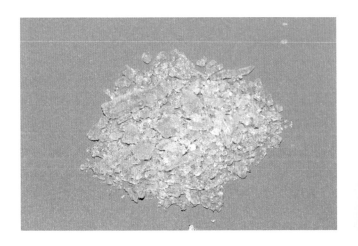

芒消如冰如蜡，生细芒刺如锋刃，生牙如生角。

固济，再以炭十五斤煅之，放冷一昼夜，取出。此即玄明粉，将含水硫酸钠脱水而成。玄即水色，水又名玄酒。玄明粉功用与芒消相近。炼制玄明粉最初并非为药用，而是道士为长生而钻研成的科研成果。相传唐明皇问终南山道士为何服食多寿，道士说我按《仙经》修炼朴消，号玄明粉，止服此方，遂无病长生，其药无滓性温，阴中有阳，能除一百二十种疾，生饵尚能救急难性命，何况修炼常服。朴消虽为大寒之品，但经火煅，阴中有阳，故药力不如朴消生猛。

[1] 李时珍.本草纲目[M].北京：人民卫生出版社，2002:644.

[2] 贾思勰.齐民要术[M].北京：中国农业出版社，2009:679.

[3] 徐大椿.神农本草经百种录[M].北京：学苑出版社，2011:9.

赤石脂

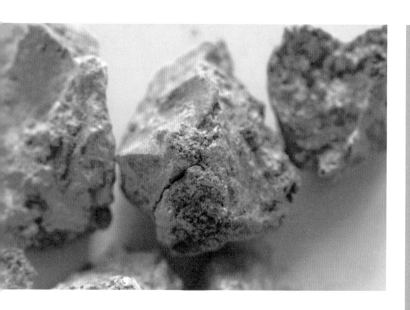

膏之凝者曰脂，
此物性黏，
固济炉鼎甚良，
盖兼体用而言也。

赤石脂：为单斜晶系的多水高岭土。古人将其视为灵物，故五色石脂又名青、赤、黄、白、黑符，可以辟邪气。神农、雷公、桐君、季氏、黄帝、扁鹊、岐伯，诸家本草对五色石脂多有认识，如赤符，色绛，滑如脂。石脂胶固粘接，"膏之凝者曰脂，此物性粘，固济炉鼎甚良，盖兼体用而言也。"[1]

《神农本草经》："青石、赤石、黄石、白石、黑石脂等：味甘，平。主黄疸，泻利，肠澼，脓血，阴蚀，下血赤白，邪气，痈肿，疽痔，恶疮，头疡，疥瘙。久服补髓，益气，肥健，不饥，轻身，延年。五石脂各随五色补五脏。"

石脂如脑髓，故补髓。神仙炼丹服食之，而益气，肥健，不饥，轻身，延年。"此石中之脂，如骨之髓，故揭石取之，以理腻粘舌缀唇者为上。"[2] 五色入五脏，各随其色补五脏精气。《名医别录》青石脂主养肝胆气，明目；赤石脂主养心气，明目益精；黄石脂主养脾气，调中；白石脂主养肺气；黑石脂主养肾气，强阴，主阴蚀疮。《日华子》："五色石脂，并温，无毒。畏黄芩大黄。治泻痢，血崩带下，吐血，衄血，并涩精淋沥。安心，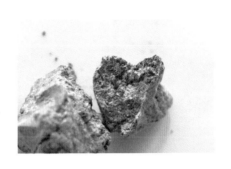

镇五脏，除烦，疗惊悸，排脓，治疮疖痔漏。养脾气，壮筋骨，补虚损，久服悦颜色。纹理腻，缀唇者为上也。"[3] 寇宗奭："赤石脂，今四方皆有，以舌试之，粘著者为佳。"[4] 因其粘接收敛之性，用治泻利，肠澼，脓血，阴蚀，下血赤白，痈肿，疽痔，恶疮。石脂滑如脂，五色似痈脓，又可以滑养窍，治肠澼，脓血，阴蚀，下血赤白，痈肿，疽痔，恶疮等又可从滑药着意。如阿胶一般，滑可养窍去滞，粘接之性又可收敛。《本草蒙筌》："赤石脂：种有五色，实共一名。虽各补脏不同，总系收敛之剂。可以隔反，不必概言。"[5] 总之，赤石脂功用取其色红入血，取其质重填镇，取其性滑如脂，取其粘接胶固。《本草便读》："赤石脂：此石其性最黏而有脂，用以固济炉鼎甚良。其味甘酸，其质重镇。凡用药治病，皆宜察形观色，度其性味，审其寒温，自有得心应手之妙，不必拘拘乎《本草》诸说。总之，其治能入心肾大肠血分，其功不外乎固涩重镇，足以尽之。"[6]

[1] 李时珍.本草纲目[M].北京：人民卫生出版社，2002:554.

[2] 张志聪.本草崇原[M].北京：中国中医药出版社，2008:54.

[3] 唐慎微.证类本草[M].北京：华夏出版社，1993:86.

[4] 寇宗奭.本草衍义[M].北京：中国医药科技出版社，2012:100.

[5] 陈嘉谟.本草蒙筌[M].北京：中医古籍出版社，2009:318.

[6] 张秉成.本草便读[M].北京：学苑出版社，2011:211.

硼砂

硼砂：为硼砂矿石炼制成的结晶体。又名蓬砂、西月石。将矿砂溶于沸水，滤净倒入缸中，缸上横放几根棍子，棍上系麻绳数条，麻绳下端吊铁钉一枚，使绳垂直沉入液体内，冷却后绳上缸底都有结晶附着，取出晾干即得。绳上者称月石坠，缸底者称月石块。硼砂是既

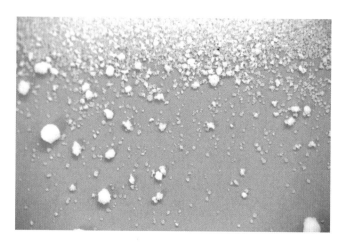

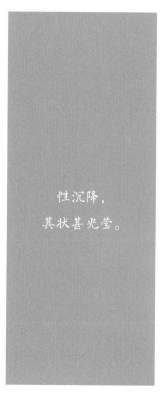

性沉降，
其状甚光莹。

软又轻的无色结晶，体轻质脆味咸苦。燃之易熔融，初则体积膨大酥松如絮，终则熔化成透明的玻璃球状。煅硼砂（煅月石），取硼砂小块置锅内加热，炒至鼓起小泡，呈白色结块，取出放凉即可。

本草记载，首见《日华子》："蓬砂：味苦，辛，暖，无毒。消痰止嗽，破癥结喉痹。及焊金银用。或名鹏砂。"[1]《本草衍义》："硼砂：含化咽津，治喉中肿痛，膈上痰热，初觉便治，不能成喉痹，亦缓取效可也。南番者，色重褐，其味和，其效速，西戎者，其色白，其味焦，其功缓，亦不堪作焊。"[2]

性沉降，其状甚光莹。匠人用其柔物去垢，制汞哑铜（去铜锈），杀五金八石，与消石功用相同。能化痰结，通闭塞，去目中翳障。因其性能柔金石而去垢腻，体重而气质轻清，故能散上焦胸膈之热。取其柔物之功，用以通喉痹、噎膈，消骨鲠瘕聚；取其去垢之功，用以化痰结，

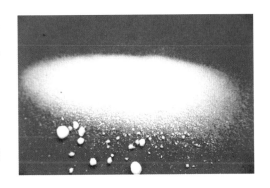

退目眵翳障。如治气闭痰结火结，用硼砂放入口中，噙化，立消；木舌肿僵，硼砂调汁，鹅羽蘸涂肿处；咽喉肿痛，亦用硼砂噙化；治目翳及胬肉遮睛，以棉签蘸硼砂点之。硼砂为五官、外科常用药。在焊接金属时以硼砂作焊接剂，用硼砂净化金属表面，硼砂加热能溶解金属氧化物，即清除金属表面的氧化物。古人将这种作用称作"柔五金而去垢腻"，其在人身的应用由此取象而得。李时珍："味甘微咸而气凉，色白而质轻，故能去胸膈上焦之热，……其性能柔五金而去垢腻，故治噎膈积聚，骨鲠结核，恶肉阴㿗（tuí）用之者，取其柔物也；治痰热，眼目障翳用之者，取其去垢也。"[3] 况性能消金，岂有垢腻块积而不可以消导。又其色白质轻像肺，故能去膈上痰热，消痰止嗽。

[1] 唐慎微 . 证类本草 [M]. 北京：华夏出版社，1993:139.

[2] 寇宗奭 . 本草衍义 [M]. 北京：中国医药科技出版社，2012:28.

[3] 李时珍 . 本草纲目 [M]. 北京：人民卫生出版社，2002:660.

硇砂

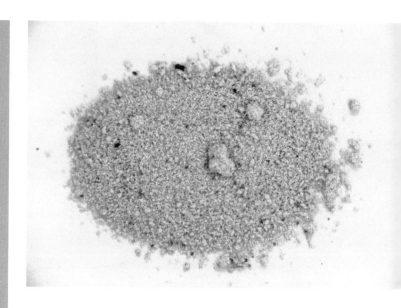

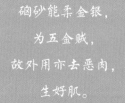

硇砂能柔金银，
为五金贼，
故外用亦去恶肉，
生好肌。

硇砂：为卤化物类矿物硇砂的晶体。又名北庭砂、狄盐。《本草图经》："此本攻积聚之物，热而有毒，多食腐坏人肠胃，生用又能化人心为血，固非平居可饵者。而西土人用淹肉炙以当盐食之，无害。"[1] 古人认为北庭砂能化五金八石，是因秉阴石之气，含阳毒之精，故去秽益阳，其功甚著。

《唐本草》："味咸、苦、辛，温，有毒。不宜多服。主积聚，破结血，烂胎，止痛下气，疗咳嗽宿冷，去恶肉，生好肌。柔金银，可为焊药。出西戎，形如牙消光净者良。驴马药亦用。"[2]

硇砂能柔金银，为五金贼，故外用亦去恶肉，生好肌；

《唐本草》："味咸、苦、辛，温，有毒。不宜多服。主积聚，破结血，烂胎，止痛下气，疗咳嗽宿冷，去恶肉，生好肌。柔金银，可为焊药。出西戎，形如牙消光净者良。驴马药亦用。"

内服可柔人身之积聚、积血，堕胎下气。又治痃癖痰饮，喉中结气；消内积，治噎膈癥瘕，积痢骨鲠。外用则去目翳胬肉，除痣靥疣赘。以自然类比人身，是古人一贯的思维方式。寇宗奭："金银有伪，投熔（硇砂）锅中，伪物尽消化，况人腹中有久积，故可溃腐也。"[3] 虽是猛烈之剂，也是食品添加剂，以其代盐炙肉，以其煮硬肉。李时珍："硇砂大热有毒之物，噎膈反胃积块内藏之病，用之则有神功。盖此疾皆起于七情饮食所致，痰气郁结，遂成有形，妨碍道路，吐食痛胀，非此物化消，岂能去之？其性善烂金银铜锡，庖人煮硬肉，入硇砂少许即烂，可以类推矣。所谓化人心为血者，亦甚言其不可多服尔。"[4] 终归毒烈之物，多外用。《本草便读》："禀阴石之气，含阳毒之精，以鼻闻之，自觉炎热之气蒸蒸外达。能化五金八石，腐烂肠胃。其咸热之性，毒烈可知，功用皆外治为长。"[5]

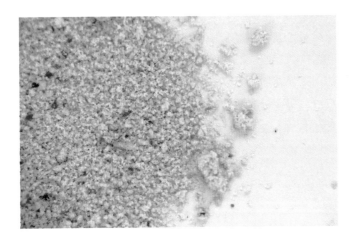

[1] 唐慎微.证类本草[M].北京：华夏出版社，1993:125.
[2] 唐慎微.证类本草[M].北京：华夏出版社，1993:124.
[3] 寇宗奭.本草衍义[M].北京：中国医药科技出版社，2012:28.
[4] 李时珍.本草纲目[M].北京：人民卫生出版社，2002:656.
[5] 张秉成.本草便读[M].北京：学苑出版社，2011:221.

金

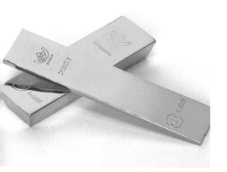

金：天然金的获取，或掘地而得，或水中淘沙而得。陈藏器："常见人取金，掘地深丈余，至纷子石，石皆一头黑焦，石下有金，大者如指，小优若麻豆，色如桑黄，咬时极软，即是真金。麸金出水沙中，毯上淘取，或鹅鸭腹中得之。"[1] 古人认为，五金黄为之长，其久埋不生衣，百炼不轻，从革不违，其质重，其性软。

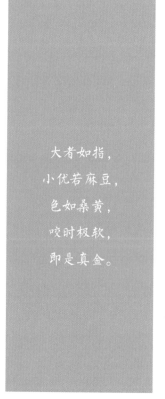

大者如指，
小优若麻豆，
色如桑黄，
咬时极软，
即是真金。

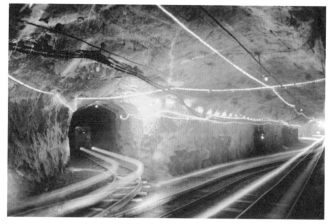

《名医别录》："味辛，平。有毒。主镇精神，坚骨髓，通利五脏，除邪毒气，服之神仙。"《药性论》："主小儿惊伤五脏，风痫失志，镇心，安魂魄。"[2]

金质重，可镇精神，镇心，安魂魄；小儿惊伤五脏而成风痫失志，金可镇惊息风。金久埋不生衣，百炼不轻，长生之象，故可除邪毒气，服之神仙。可溶可凝，

《名医别录》："味辛，平。有毒。主镇精神，坚骨髓，通利五脏，除邪毒气，服之神仙。"

《药性论》："主小儿惊伤五脏，风痫失志，镇心，安魂魄。"

溶则如髓，凝则如骨，故可坚骨髓。医家所用，皆炼熟金箔，及以水煮金器，取汁用之。如紫雪丹之类，用金煮汁，盖假其自然之气。金质重，又可降逆气。

《本草便读》："禀西方之气，其质重，其性刚，故能降肺金平肝木。凡金石之出于土中者，有美恶之不同。其美者得天地之正气，正能辟邪，故除鬼魅。既得天地之正气，即可无毒。其服之能杀人者，皆服其质，因重坠之过。故煎汤治病，仅用其气，无为虑耳。"[3]

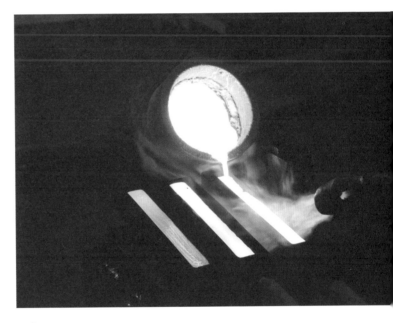

金汁入范，流布成形。

[1] 唐慎微.证类本草[M].北京：华夏出版社，1993:104.

[2] 唐慎微.证类本草[M].北京：华夏出版社，1993:104.

[3] 张秉成.本草便读[M].北京：学苑出版社，2011:205.

后记

　　序中所言之我，是一个爱山野爱植物、有坚韧的意志和柔软的情怀、活泼上进的团队，有药学院的研究生和几届本科生。其中辛晓伟先生，是我的植物分类老师，是我们野外活动的领队、百草园建设的骨干人员。十几年前我就对药用植物感兴趣，去植物园或附近的山丘辨识，对照药用图谱，有相应者则欣喜若狂。常叹身边植物之多，无法穷究，幻想着有朝一日能像神农那样，走进济南南部的群山，尽识葱茏与繁花。冥冥之中，缘分在2013年初秋来临，这年百草园初建，秋天已有不少植物，但未能覆盖地面。偶然发现学校的垃圾场，长出一片神奇的植物，常来地里观看拍照，有很多叫不上名字。此刻地里出现了一位阳光少年，教我识遍地里的植物，之后间断看遍校园的所有植物，学校里有这么博学而热情的学生，心底泛起无限温暖，终于有人可以为我师了。后来，我称他师傅。那时还不知道师傅的野外能力，觉得能随师傅进山就像做梦一样，春天里期待着百

秩秩斯干，
幽幽南山，
如竹苞矣，
如松茂矣。

葛之覃兮，
施于中谷，
维叶萋萋。
黄鸟于飞，
集于灌木，
其鸣喈喈。

草快发芽、骨朵快开花。第一次进山离学校二百米，在长清河的西侧，知道了蛇床长在河滩，根是辛辣的，看到了紫黑色漏芦根从芦头腐烂裂开，远志长在石缝里。

师傅纠正了我之前按图索骥认定的一些植物，有的已经写进了拙著《快乐学中医》，此书作为《中医思维训练》课程的教材已用了几年，书中我把学校黄连木上的虫瘿当作五倍子，把糙叶黄芪当作背扁黄芪（沙苑蒺藜），听了师傅的话真是无地自容。之后在崂山见到了五倍子，把盐肤木种到了百草园，园子里也种了沙苑。所有藏在自然画卷之中的谜底，从此被春风徐徐吹开。

"秩秩斯干，幽幽南山，如竹苞矣，如松茂矣。"从没想过能把山东的野生植物看尽，从未想过自己也可以行不由径，穿越在密林中；不翼而飞，立于大山之巅。梯子山顶，云中草原，原上苍术生；崂顶之隅，石上镜湖，湖里草飘拂。几度春秋，同看草木枯荣，花开花落。远离尘嚣，静静的山谷只有三五个人，听野鸡的叫声和扑棱扑棱的展翅声，看小松鼠在枝桠上轻盈的跃姿。绵毛马兜铃旁，麝凤蝶的茧悬挂在石头上，而雨中的玉蝴蝶湿了翅膀。高高的悬崖凹下结了斗大的马蜂窝，树梢下的草蜂窝则塔样层层串起。氤氲之气山谷中飘荡，小马勃喷出了黑色烟雾；胡山的马勃，大若篮球，质轻色黄，如海绵在抱。大顶的地星，外壳开裂若星，内包一小马

398

勃，黑粉如墨，涂在披荆斩棘之后满是灰土的脸上，更是添彩。层峦叠嶂，云涛汹涌。或爬行于软枣猕猴桃藤织成的青网上，或伫立于高山之巅颓废的长城上。

"葛之覃兮，施于中谷，维叶萋萋。黄鸟于飞，集于灌木，其鸣喈喈。"人生美好的春光在崖壁上，在大石涧里，在林荫下溪水旁。纷纷坠落的山桃、秋子梨是我的热泪，赤紫的郁李、稠李是我未泯的激情。苦苦的木通藤结着甘甜的黄瓜，涩涩的倍子树长着酸咸的盐麸。五味子花白果赤，青藤缠树枝；四叶参花硕果大，细茎挂羊乳。所有见过的绿意都在梦里生根拔节，所有看过的花儿都在发髻和心中摇曳。

无缘见神农，心向往之，身践行之。几年来和师傅一起见证了二十几种山东植物新纪录，世界极危植物矮鸢尾扎根百草园，它的果实羞怯地藏在叶子根部。鹅绒藤属的未知物种在百草园里两年了，就要开花，为此在师傅离校前，最后一起进山，看望它原住地的亲戚。

青山依旧在，几度旭日升。值辛晓伟先生毕业之际，记此文于简末，以志青云之谊。

时在农历二零一六年五月二十六日

步瑞兰书于山东中医药大学百草园柳荫